新编中医临床学科丛书

总主编 秦国政

中医妇科学

主 编 苗晓玲 周 靖

科学出版社

北 京

内 容 简 介

《中医妇科学》是"新编中医临床学科丛书"分册之一,全书力图从病种的选择、疾病的诊断和鉴别诊断、中医药的治疗特色与优势等方面编写出新意,以适应中医妇科的传承发展和临床的需要。全书分为总论及各论两部分。总论部分内容包括中医妇科学的概念与研究范畴、学科学术发展源流、现代研究简介、女性生理病理特点等共十章。各论部分共七章,第十一章为妇科常见症状的鉴别;第十二至第十六章以中西医大类疾病分类、西医病名为主分列章节,分为月经病、生殖系统炎症、妊娠病、产后病、妇科其他难治性疾病几大类,包括功能失调性子宫出血、闭经、痛经、经前期综合征、围绝经期综合征等病种,重点介绍疾病的辨证论治、中医专方专药和妇科名家经验;第十七章介绍中医妇科特色治疗。全书紧密结合临床,注重实用,突出特色,对中医妇科临床有一定指导意义及参考价值。

本书适用于广大中医药临床和科研工作者及中医药和传统文化爱好者阅读使用。

图书在版编目(CIP)数据

中医妇科学/苗晓玲,周蜻主编.—北京:科学出版社,2017.3
(新编中医临床学科丛书/秦国政主编)
ISBN 978-7-03-052443-0

Ⅰ.①中… Ⅱ.①苗… ②周… Ⅲ.①中医妇科学 Ⅳ.①R271.1

中国版本图书馆CIP数据核字(2017)第055548号

责任编辑:郭海燕　曹丽英/责任校对:郭瑞芝
责任印制:赵　博/封面设计:北京图阅盛世文化传媒有限公司

科学出版社 出版
北京东黄城根北街16号
邮政编码:100717
http://www.sciencep.com

文林印务有限公司　印刷
科学出版社发行　各地新华书店经销

*

2017年3月第 一 版　开本:720×1000　1/16
2017年3月第一次印刷　印张:21
字数:436 000
定价:69.80元
(如有印装质量问题,我社负责调换)

新编中医临床学科丛书
总编委会

总 主 编 秦国政

副总主编 彭江云　刘红英　叶建州　李　琦
　　　　　　包　可　温伟波　赵　荣

编　　委（按姓氏笔画排序）

万启南	王　琦	王春林	王家兰
韦衮政	叶建州	包　可	吉　勤
毕怀梅	刘红英	刘学兰	刘清泉
刘楚玉	肖　泓	汤小虎	李　仝
李丽琼	李　晓	李　琦	李世辉
李军祥	李兆福	李斯文	何　平
何渝煦	余泽云	张春和	张春艳
张耀圣	宋凤丽	杨恩品	林亿平
林亚明	孟　捷	苗晓玲	欧阳晓勇
周　靖	周家璇	陈小宁	陈乔林
陈润花	宫　毅	赵　淳	赵永康
夏惠明	姜丽娟	康　宁	唐镇江
秦　竹	秦国政	黄　虹	袁卓珺
钱　锐	童晓云	彭江云	熊　磊

学术秘书 刘红英　张春和　李兆福　钱　锐
　　　　　　袁卓珺　童晓云　王海月

中医妇科学
编委会

主　编　苗晓玲　周　靖
副主编　罗福兰　金凤丽　姜丽娟　刘亚虹　周晓娜
编　委　（按姓氏笔画排序）
　　　　　卜德艳　万茜茜　王堉如　牛红萍　朱云霞
　　　　　刘　蓝　刘亚虹　阮　凤　李奶花　杨　岚
　　　　　杨廷仙　杨丽娟　吴雨霏　张永会　张亚嘉
　　　　　陈冬琼　苗晓玲　周　靖　周晓娜　罗福兰
　　　　　金凤丽　郑　娜　郑秋寒　赵淑媛　胡红娟
　　　　　钟文珍　姜丽娟　钱艳平　彭强丽
秘　书　周晓娜　陈冬琼

总前言

随着疾病谱的不断变化和医学知识及实践经验的不断积累与增加，医学分科越来越细，专科研究越来越精深。当人类对各类疾病发病学的认知和诊断治疗掌握了一定的规律时，便逐步地将其分门别类来加以研究。人类对疾病的知识掌握得越多，分科也就越细。这不仅是医疗实践和临床医学专科建设的需要，也是医学分科发展之必然。就中医学的发展而言，早期对疾病的治疗是不分科的。从我国周代将中医学分为食医、疾医、疡医等科后，中医学的分科代有发展，目前已经形成科别较全的中医临床体系，如内、外、妇、儿、眼、耳、口、鼻、正骨、皮肤等科，为不同疾病的患者提供了专科诊治方案，诸多学者也对各科疾病进行专门研究，传世之著甚丰。

为顺应中医学分科发展形势的需要和民众对中医诊疗的不同需求，国家中医药管理局于2009年组织专家委员会认真研究后公布了中医药学科建设规划指导目录，该目录将中医药学分为中医基础医学、中医临床医学、针灸推拿学、中药学、民族医学、中西医结合共6个一级学科，其中的中医临床医学共设有中医内科学、中医外科学、中医骨伤科学、中医妇科学、中医男科学、中医儿科学、中医眼科学、中医耳鼻咽喉科学、中医急诊学、中医养生学、中医康复学、中医老年医学、中医护理学、中医全科医学共14个二级学科，同时在以上学科外还设有中医络病学、中医药信息学、中医药工程学、中医心理学、中医传染病学、中医预防医学、中医文化学等7个二级培育学科。在以上二级学科中，又将中医内科学分为中医心病学、中医肝胆病学、中医脾胃病学、中医肺病学、中医肾病学、中医脑病学、中医痹病学、中医内分泌病学、中医肿瘤病学、中医血液病学10个三级学科，在中医外科学下又设有中医皮肤病学、中医肛肠病学、中医疮疡病学3个三级学科。一级学科针灸推拿学分为针灸学、推拿学2个二级学科。自该学科目录公布后，国家组织在全国范围内开展了重点学科建设工作并取得了良好成效，但至今尚未见有以该目录为基础编著的系列丛书。

为系统总结各类疾病的研究成果和诊疗经验，加强中医专科建设，提高中医专科学术水平和临床诊疗能力，以云南省中医医院暨云南中医学院第一附属医院专家为主，并邀请北京中医药大学东直门医院和北京中医药大学第三附属医院、北京市中医医院、江苏省中医医院等医院的专家参与，共同编写了这套《新编中医临床学科丛书》。丛书以国家中医药管理局公布的"中医药学科建设规划指导目录"为基础，以中医临床医学二级、三级学科名称为体系，稍做调整后确定编写分册的目录。虽然针灸学、推拿学和中医传染病学在学科目录中分别分属于针灸推拿学一级学科和二级培育学科，但这三个专科均是目前中医医疗机构常设的临床专科，因此也列入该丛书编写目录一并编写。该丛书计有中医心病学、中医肝胆病学、中医脾胃病学、中医肺病学、中医肾病学、中医脑病学、中医风湿病学、中医内分泌代谢病学、中医肿瘤病学、中医血液病学、中医皮肤病学、中医肛肠病学、中医疮疡病学、中医骨伤科学、中医妇科学、中医男科学、中医儿科学、中医眼科学、中医耳鼻咽喉科学、中医急诊学、中医养生学、中医康复学、中医老年医学、中医临床护理学、中医全科医学、中医传染病学、针灸学、推拿学共28个分册。

丛书各分册分总论和各论进行编写。原则上总论部分包括学科概念与研究范畴、学科学术发展源流、现代研究进展、对脏腑生理的认识、病因病机、诊法与检查、辨病与辨证、治则与治法、药物与方剂、保健与护理等内容；各论部分包括各科常见证候和疾病论治的内容，常见疾病论治从概念、病因病机、辨病、类病辨别、中医论治、西医治疗、预防调护、疗效判定标准等方面加以介绍。中医养生学、中医康复学、中医全科医学、中医传染病学、针灸学、推拿学等分册，则按专科特点与规律进行编写。丛书的编写，强调学术性和临床适用性并举、突出中医特色的同时兼顾西医内容，以期更好地适用于初、中级中医临床、教学工作者和在校中医类各专业本科生、研究生。

由于该丛书的编写与出版是首次尝试，为保证质量，编委会成员作了很大努力，有的书稿从编写初稿到分册主编、学术秘书、总主编审稿等环节，反复修改达15次。尽管如此，不足之处在所难免，诚望读者提出宝贵修改建议，以便再版时予以修正和提高。

该丛书从策划选题到编写、出版，得到了科学出版社中医药分社社长曹丽英博士和分社各位责任编辑的指导，得到各位编委的大力支持，在此一并表示衷心的感谢！

秦国政

2017年3月于昆明

前言

随着临床学科专科的分化和发展，妇科临床疾病谱已发生改变，新编中医临床学科丛书《中医妇科学》分册力图从病种的选择、疾病的诊断和鉴别诊断、中医药的治疗特色与优势等方面编写出新意，以适应中医妇科的传承发展和临床的需要。

中医妇科学是以中医药理论为指导，研究女性特有生理、病理特点，以及女性特有疾病的发生、发展、转归、诊断、治疗和预防调护规律的一门临床学科，是中医学重要的组成部分。中医妇科学有其独特的理论体系，其特点是根据女性特殊的生理，以阴阳、脏腑、气血、经络等中医理论去认识疾病的发生和演变规律，应用内治和综合疗法相结合的方法防治疾病。随着学科的发展，临床已具有中西医逐渐融合的趋势并在疾病的防治中发挥各自的优势。本书分为总论及各论两部分，总论部分内容包括：中医妇科学的概念与研究范畴、学科学术发展源流、现代研究简介、女性生理病理特点、妇科疾病的病因病机、诊法与检查、辨病与辨证、治则与治法、中医妇科常用方药、女性保健与调护共十章。各论部分共七章，第十一章为妇科常见症状的鉴别；第十二至十六章以中西医大类疾病分类、西医病名为主分列章节，分为月经病、生殖系统炎症、妊娠病、产后病、妇科其他难治性疾病几大类，包括功能失调性子宫出血、闭经、痛经、经前期综合征、围绝经期综合征、高催乳素血症、外阴及阴道炎、盆腔炎、盆腔炎性疾病后遗症、非淋菌性尿道炎、流产、妊娠剧吐、异位妊娠、妊娠高血压疾病、妊娠感冒、妊娠合并尿路感染、妊娠合并胃肠炎、妊娠期ABO血型不合溶血症、妊娠期肝内胆汁淤积症、晚期产后出血、产褥期抑郁症、产褥感染、产后感冒、产后缺乳、急性乳腺炎、不孕症、子宫内膜异位症、子宫肌瘤、多囊卵巢综合征、卵巢肿瘤等病种，重点介绍疾病的辨证论治、中医专方专药和妇科名家经验；第十七章介绍中医妇科特色治疗。全书紧密结合临床，注重实用，突出特色，对中医妇科临床有一定指导意义及参考价值。

苗晓玲　周　靖

2016 年 10 月 10 日

目录

总前言
前言

上篇·总论

第一章　学科概念与研究范畴 …………………………………… 2
第二章　学科学术发展源流 ……………………………………… 3
第三章　现代研究简介 …………………………………………… 10
第四章　中医妇科理论基础 ……………………………………… 13
第五章　病因病机 ………………………………………………… 17
　　第一节　病因（致病因素）………………………………… 17
　　第二节　病机（发病机制）………………………………… 20
第六章　诊法与检查 ……………………………………………… 30
　　第一节　中医四诊 …………………………………………… 30
　　第二节　西医检查 …………………………………………… 35
第七章　辨病与辨证 ……………………………………………… 62
　　第一节　西医辨病 …………………………………………… 62
　　第二节　中医辨证 …………………………………………… 64
第八章　治则与治法 ……………………………………………… 73
　　第一节　中医治疗原则 ……………………………………… 73
　　第二节　中医常用治法 ……………………………………… 75
第九章　常用方药 ………………………………………………… 84
　　第一节　妇科常用方剂 ……………………………………… 84
　　第二节　妇科常用药物 ……………………………………… 93
第十章　女性保健与调护 ………………………………………… 103

第一节　预防保健 …… 103
第二节　辨证调护 …… 107

下篇·各论

第十一章　妇科常见症状 …… 120
第一节　阴道流血 …… 120
第二节　下腹痛 …… 122
第三节　盆腔包块 …… 124
第四节　带下量多 …… 127
第五节　外阴瘙痒 …… 129
第六节　乳房疼痛结块 …… 132

第十二章　月经病 …… 134
第一节　功能失调性子宫出血（功血）…… 134
第二节　闭经 …… 142
第三节　痛经 …… 150
第四节　经前期综合征 …… 157
第五节　绝经综合征 …… 162
第六节　高催乳素血症 …… 168

第十三章　生殖系统炎症 …… 174
第一节　外阴及阴道炎 …… 174
第二节　盆腔炎性疾病 …… 182
第三节　盆腔炎性疾病后遗症 …… 189
第四节　非淋菌性尿道炎 …… 195

第十四章　妊娠病 …… 201
第一节　流产 …… 201
第二节　妊娠剧吐 …… 208
第三节　异位妊娠 …… 214
第四节　妊娠高血压疾病 …… 220
第五节　妊娠感冒 …… 226
第六节　妊娠期间ABO血型不合溶血症 …… 232
第七节　妊娠期肝内胆汁淤积症 …… 236

第十五章　产后病 …… 241
第一节　晚期产后出血 …… 241
第二节　产褥期抑郁症 …… 246
第三节　产褥感染 …… 250

第四节　产后缺乳 ·· 255
　　第五节　急性乳腺炎 ·· 260
第十六章　妇科其他难治性疾病 ······························· 266
　　第一节　不孕症 ··· 266
　　第二节　子宫内膜异位症 ··································· 275
　　第三节　子宫肌瘤 ··· 283
　　第四节　多囊卵巢综合征 ··································· 291
第十七章　中医妇科特色治疗 ·································· 298
　　第一节　妇科手术康复治疗 ································ 298
　　第二节　人工辅助生殖技术前后调理治疗 ················ 312
　　第三节　产后康复治疗 ····································· 315
　　第四节　妊娠期食疗 ·· 318

参考文献 ·· 324

上篇·总论

第一章

学科概念与研究范畴

中医妇科学是利用中医学的基础理论，认识和研究妇女解剖、生理、病理特点、诊治规律，以及防治女性特有疾病的一门临床学科。中医学基础理论包括阴阳学说、五行学说、脏腑经络学说、气血津液学说、病因病机、四诊八纲、辨证施治等。中医妇科学运用这些基本理论，以整体观念为指导思想，系统地探究妇女解剖、生理特点和特有疾病的病因病机、临床表现、诊断要点、治疗方法和预防措施。中医妇科学是中医临床学科的重要组成部分。

传统的中医妇科学研究范围包括月经不调、崩漏、带下、子嗣、临产、产后、乳疾、癥瘕、前阴诸疾及杂病等项。《医宗金鉴·妇科心法要诀》说："男妇两科同一治，所异调经崩带症，嗣育胎前并产后，前阴乳疾不相同。"该文献是对中医妇科疾病范围的高度概括。

妇科学一般包括以下几个方面的疾病：月经疾病（闭经、多囊卵巢综合征、功能失调性子宫出血、痛经、经期综合征、围绝经期综合征等病），外阴皮肤疾病（外阴良性肿瘤、外阴上皮内瘤变、外阴恶性肿瘤），妇科炎症（阴道炎、宫颈炎、附件炎、盆腔炎等），妇科肿瘤（子宫颈癌、子宫肌瘤、子宫内膜癌、卵巢囊肿、卵巢恶性肿瘤、绒毛膜癌等）及妇科杂病（生殖器官发育异常、不孕症等）。

（苗晓玲　刘　蓝）

第二章

学科学术发展源流

中医妇科学是中医学的重要学科之一，它在中医学的形成和发展过程中渐渐独立出来，有着悠久的历史渊源，是祖国医学重要的组成部分，并在数千年的历史长河中，逐步积累成为一门临床学科，为中华民族的繁衍昌盛、妇女的健康保健起到了重要作用；妇科学的起源和积累，与人民长期的生活和生产实践分不开。本书参考相关文献和史料，将中医妇科学的发展史分为十个历史时期予以介绍。

一、夏、商、周时代（公元前2197至前770年）

在远古时代，我们的祖先在劳动和生活中就发现了一些药物，积累了最初的医疗知识。到了夏、商、周时代，妇科学已有了萌芽。

在公元前11世纪左右的《诗经》和《山海经》中，《诗经》载药50余种，《山海经》载药约120种，其中有妇科用药方面的相关记载。到了夏、商、周时代已有关于难产、种子、胎教理论及性与生育的卫生等方面的描述，如《史记·楚世家》中有"胸剖而生契"的难产记载；《山海经·西山经》中有服"骨蓉"避孕的记载；《烈女传》载有周文王之母太壬的胎教，要求孕母必须做到"目不视恶色，耳不闻淫声，口不出傲言"；《曲礼》指出"男女同姓，其生不蕃"，明确提出近亲结婚不利于后代，这一观点比英国的达尔文1858年的相关论述要早2500多年，而且为今天的优生学研究也提供了一定的依据，并已提倡"男三十而娶，女二十而嫁"。夏商周时期对孕产的重视程度，可以认为是妇科学的萌芽。

二、春秋战国时代（公元前770至前221年）

在这一时期，妇科相关方面的知识已经很丰富，并且出现了妇科医生，为中医妇科学的发展和形成奠定了基础。

著名医家扁鹊在这一时期因曾从事过妇产科的医疗工作，被称为"带下医"（妇科医生）。《史记·扁鹊仓公列传》记载："扁鹊，过邯郸，闻贵妇人，即为带下医。"在这一时期还出现医和、医缓等专门从事过妇产科的医疗工作者。《左传》中有"庄公寤生"的难产记载。马王堆帛书《胎产书》是我国目前已知的最早的以胎产命名的产科专著，此书比较详细地论述了胎儿在母体中的发育变化，这在人体胚胎发育史上是最早的论述。战国时期成书的我国现存的第一部医学巨著《黄帝内经》（简称《内经》），包括《灵枢》和《素问》两个部分，两者各九卷，162篇，它的形成奠定了中医学的理论基础，同时也描述了妇科的相关解剖、生理、妊娠等基本理论，初步论述了妇科疾病的病理，如血崩、月事不来、带下等。同时《内经》中也有女子从一七（7岁）到七七（49岁）之年的生长、发育、成熟、衰老的生殖规律，至今视为中医妇科经典理论。又如《素问·阴阳别论》曰："二阳之病发心脾，有不得隐曲，女子不月"，认为月经不调与精神因素有很大的关系。又如《素问·阴阳别论》云："阴搏阳别，谓之有子。"《素问·腹中论》云："何以知怀子且生也……身有病而无邪脉也。"这是通过从妇女的脉象变化来判断是否妊娠的记载。《内经》中还载有妇科领域中的第一个方子——四乌贼骨一藘茹丸，用来治疗血枯经闭，沿用至今。

三、秦汉时代（公元前221至公元220年）

秦代时期就已经有妇产科病案的记载。据《史记·扁鹊仓公列传》记载，太仓公淳于意首创"诊籍"，其中"韩女内寒月事不下"及"王美人怀子而不乳"的病案，都是妇产科最早的病案。

到了汉代，妇产科又有了进一步的发展，在医事制度上设有"女医"，也首次记载了药物堕胎、联体双胎、手术摘除死胎等，与此同时出现了一批妇产科专著、专论。

张仲景所著《金匮要略》中的妇人三篇，主要包括妊娠病、产后病、妇人杂病三部分。"妇人妊娠病脉证并治"篇，主要讲述了妊娠出血、妊娠腹痛、妊娠水肿等证；"妇人产后病脉证并治"篇，主要探讨了痉、郁冒、大便难三证，提到三者均是由于产后伤津所致；"妇人杂病脉证并治"篇，主要讨论了痛经、经闭、脏躁、热入血室、阴吹等疾病，并在书中提出了阴道冲洗和纳药的外治法。在书中张仲景提出以下几个观点：调经之要，贵在脾肾；带淋之证，分途论治；安胎之法，随证随经；产妇临产，听其自然；产后诸证，辨其虚实；求嗣之术，权在命门。

与张仲景同代的医学家华佗（公元112至207年），是我国古代著名的外科专家，他发明了麻醉药（麻沸散）、创伤药（神膏），并成功地进行了开腹手术，也成功地进行了摘除死胎的手术。《后汉书·华佗传》记载："死胎枯燥，执不自生。使人探（远取）之，果得死胎，人形可识，但其色已黑。佗之绝技，皆此类也。"可见当时的妇产科已发展到了相当水平。可惜的是华佗著作失传，殊为惋惜。《后汉书》记有李将军之妻双胎难产的病例，该书载有凭脉辨双胎和针药合治死胎，足以证明中医妇科学在当时的发展是比较快的。

四、魏晋南北朝及隋代（公元 220 ~ 618 年）

这一时期，主要是脉学和病源证候学的成就，推动了妇产科学的发展。晋代王叔和所著《脉经》，根据《难经》独取寸口的原则，总结了公元 3 世纪以前的脉学知识，使诊脉的理论与方法系统化、规范化。

其中在妇产科方面，《脉经》一书中认为女子月经并非一月一行，也有特殊的现象，并提出了"居经""避年"之说，还有预测孕妇将要分娩的"新产离经脉"、妇科相关疾病和"五崩""乳痈"等疾病的相关经验之谈。该书指出"尺中不绝，胎脉方真"及脉辨男女，描写了产时"离经脉"，即"怀孕离经，其脉浮，设腹痛引腰脊，为今欲生也"。又如"五崩何等也？"师曰："白崩者，形如涕；赤崩者，形如绛津；黄崩者，形如乱瓜；青崩者，形如兰色；黑崩中，形如坏血也。"这些认识使中医妇科学的内容得到进一步的充实。

五代南齐褚澄著的《褚氏遗书》中记载"求嗣"一门，涉及精血化生之理，倡导节制生育，以及男"三十而娶"，女"二十而嫁"的晚婚建议，在当时确实是难能可贵的。如"精血篇"中提到："精未通而御女以通其精，则五体有不满之处，异日有难状之疾。""本气篇"曰："合男子多则沥枯虚人，产乳众则血枯杀人。"这便是褚氏对节欲和节育的认识，对保护妇女的身心健康有着极其重要的意义。

北齐徐之才一书《逐月养胎法》，对胎儿每个月的发育、饮食宜忌记载得相当详细，与此同时对孕妇的个人卫生也做了比较完整的叙述，这些理论知识对后世妊娠期保健有一定的影响。如"妊娠一月始胎，二月始膏，三月始胞，四月形体成，五月能动，六月筋骨立，七月毛发生，八月脏腑具，九月谷气入胃，十月诸神备，日满即产矣"。

隋代巢元方的《诸病源候论》为当时中医病理学巨著，是我国第一部病源证候学专著，包括内、外、妇、儿、五官五科。书中有妇人病八卷，前四卷论妇科病，包括月经、带下、前阴、乳房诸病；后四卷论产科病，按照妊娠、将产、难产及产后分类，逐项讨论了病因、病机及临床所见，内容颇为丰富。《诸病源候论》对中医妇科学病因证候的阐述比较详细，为后来学科的发展奠定了基础。

五、唐代（公元 618 ~ 907 年）

唐代继隋代之后建立了比较完备的医事制度，设立了"太医署"和较完备的医科学校，"太医署"是唐朝最高的医学教育机构和医疗机构，专门培养医药人才。学科发展的特点是逐渐趋向专科化。

唐代著名医家孙思邈所著《备急千金要方》中将妇人胎产列于卷首，广泛讨论了求子、妊娠、产难、胞衣不出、月经、赤白带下、临产及产后护理等相关内容。该书记载药方 540 余首，灸法 30 多条，它补充了《诸病源候论》有论无方之遗憾，对中医妇产科从理论知识到临床实践作了一次比较系统的总结。

此时，妇产科发展的重要特征，是出现了我国现存理论较完备的产科专著，即咎殷著的《产宝》，该书总共有三卷，专门论述妊娠、临产及产后疾病41门，以及相关方药260多首，论方俱全，不过可惜已经散佚。

六、宋代（公元960～1279年）

宋代妇产科已发展成为独立专科，并且设有产科教授。在国家医学教育规定设置的九科之中有产科，如《元丰备对》载："太医局九科学生额三百人……产科十人……"这时期出现一些重要的妇产科专著，如杨子建的《十产论》、陈自明的《妇人大全良方》、朱瑞章的《卫生家宝产科备要》、李师圣的《产论》、郭稽中的《产育宝庆集》等。

特别是杨子建著的《十产论》，该书比较详细地讲述了除正产以外的几种难产的助产方法，如横产（横未产）、倒产（足先露）、偏产（额先露）、坐产（臀先露）、爱产等，还记载有脐带产式（脐带绕颈），还有胎位转正手法。这些知识都使妇产科内容更加充实。此外，还有《太平圣惠方》《圣济总录》《三因极一病证方论》《类证普济本事方》《济生方》中，都有妇科方面的论述。

此期，在妇产科方面成就最大的是陈自明和他的著作《妇人大全良方》，该书系统地论述了妇产科常见疾病，还特别谈到了对难产的处理。这本书一共有268余论，分为24卷，分为调经、众疾、求嗣、胎教、候胎、妊娠、坐月、难产、产后、疮疡等各门，每门都有理有方，还附带有治疗医案。例如，在调经一门中，延胡索、当归、香附等活血化瘀药常用于治疗痛经；而龙骨、牡蛎、乌贼骨、阿胶等收敛固涩、养血止血的药物常用于治疗月经过多。该书是我国著名的妇产科专著，是当时一部杰出的作品，一直风行300多年，对后世医家也有巨大影响。

七、金元时代（公元1115～1234年；公元1271～1368年）

金元时期是医学百家争鸣的时代，医学流派由此兴起，四大医家刘、张、李、朱根据自己所处的环境和接触的患者，对妇产科从不同方面做出了各自的贡献。这个时期医政较为健全，妇科也从大方面（内科）中分出来，同时设立了妇人杂病科和产科。

金元四大家的学术发展，开阔了妇产科疾病的诊断和治疗思路。如刘完素著《素问病机气宜保命集》胎产论说："妇人童幼天癸未行之间，皆属少阴；天癸既行，皆从厥阴论之；天癸已绝，乃属太阴经也。"对女性的生理做出了阐述，以致后来成为少女重在补肾、中年重在调肝、绝经期重在理脾的依据。刘完素所著的《素问玄机原病式》一书中，阐述了女性白带属热的理论，纠正了当时"风行白带属寒"

一说。

张子和著《儒门事亲》认为"养生当论食补,治病当论药攻",善用汗、吐、下三法以驱病,这种观点也常用于妇科。该书还记载了钩其死胎的成功案例,该书卷7的"内伤形"记载"又一妇人临产……子死于腹……急取秤钩,续以壮绳……钩其死胎……"开创了中医产科器械手术助产的先河。书中还记载"凡看妇人病,入门先问经;凡治妇人病,不可轻用破气行血之药,恐有娠在疑似之间也;凡看产后病,须问恶露多少有无,此妇科要诀也"。这些宝贵的建议,堪称后世之准绳。

李杲认为"内伤脾胃,百病始生",治病应重视补脾升阳除湿之法,此法在妇科疾病领域也可以收到很好的效果。其所著《兰室秘藏》所论:"妇人血崩,是肾水阴虚,不能镇守胞络相火,故血走而崩也。"对今天月经病(主要如"功能失调性子宫出血")的治疗是有指导意义的。

朱震亨提出"阳常有余,阴常不足"之说,治疗上重视保存阴精,对妇科胎前病、产后病提出的一些治疗原则对临床有一定的参考价值。朱震亨在《格致余论》"受胎论"中说:"阴阳交媾,胎孕乃凝,所藏之处,名曰子宫,一系在下,上有两歧,一达于左,一达于右。"第一次比较明确地描写了子宫的形态。朱丹溪及其弟子所著的《丹溪心法》,记载了有别于其他书的妊娠切脉法和验死胎法;并在《产宝百问》一书中认为黄芩、白术是"安胎圣药",认为胎前应该养血清热,产后应该补养气血,他在书中提到"产后无得令虚,当以大补气血为先,虽有杂证,以未治之",对后世有一定的影响,丹溪痰湿论也为妇科难治病证的治疗开辟了新的途径。

此外,与此四大医家同时期的还有罗天益的《卫生报检》、危亦林的《世医得效方》、翼致君的《产乳备有》等,在妇科方面都有独到的一面。

八、明代(公元1368~1644年)

明代医事制度和医学教育设13科,据明史《百官志》记载有"妇人科"。此期间妇科专著比较多,有薛己的《薛氏医案》《女科撮要》《校注妇人良方》、万全的《广嗣记要》《妇人秘科》。万全提出调经应该从理气补心脾入手,胎前要以清热补脾为主,产后妇人体虚,则又应该养气血兼行滞,这些观点对后世妇科的发展有比较深远的影响。此外,他还主张寡欲以求子,在"寡欲篇"中提出"求子之道,男子贵清心寡欲以养其精;女子贵乎平心定意以养其血"。在"择偶篇"中提到女子因先天生理缺陷所造成的不孕症,认为螺、纹、鼓、角、脉五种生理缺陷的"五不女",不适宜择偶而生育。

王肯堂著有《证治准绳·女科》,武之望著的《济阴纲目》以《女科准绳》为蓝本,结合自己的临床经验,对妇科特殊的生理病理经、带、胎、产、乳、阴部等诸病条条缕析,引证丰富,方理俱全,辨证详细,可谓集历代妇科经验之大成者。李时珍著有《本草纲目》《奇经八脉考》和《濒湖脉学》,《本草纲目》对于女性月经的生理、周期及异常证候都有一定的论述。张介宾的《景岳全书·妇人归》提出"阳非有余，阴常不足"，认为阳气阴精互为生化，形成了全面温补的一派，对妇科理论发展有重要意义。方广的《丹溪心法附余》，总结前人的经验，提出"塞源、澄源、复旧"治疗崩漏的三大原则，沿用至今。这些妇产科专著和有关论述，对妇科疾病均有独到之处，大大丰富了妇产科学的理论。其中《万氏妇人科》《广嗣纪要》《女科证治准绳》《景岳全书·妇人规》可称当时妇产科的佳作。

九、清代与民国（公元 1636 ~ 1949 年）

清代将妇人杂病科和产科合并为"妇人科"或"女科"，从此独立成科。清代妇产科的著作较多，流传也较广。其中影响最大当属傅山的《傅青主女科》，系后人辑录而成，傅山在治疗妇科疾病重视肝、脾、肾，以培补气血、养肝肾、健脾胃、调理奇经为主，并且主张妇人产后病应攻补兼施，"频服生化汤，随证加减"，其中的论述平正扼要，处方用药，更有独到见解，影响久远。书中将带下证划分为白带、青带、黄带、黑带、赤带五种，其病机主要为脾虚湿盛和肝郁化火，影响任、带二脉功能失常而导致；完带汤多用于治疗脾虚湿盛所致的白带，易黄汤用来治疗下焦湿热所致的黄带等；其他如清经散、两地汤、固本止崩汤、养精种玉汤等，至今在临床上广为运用。

亟斋居士著《达生编》1卷，成书于公元1715年，专论胎产诸证，难产救治之方，平易浅近，尽人能晓，提出"睡、忍痛、慢临盆"的临产六字真言，书中提出："生者，天地自然之理，至平至易，不待勉强而无难者也。"提出妇人分娩是一个生理过程，不必惊慌失措，以及产后妇女的护理和产房卫生的相关要求，与现代医学的要求颇为接近，由此该书流传很广，影响极大。吴谦等编著的《医宗金鉴》，成书于公元1742年，此书由国家组织编写，内有《妇科心法要诀》，集清前的妇产科大成，理法严谨，体例规范，通俗广传，成为医者必读的参考书。张璐的《张氏医通》一书中把产后病归纳为"三急、三冲、三审"，有独到之处。张山雷的《沈氏女科辑要笺正》，全书共2卷，最为晚出，其中对于妇科诸证的方药主治，根据辨证论治的原则逐一列出，一一阐述，颇多新说。

此外，如陈士铎的《石室秘录》、徐大椿的《兰台轨范》、叶天士的《叶天士女科》、沈金鳌的《妇科玉尺》、吴道源的《女科切要》、陈莲舫的《妇科秘诀大全》等；专论胎产的有阎成斋的《胎产心法》、汪朴斋的《产科心法》、单养贤的《胎产全书》、张曜孙的《产孕集》等。

总之，清代以来的妇产科专著，现存不下数十种，在理论和实践中影响较大的首推《傅青主女科》《达生编》《医宗金鉴·妇科心法要诀》和《沈氏女科辑要笺正》。

十、中华人民共和国成立后妇科学的发展（公元 1949 年以后）

中华人民共和国成立后，在中国共产党和政府的领导下，制定了相关中医政策，中医事业得到很大的发展，中医妇科学的医疗、教学、科研都得到了很大的提高。1956 年以后陆续建立了各个省份的中医学院，随后编写了数版《中医妇科学》统一教材，出版了《中国医学百科全书·中医妇科学》、教学参考丛书《中医妇科学》，各地也同时编写了一批内部教材和妇科专著。开展了博士、硕士不同层面的院校教育，培养了一批专业的中医妇科人才。从目前中医妇产科学的发展现状，可以预料学科以后将会飞速地向前发展，更好地为广大妇女的身心健康服务。

（苗晓玲　刘　蓝）

第三章

现代研究简介

中医妇科学的发展与现代化是在继承传统中医理论的基础上,用现代的方法对传统医学理论进行研究,探究其作用机制。继承是创新的基础,继承的目的是传承、发扬和创新,从而才能推动中医妇科学的不断发展。自国家将中医药学列入高等教育体系至今已连续编辑出版了九版《中医妇科学》教材,并开展了从国内至国外不同类别、层次的教育教学,培养了大批优秀的中医妇科人才,进而促进了学科的发展。同时各地挖掘整理名老中医的经验及诊治特色,推动了中医妇科学的发展,并促进其逐步走向世界。

现代研究主要有以下几个方面:

一、将理论融入现代科研方法

中医学是一门自然学科,研究中医妇科学可以依靠研究自然科学的方法,从中医理论出发,抓住某个点或环节进行科学的微观研究,探讨其机制,从而深入阐述这一理论,这是目前研究的一种趋势。如利用宫腔镜观察女性不孕症患者的宫腔形态,发现宫腔形态变化与不孕症的中医辨证分型存在一定关系;利用 B 超检测子宫内膜厚度,根据子宫内膜厚度的不同,辨证分组治疗功能失调性子宫出血,观察临床效果,发现结合子宫内膜厚度的不同进行辨证治疗临床疗效有很大的提高。还有学者研究月经病寒凝血瘀证患者的现代医学发病指标,发现患者血清 5-HT(5- 羟色胺)水平高于正常组,β-EP(β- 内啡肽)低于正常组,而且 5-HT 与疼痛评分呈正相关,β-EP 与疼痛评分呈负相关。

二、中医妇科学理论的创新思路

在对中医妇科学的一系列理论做系统研究明白其内涵后,本着中医学整体观念的原则,以整体思维来研究人体、疾病,认为人体某一部分的生理病理功能都能反映整体的生理病理功能。用中医的整体思维来研究女性某一部位的生理病理功能时,是运用了由整体到局部的研究思路,并结合西医诊疗,取得了重大成果。例如,"中药药物锥切治疗早期宫颈癌",在较大地提高了中医妇科的临床诊断水平的同时也提高了西医妇产科的临床疗效,扩大了治疗病种的范围,进而适应了社会的需求与发展。

三、中医妇科学的生殖轴及病机研究

现代中医学家对中医生殖理论进行了深入、系统的研究。罗元恺教授在20世纪80年代提出"肾-天癸-冲任-子宫轴"是女性生殖调节的核心,整理和阐发了中医妇科理论,构建了当代中医妇科学的生殖轴体系。中医学认为肾藏精,主生长发育及生殖,肾精、肾气在月经及性器官的成熟机制中起主导作用;根据肾藏精、藏志、主骨生髓,以及髓聚于脑的理论,说明肾与中枢神经系统的调节活动有密切关系。许多学者在前辈们的基础上进一步研究中医妇科理论,探讨天癸与冲任二脉的实质。"任脉通,太冲脉盛,月事以时下",冲任直接作用于胞宫使月经来潮;西医学认为月经来潮是卵巢分泌的激素直接作用于子宫内膜的结果。因此,冲任对胞宫,卵巢对子宫,两者有对应关系,可以认为冲任类似于卵巢的功能。天癸是一种极其复杂的生命物质,其内蕴阴阳,消长平衡,在女性月经周期调控中起关键作用,天癸的二七至、七七竭这一机制与过程,不仅反映了它与生长发育的生理功能有关,对妇科疾病亦有影响。肾虚为中医常见病机,现代学者对其进行研究,从肾虚与神经-性腺轴的角度来认识卵巢功能失调,是内分泌的综合研究在中医妇科领域中的新思路,以补肾药物促进排卵,通过客观指标测定观察其排卵恢复机制,发现其可使下丘脑功能失调渐趋正常,从而恢复内分泌调节轴功能,进而推测补肾作用机制似有调节下丘脑功能。病机是中医基础理论中的核心内容,基本病机主要包括邪正盛衰、阴阳失调和精气血津液的病理变化。由于妇女有月经、带下、妊娠、分娩和哺乳的特殊生理活动,受肾-天癸-冲任-胞宫生殖轴的调控,因此妇科疾病的主要病机是:脏腑功能失常,气血失调,冲、任、督、带损伤,胞宫、胞脉、胞络受损及肾-天癸-冲任-胞宫轴失调。由此可见妇科疾病的病机是错综复杂的,必须把握其关键所在才能为治疗提供可靠的依据。

四、中医妇科学的疾病治疗研究

中医妇科内治法是妇科临床的主要治法,对功能失调性子宫出血、盆腔炎性疾病、不孕症、宫外孕、子宫肌瘤、子宫内膜异位症、妊娠期高血压疾病、多囊卵巢综合征、绝经综合征、闭经及胎儿宫内发育迟缓等病的治疗进行了广泛的研究,包括调补脏腑、调理气血、利湿祛瘀、调治冲任督带、调养胞宫、调控肾-天癸-冲任-胞宫轴等多种治法,在注意脏腑、气血、经络间的密切联系上,统筹立法施治。因为肾在女性生殖生理上发挥的主导作用,有关肾的治法也很多,例如,补肾促进排卵与促进黄体功能的实验研究证明,补肾促排卵的作用环节主要在下丘脑,这已在多数实验中得到证实,补肾中药组成的复方直接促进垂体前叶释放,能直接或间接作用于卵巢,促进孕酮合成和分泌,提高和延长分泌高峰期,但不影响黄体寿命。治疗方面,在辨证论治原则的指导下,以自拟方药、传统方加减,分型论治,针药结合多种途径治疗等相关经验报道、临床研究及方药的作用机制研究较多。此外,随着对中西医结合妇产科学的深入研究,采用中西医联合治疗妇产科疾病成果卓著。

随着社会的进步、经济的发展,人们越来越注重中医学融入人文社会科学方面的发展。现代医学新的"生物-心理-社会"医学模式的提出,其重点也由疾病转向健康,健康的概念从单纯的消除疾病与羸弱,扩展为体格、精神与社会的完全健全与和谐的状态。这种医学模式与中国传统医学上整体观念殊途同归,世界卫生组织(WHO)在1994年把生殖健康的概念正式引入《国际人口与发展大会行动纲领》,生殖健康是健康的核心,它涉及所有人群的各个年龄段,包括亲代与子代,关系到人类的繁衍、生活质量及优生优育,对于国家的强盛、民族的兴衰和人口素质有着重要的影响,因而成为世界各国普遍关注的热点。社会的需求和医学模式的转变使医学的主要任务由诊治疾病转向促进健康与预防疾病。中医学受古代哲学的影响,强调自然和社会环境对人体的影响,因此,未来的医学发展应吸取中医所长,补西医之不足,从而为人类的健康提供更具有人性化、个体化的技术服务,提高人类健康水平与生活质量。

中医妇科学历史悠久,积累了丰富的经验,具有明显的特色和优势,对中华民族的繁衍做出了重大的贡献。同时生殖免疫学、内分泌学、分子生物学、基因组学的发展则为中医妇科的现代研究提供了更多的方法,使月经病、自然流产、不孕症、子宫内膜异位症等妇科疾病的临床与实验研究达到新的水平。在以现代技术为手段对理论和概念做深化研究的过程中,新的理论和科学假说不断形成,对这些假说、理论进行科学的、实践的与客观的临床疗效的论证,都有益于中医妇科学现代化研究和临床诊疗水平的提高。中医妇科学的研究与发展适逢盛世,面临机遇与挑战。

(苗晓玲 郑秋寒)

第四章

中医妇科理论基础

人是以五脏为中心的有机整体，五脏的主要生理功能是化生与储藏精、气、血、津液和神，故又名五神脏。由于精、气、神是人体生命活动的根本，所以五脏在人体生命中起重要作用。五脏生理功能紊乱和脏腑气血阴阳失调，均可导致妇科疾病，其中关系最密切的是肾、肝、脾三脏，心、肺次之。

一、肾的生理及与妇科病的关系

肾位于腰部，左右各一，是人体最重要的脏器之一。《类证治裁·卷之首》曰："肾两枚，附脊第十四椎。"肾的主要生理特性是主蛰守位，即肾有潜藏、封藏、闭藏的生理特性。肾的藏精、主生殖、主纳气、主二便都是肾主蛰藏生理特性的具体体现。肾在体合骨、生髓，其华在发，在窍为耳及二阴，在志为恐，在液为唾，与冬气相通应，肾与膀胱相表里，与人的生长、发育、生殖等密切相关，故称肾为"先天之本"。肾藏精，肾是人体阴精之所聚，肾精充则化源足。肾又是生命活动之本原，肾火旺则生命力强，精充火旺，阴阳相济，则生化无穷，机体强健。肾为封藏之本，是对肾脏生理功能的高度概括，体现了肾脏各种生理功能的共同特点，如精藏于肾、气纳于肾、月经的应时而下、胎儿的孕育、二便的正常调控排泄等，均为肾封藏之职的功能所及。肾精不可泻，肾火不可伐，犹如木之根、水之源，木根不可断，水源不可竭，灌其根枝叶茂，澄其源流自清，因此，肾脏只宜闭藏而不宜耗泻，肾主闭藏的生理特性体现在藏精、纳气、主水、固胎等各方面。中医认为，肾的生理功能广泛，不仅包括西医学肾脏的大部分功能，也包括其他器官的部分功能，在生理功能上占有十分重要的位置。

肾为五脏之本，内寓真阴真阳，人体五脏六腑之阴都由肾阴来滋助，各脏腑之阳皆由肾阳来温养。妇女的经孕产乳等都是脏腑功能作用于胞宫的体现，若肾的功能失常，则五脏六腑皆失所恃，而阴阳病变无所不至，胞宫、胞脉、胞络随之发生病理变化，从而出现经、带、胎、产、杂等妇科疾病。正如《素问·奇病论》所说："胞络者，系于肾。"肾藏精，精化血，为月事来潮及胎孕提供物质基础，肾气盛则天癸至，任脉通，冲任脉盛，月事以时下，阴阳合而能有子。《女科经论》引虞天氏之说云："月水全赖肾水施化。"《傅青主女科》曰："经水出诸肾。"又说："经本于肾。"肾为冲任之本，孕育之根，肾气的盛衰直接影响胞宫的功能。肾气虚，往往导致冲任不固而发生崩漏、带下、胎漏、胎动不安、堕胎、小产、不孕等；肾阴不足精亏血少，冲任失养，则发生月经后期、月经过少、闭经、胎萎不长等疾病；肾阳不足，命门火衰，胞宫失于温煦，胞脉虚寒多出现带下、性欲淡漠、宫寒不孕、妊娠水肿等疾病。

二、肝的生理及与妇科病的关系

肝位于腹部，横膈之下，右胁下而偏左，与胆、目、筋、爪等构成肝系统，主疏泄、主藏血。生理特性是主升、主动，喜条达而恶抑郁，体阴而用阳，在五行属木，为阴中之阳，肝与四时之春相应。

肝主藏血，"肝藏血，下行胞宫是为血海"，肝藏血，一方面储存一定血量，制约阳气，勿使过亢；另一方面有调节的重要作用。其性喜疏泄条达，"肝属木，木气冲和条达，不致遏抑，则血脉得畅"，为经血提供来源的同时，又防止出血过多。肝脏与妇女经、带、胎、产等特殊的生理活动尤为相关，故又有"女子以肝为先天"之说。妇女一生以血为用，由于行经耗血、妊娠血聚养胎、分娩出血等，无不涉及于血，以致女子有余于气而不足于血。冲为血海，任主胞胎，冲任二脉与女性生理功能相关，肝藏血，冲任二脉与足厥阴肝经相通，而隶属于肝；肝主疏泄可调节冲任二脉的生理活动。肝的疏泄功能正常，足厥阴经之气调畅，冲任二脉得其所助，则任脉通利，太冲脉盛，月经应时而下，带下分泌正常，妊娠孕育，分娩顺利。若肝失疏泄而致冲任失调，气血不和，从而形成月经、带下、胎产之疾，以及性功能异常和不孕等。总之，肝体阴而用阳，与冲任相关。胞宫行经和胎孕，均以血为用，因此肝对胞宫有重要的调节作用。肝气平和，肝血充足，则血脉流畅，血海安宁。肝血不足，或藏血功能失调，则出现月经不调、闭经、崩漏等；肝失疏泄，肝气郁结则血为气滞，致月经先后不定期、痛经、闭经、经前乳胀等；气郁化火致月经先期、崩漏；肝阴不足，肝阳上亢，则出现经行眩晕、子晕等，甚或肝风内动，出现子痫、产后痉病。

三、脾的生理及与妇科病的关系

脾位于腹腔上部，膈膜之下，与胃以膜相连，"形如犬舌，状如鸡冠"，与胃、肉、唇、口等构成脾系统。脾的主要生理功能是主运化、主统血，输布水谷精微，为气血生化之源，人体脏腑百骸皆赖脾以濡养，故有"后天之本"之称。脾的生理特性是脾气主升，喜燥恶湿，在五行属土，为阴中之至阴，脾与四时之长夏相应。

脾为后天之本，为气血生化之源，脾主统血，主运化，妇女以血为本，月经、胎孕、哺乳均以血为用，故妇女维持正常生理，与脾胃功能息息相关。脾土健旺，运化正常，才能将水谷化为精微，之后水谷精微所化生气血才得以"灌溉四旁"，并依赖脾气的统摄之功而维持气血循常道运行并布散周身，冲脉之血盛，血海满盈，由满而溢，月事以时下。《女科经论》引程若水之言曰："妇人经水与乳，俱由脾胃所生"。若脾失健运，则气血生化之源不足，致气虚血少，血海不盈，不能按期满溢，出现月经后期、量少、月经稀发、闭经、不孕、胎萎不长等；脾虚不能运化水湿，水湿内停，出现经行泄泻、经行水肿、带下、妊娠水肿；聚液成痰，壅阻胞脉胞络，出现闭经、不孕、癥瘕等。

脾又主统血，有统摄血液在经脉之中循行，防止逸出脉外的功能。明代薛己《薛氏医案》明确提出"心主血，肝藏血，脾能统摄于血"。清代沈明宗《金匮要略编著》曰："五脏六腑之血，全赖脾气统摄。"《万氏妇人科》曰："妇人崩中之病，皆因中气虚不能收敛其血。"脾主统血有赖脾气的充盛，如脾气虚弱，统摄无权，冲任不固，血无所归，出现月经过多、经期延长、崩漏等疾；气虚下陷，可见带下不止、阴挺下脱等证。

四、心的生理及与妇科病的关系

心位于胸腔偏左，膈膜之上，肺之下，圆而下尖，形如莲蕊，外有心包护卫。心与小肠、脉、面、舌等构成心系统。心，在五行属火，为阳中之阳脏，主要生理功能是主血脉，主藏神，为五脏六腑之大主、生命之主宰，心的生理特性为阳脏而主通明，心与四时之夏相通应。

妇女以血为本，经水为血所化，而血来源于脏腑。若忧愁思虑，积郁在心，心气不得下通于肾，胞脉闭阻，可出现闭经、月经不调、不孕；心火偏亢，肾水不足，则水火失济，出现脏躁、产后抑郁等；孕后血聚养胎，阴血愈虚，阴不济阳、心火偏亢，扰动心神，可致妊娠心烦；心火偏亢，移入小肠，传入膀胱，发为子淋。

五、肺的生理及与妇科病的关系

肺，位居胸中，左右各一，呈分叶状，质疏松，与心同居膈上，上连气管，通窍于鼻，与自然界之大气直接相通，与大肠、皮、毛、鼻等构成肺系统。肺，在五行属金，为阳中之阴脏，肺的主要生理功能是主气司呼吸，主行水、朝百脉、主治节，在五脏六腑中，位居最高，为五脏之长，肺的主要生理特性为肺为华盖，肺为娇脏、主宣发与肃降，肺与四时之秋相应。

肺朝百脉而输精微，如雾露之溉，下达胞宫参与月经的生理活动。妇女以血为本，血源于水谷精微，而水谷精微需上达于肺，才能化赤为血，可见血之生化与肺气调节息息相关。从肺与妇女的生理关系可以看出，肺的功能一旦失调，妇女经带胎产诸病应运而生，肺气不降而上逆，血随肺经溢于鼻窍成经行衄血；气机紊乱，阻滞经脉出现痛经、闭经；肺气虚，胎失所载，出现堕胎；通调水道功能失职，出现子肿；肺气当降不降，发生滞产。

（赵淑媛　苗晓玲）

第五章

病因病机

人体是一个有机的整体,机体的内环境与外界环境之间处于动态平衡状态。这种状态一旦被打破,就会产生疾病。

第一节 病因(致病因素)

病因,即导致疾病发生的原因。中医学认为,病因种类虽繁多,但不外乎六淫、七情、饮食、劳倦、房室、金刃、虫兽等。妇科疾病的常见病因亦包括在此范围,但也有一定的特点,即某些为极其容易引起妇科疾病发生的原因。

一、风、寒、热、湿

风、寒、暑、湿、燥、火(热),在自然界气候正常的情况下称为六气。当自然界气候反常时,六气便成为异常的气候变化,六气则成为病因,合称为"六淫邪气"。

1. 风邪致病

风邪是六淫中最重要的病邪。风为阳邪,其性升发,易袭阳位。风性善行而数变,行无定处。风邪致病最多,寒热湿邪均可依附风邪侵入人体。风邪致病,有外风、内风之分。外风多由经期、产后,腠理疏松,血室正开,风邪或自然界中的致病微生物、病毒等乘虚而入,导致经行感冒、经行发热、经行头痛、经行身痛、经行风疹块、产后发热、产后痉病、产后身痛等;内风多由肝的功能失常导致,临床多有肢体震颤、抽搐、眩晕、皮肤感觉异常等一系列证候表现,主要病机为肝阳化风、热极生风、血虚生风、血燥生风等。肝阳化风、热极生风为实风范围,风势较剧,可导致经行头痛、经行眩晕、子晕、子痫、产后痉证、产后发热;阴虚、血虚生风、血燥生风为虚风范围,风势较轻,可导致经行眩晕、经行风疹块、经行身痒、更年期身痒、阴痒等。

2. 寒邪致病

寒为阴邪,易伤阳气;寒性收引,主凝滞,易使气血阻滞不通。寒邪所致妇产科疾病，有外寒与内寒之别，外寒是指经期、产后，血室开放，身体处于相对虚弱状态，若此时涉水淋雨，或气候骤冷感寒，或居住寒冷潮湿之处，而衣着不适，贪风受凉，寒邪乘虚入侵而致病；内寒是指素体阳气不足，加之过食生冷，寒从内生，不能温煦脏腑、经络而致病。

寒性收引凝滞，影响气血正常运化，经络阻滞而致血瘀；阳气受损，失于温煦运化，水湿停留体内，影响冲、任、督、带功能，导致月经后期、月经过少、闭经、痛经、经行身痛、带下病、产后身痛、癥瘕、不孕等。

3. 热邪致病

热为阳邪，其性躁动，故热邪伤人，以高热恶寒、出血、扰乱神明等上部症状多见；又热邪易耗气伤津，损伤正气，津液亏乏，故出现功能减退之证；热邪易生风动血，热极生风，可出现抽搐；热迫血行，故可出现出血之证。热邪所致妇产科疾病，亦有外热及内热之分，外热是指感受火热之邪，如长期在高温、烈日下工作，或居住环境气温高热，热邪侵入机体而致病；内热是指素体阴虚，水不制火，虚火内生，或素体阳盛，阳盛则热，此为实热，实热、湿热蕴久可成热毒、湿毒；亦有因过食辛辣助阳之品，或五志过极化火，或湿瘀蕴久化热者。

热为阳邪，最易伤津耗气，损伤冲任，迫血妄行，可致月经先期、月经量多、经期延长、崩漏、经行吐衄、经行发热、胎漏、胎动不安、产后发热、产后恶露不绝、阴疮、妇人腹痛、带下病等。

4. 湿邪致病

湿为阴邪，其性黏滞重浊，病情缠绵；湿性趋下，易袭阴位。湿邪致病，同样有内湿及外湿之分。外湿是指感受水湿之邪，如经期产后冒雨涉水，或久居潮湿之地，或水中作业过久，湿邪侵入机体，影响气机运化；内湿主要是脾气虚弱，运化失职；或肾阳不足，气化失常，终致水湿内停。

湿为阴邪，其性重浊黏滞，易阻气机，并易与其他致病因素结合，相互为患。如湿与寒并存为寒湿，寒湿伤于冲任督带可致带下病、闭经、痛经、经行浮肿、经行泄泻、不孕、妊娠水肿等病；湿聚生痰则为痰湿，痰湿阻于冲任可致闭经、不孕、癥瘕等；湿与热并则为湿热，湿热下注，伤及冲任督带，可致痛经、带下病、阴痒等；若湿热蕴久而成湿毒，湿毒下注冲任，可致妇科癌症、性病等。

二、情志内伤

七情，即喜、怒、忧、思、悲、恐、惊七种正常的情志活动，是人体的生理和心理活动对内外界环境变化产生的情志反应。五脏化五气，以生喜、怒、悲、忧、恐。适度的七情，能舒缓情感有益健康，属于生理现象。七情太过，如突然、强烈或长时期精神刺激，超过了生理调节的限度，就会引起脏腑、气血、经络功能失常，进而使冲任督带损伤而发生妇科疾病。例如，郁怒伤肝可致月经先期、月经过多、经行吐衄、痛经、经行诸证、癥瘕等；思虑过度伤脾，导致崩漏、闭经、脏躁等；惊恐伤肾可致月经过多、崩漏、胎动不安等。

中医的七情学说内容丰富，随着人类社会的发展，世界医学正迅速由"生物医学"模式向"生物－心理－社会医学"模式转变，情志因素对疾病的影响越来越受重视，中医七情学说阐明了心身统一的整体观，并较客观地、科学地反映了精神情志与心身的辨证关系，以及情志致病的相对性和个体差异。

三、生活失宜

妇女正常生活要有节律，应该劳逸结合、饮食适当、起居有常、注意摄生防病。若生活失宜，影响脏腑、气血及经络生理功能，冲、任、督、带受损，就会引发妇科疾病。常见原因如下：

1. 饮食失调

饮食是人体营养来源，化生气血的物质基础。但饮食结构要合理、适量。如果饮食过饱、过饥，或择食偏嗜，或过热过凉等均可致病。过食辛辣助阳之品，可致脾胃积热，热扰冲任，血海不宁，导致月经先期、月经过多、崩漏、经行吐衄、赤带、胎漏、胎动不安等病；经期、孕期过食生冷寒凉之品，可致脾阳受损，寒凝血脉，导致痛经、闭经、月经过少、月经后期、胎动不安、带下病等；过食肥甘，或嗜酒无度，可致湿热、痰浊内生，导致带下病、阴疮、不孕等病；饮食过少或节食减肥，可致气血生化乏源，冲任亏损，导致月经过少、月经后期、闭经、痛经、产后缺乳、胎萎不长、胎动不安等病。

2. 多产房劳

若早婚或孕产（包括正常生育、堕胎、小产、屡孕屡堕、人工流产、药物流产、引产）过多、过频，房事不节，纵欲过度，均易消耗气血及肾精、肾气，损伤冲任、子宫及胞脉，引起经、带、胎、产诸病，以及癥瘕、不孕等。若房事不洁，或经期、孕期及产褥期进行房事，可感染邪毒引发妇产科疾病。

3. 劳逸失度

适当的劳动及运动，有利于疏通气血，增强脏腑经络功能，是保障妇女健康必不可少的因素。但若过劳或过逸，则又成为致病因素。特别是经、孕、产、乳等特殊生理时期，更要注意劳逸结合，既要避免过重或不适当的体力劳动，以免损伤脾、肾；又不宜过于安逸，以免气血运行不畅而变生疾病。若月经期体力劳动过重、不适当或剧烈活动，可导致月经过多、经期延长、崩漏等病；若妊娠期担负过重体力劳动，可导致胎漏、妊娠腹痛、胎动不安、堕胎、早产等病。反之，若妊娠期过度安逸，又可致气血运行不畅，而致难产；若产后过早过重劳动，可导致阴挺下脱、产后排尿异常等病。

4. 跌仆、金刃损伤

在月经期和妊娠期，若不慎跌、闪、触、撞，可直接损伤冲任，常是引起月经过多、经期延长、崩漏、胎动不安、堕胎、早产的原因之一。此外，手术损伤，如刮宫不当，甚至可穿破子宫；倘若跌仆伤及下阴，可导致阴肿；性交不当，也可直接导致外阴、阴道损伤。

四、体质因素

体质，即受之于父母，又可因后天环境、气候、生活与饮食等因素的影响而形成的与自然、社会环境相适应的相对稳定的人体个性特征。不同的体质，往往使机体对某种致病因素的易感性和发病后病变类型的倾向性，以及病变传变的可能性产生不同的影响。妇女的体质在无特殊生理变化和感受病邪的时候，不一定有明显的症状表现；当出现生理变化或受某些致病因素的影响时，体质就可能成为一个致病因素或发病条件参与其中。如素体血虚者平时未必会影响子宫经血的藏泄，亦能怀孕；当妊娠之后血聚冲任、胞宫以养胎元，随着胎儿日渐长大，血分更显不足，胎失血养，易发生胎漏、胎动不安、滑胎甚至胎死腹中。此时，血虚的体质就成为导致妊娠疾病的致病因素。

五、其他因素

由于社会的发展及环境的变化，又出现了一些新的致病因素，如免疫因素、生物因素、环境污染因素等均可导致妇科疾病。此外，随着我国计划生育工作的广泛开展，出现了一些并发症，如宫内放置避孕环后不适应可致经期延长、月经过多、带下病等；又如口服避孕药不规律可致月经失调，如久服避孕药可致月经量少、闭经等；或应用某些避孕方法不适应而致月经不调；还有一些疾病，其发生和发展过程中产生的病理产物，如瘀血、痰饮等又成为新的致病因素。

（姜丽娟　吴雨霏）

第二节　病机（发病机制）

病机是中医基础理论中的核心内容，是诊断的主要结论，又是论治的基本依据。中医学认为，虽然不同的疾病有不同的发展变化规律，但总离不开贯穿疾病始终的正邪斗争。由于妇女有特殊的生殖器官，产生了月经、带下、妊娠、分娩和哺乳的特殊生理活动，这些生理机能都是以血为用，并受肾－天癸－冲任－胞宫生殖轴的调控。因此妇产科疾病的主要病机最终将直接或间接损伤冲任，这是妇科不同于其他科的病机特点。根据传统理论，结合现代研究和临床实践，提出妇产科疾病的主要病机是：血气不和，五脏功能失常，天癸失常，冲、任、督、带损伤，胞宫、胞脉、胞络受损，以及肾－天癸－冲任－胞宫生殖轴功能失调。

一、气血不和

妇女经、孕、产、乳的生理活动均以血为用又须耗血，致使机体常处于血常不足，相对气常有余的状态。由于气和血是相互依存，相互滋生的，气为血之帅，血为气之母，气病可以及血，血病可以及气，临证时必须分清在气在血的不同。

（一）血的病机

病在血分，有血虚、血瘀、血热、血寒之分。

1. 血虚

血虚是指阴血匮乏，血的营养与滋润功能不足的病理状态。血虚常见的三个原因：一是耗血出血过多，经、孕、产、乳数伤于血，尤其是月经过多、血崩或孕期、产时、产后大出血，致使机体处在血虚状态；二是气血生化不足，脾胃为后天之本，气血生化之源，若脾胃虚弱或营养不良，可致气血来源匮乏；三是肾精不足，先天或后天损伤肾气，气血之源头在于肾，精化血、血生精，精血同源而互生，精亏则血少。各种原因导致的血虚，冲任血海匮乏不能由满而溢，或失于濡养，可发生月经后期、月经过少、闭经、痛经、妊娠腹痛、胎动不安、滑胎、胎萎不长、产后缺乳、产后身痛、不孕、阴痒诸疾。

2. 血瘀

血瘀是指血液停积、血流不畅或瘀滞、血液循环障碍的发生、发展及继发变化的病理过程。寒、热、虚、实、外伤、出血、体质因素、久病等均可导致血瘀，进而发生妇产科疾病。

（1）气滞血瘀：气为血之帅，血的运行全赖气的推动。若七情内伤，肝气郁结，气机不畅，则气滞血瘀，冲任失畅，发生月经后期、闭经、痛经、妊娠腹痛、不孕症等。

（2）气虚血瘀：气虚运血无力，致使血流缓慢，停滞为瘀。脾肾气虚，冲任不固，可致月经过多、经期延长、崩漏、产后恶露不绝。

（3）血寒致瘀：如经期、产后血室正开，感受寒邪，或过食生冷，或冒雨涉水，均可导致血为寒凝，发生痛经、闭经、月经后期、宫寒不孕。

（4）血热致瘀：感受火热之邪或经、孕、产后过食辛热助阳之品，热伏冲任血海，灼血为瘀，可发生痛经、月经过多、崩漏、胎漏、妇人腹痛、癥瘕。

由此可见，中医所说的血瘀病机，是机体内多种病理因素综合作用形成的复杂病理变化。

3. 血热

血热是指血内伏热，使脉道扩张，血流加快，甚至热迫血妄行的病理状态。若因素体阳盛血热，或过食辛热助阳食物或误服助阳暖宫之品，热伏冲任，迫血妄行而出现月经过多、月经先期、崩漏、经行吐衄、胎漏、产后发热；若肝郁化热、热性炎上，可致经行头痛、经行情志异常、经行先期；若素体阴虚，经、孕、产、乳数伤于血，阴血益亏，阴虚生内热，热扰冲任，冲任不固，可发生月经先期、崩漏、胎动不安、产后恶露不绝等。

4. 血寒

血寒是指血脉凝滞收引，机体功能减弱的病理状态。血寒常因经期、产后正气不足，感受寒邪或素体阳虚，寒从内生，血为寒凝，冲任失畅，发生痛经、月经后期、月经过少、闭经、妊娠腹痛、产后腹痛、产后身痛、宫寒不孕等。

（二）气的病机

病在气分，有气虚、气陷、气滞、气逆的不同。

1. 气虚

气虚是指气的能量不足及由此引起的气的功能减退的病理状态。先天禀赋不足，素体虚弱，或劳倦过度伤气；或久病大病正气受损，或肺、脾、肾功能失常，影响气的生成，发生妇科诸疾。如肺气虚，卫外不固，易出现经行感冒、产后自汗、产后发热；中气虚或肾气虚，均可致冲任不固，发生月经先期、月经过多、崩漏、胎漏、乳汁自出等。

2. 气陷

气陷是指气的上升不足或下降太过，以气虚无力而下陷为特征的一种病理状态，多由气虚病变发展而来，尤与脾气关系最为密切。中气下陷可发生阴挺下脱、暴崩下血等。

3. 气滞

气滞是指机体局部气的流畅不通，从而推动血和津液的运行不畅，出现相应的维持脏腑、气血、经络的正常功能失常的病理状态。如肝气郁结、疏泄失调，则冲任血海阻滞，可发生月经不调、痛经、闭经、月经先后无定期、不孕等；气行不畅，津液停滞，可致水湿不化，痰湿内生，发生经行浮肿、子肿、闭经、不孕症；气郁日久化火，火热之邪上扰神明，下迫冲任血海，可发生经行情志异常、产后情志异常、妇人脏躁、月经先期、月经过多、崩漏、胎漏等；气滞不畅、气机不利，亦可发生肝、脾、胃功能失常，出现痛经或经行乳房胀痛。

4. 气逆

气逆是指气的升降失常，上升太过或降之不及的病理状态。肺主气主肃降，孕期肺气上逆，则可发生子嗽、子悬；胃气宜降，脾气宜升，若肝气太过犯胃，则胃气上逆，可致经行呕吐、恶阻。

二、五脏功能失常

根据中医的脏象学说理论，五脏是人体生命活动的中心。女性生理特点维持正常状态，仍以五脏功能协调为核心。脏与腑相表里，通过经络相连，构成了机体的统一体。脏腑功能紊乱，实质是脏腑气血阴阳盛衰的变化。脏腑的气血，源于脾胃所化生的营养物质。脏腑的阴阳，又以肾为根。心主血脉，肺主一身之气。脏腑的气血阴阳盛衰，又以五脏为中心。五脏功能紊乱，累及冲任，是产生妇科疾病的主要病机之一。

（一）肾的病机

肾藏精、主生殖，胞络系于肾。肾有阴阳二气，为水火之宅。各脏腑的阴阳，皆以肾阴肾阳为根本。肾阴肾阳又相互依存，相互制约，以保持相对的动态平衡，维持机体的正常功能。若先天肾气不足或房劳多产，或久病大病，"穷必及肾"导致肾的功能失调，冲任损伤，发生妇产科疾病。临床上有肾气虚、肾阴虚和肾阳虚等不同的病机。

1. 肾气虚

肾气虚是指肾气虚损，使肾的固藏、摄纳功能减退的病理状态。肾气，乃肾精所化之气，概指肾的功能活动。肾气的盛衰与天癸的至与竭，直接关系到月经与妊娠。冲任之本在肾。若肾气虚，则冲任不固，血海失司，可致月经先期、月经过多、崩漏，产后恶露不绝。冲任不固，胎失所系，可致胎漏、胎动不安、滑胎；冲任不固，系胞无力，则致阴挺下脱；冲任不能相滋，不能摄精成孕，则可致不孕症。

2. 肾阴虚

肾阴虚主要指肾所藏的阴精不足及由此发生的病理变化，多因先天不足，素体阴虚或青春期天癸初至或更年期天癸将竭，或房劳多产、或久病、热病、大病耗伤肾阴。肾阴虚则精血不足，冲任血虚，血海不能按时由满而溢，可致月经后期、月经过少、闭经；肾阴虚，冲任血虚，胞宫胞脉失养，可致痛经、妊娠腹痛或不孕症；若肾阴亏虚，阴虚生内热，热伏冲任，迫血妄行，发为阴虚阳搏之血崩、经间期出血，以及胎漏、胎动不安、子淋；若肾阴虚，经行则冲任阴血外泄，孕期则阴血下聚冲任以养胎元，致令阴虚益甚，阳气偏亢，发为经行头痛、经行乳房胀痛、妊娠眩晕甚或妊娠痫证等病。

3. 肾阳虚

肾阳即命门之火，肾阳虚是指全身功能低下，温煦、气化作用减弱的病理状态。肾阳虚，命门火衰，冲任失于温煦，下不能暖宫，胞宫虚寒，可致妊娠腹痛、产后腹痛、宫寒不孕；肾阳虚，命火不足，上不能暖土，经前经时或孕期气血下注冲任，脾气益虚，气血生化不足，冲任血海不盈，发为月经后期、闭经、胎萎不长。肾阳虚不暖脾土，水湿下注，发为经行浮肿、经行泄泻、子肿、子满；肾阳虚，气化失司，水液代谢失常，湿聚成痰，痰浊阻滞冲任、胞宫，可致闭经、崩漏、不孕；肾阳虚气化失常，水湿下注任、带，使任脉不固，带脉失约，发为带下病；肾阳虚，血失温运而血滞成瘀，血瘀阻碍生机加重肾虚，而发生肾虚血瘀的复合病机，导致更为错综复杂的妇产科病证。

（二）肝的病机

肝藏血，主疏泄，性喜条达，恶抑郁。肝体阴而用阳，具有储藏血液和调节血流、血量的生理功能，肝又有易郁、易热、易虚、易亢的特点。妇人以血为基本，若素性忧郁，或七情内伤，或他脏病变伤及肝木，则肝的功能失常，表现为肝气郁结、肝经湿热、肝阴不足、肝阳上亢和由此而出现的相关病机，影响冲任，导致妇产科疾病。

1. 肝气郁结

肝气郁结，则血为气滞，冲任不畅，可致冲任血海蓄溢异常，发生月经先后无定期；肝郁气滞，冲任不畅，则出现痛经、经行乳房胀痛、闭经、经期延长、妊娠腹痛、缺乳、不孕症、盆腔炎、高催乳素血症等；肝气犯胃，经前、孕期冲脉气盛，挟胃气上逆，可发生经前呕吐、妊娠恶阻；肝郁化火，火邪下扰冲任血海，迫血妄行，可致月经先期、月经过多、崩漏、胎漏、产后恶露不绝；肝郁化热，经前冲任气盛，气火相合上炎，则发生经行头痛、经行吐衄、经行情志异常。

2. 肝经湿热

肝郁乘脾，脾失健运，湿从内生，肝郁化热，湿蕴生热，湿热之邪下注任、带，使任脉不固，带脉失约，可发生带下病、阴痒；湿热蕴结胞中，阻滞气血，使胞脉血行不畅，不通则痛，发生妇人腹痛；瘀积日久或湿热瘀结，阻滞冲任，冲任不畅，发生不孕症、盆腔炎性包块、癥瘕。

3. 肝阴不足

肝藏血，体阴而用阳，阴血易耗而难成，妇人以血为本，若素体肝肾阴虚，或失血伤阴，或热病伤阴，肝阴不足，冲任失养，血海不盈，可致月经过少、闭经、不孕症、早衰等；肝血不足，经前经时、孕期阴血下注冲任血海，阴血益虚，血虚生风化燥，发生经行风疹块、妊娠身痒。

4. 肝阳上亢

肝血素虚，孕后血聚下以养胎，阴血益亏，肝阳上亢，出现经前头痛、经行眩晕、子晕；阴虚阳亢，阳化风动，肝风内动，风火相煽，又因肝血亏虚，血不荣筋，发为先兆子痫和子痫。

（三）脾的病机

脾为后天之本，气血生化之源，脾主运化、主中气统血。脾的病理主要是气血生化不足，统摄无权，对津液的输布与排泄失常，以及升清降浊失司。

1. 脾虚血少

脾气素虚，或饮食不节、劳倦过度伤脾，或肝病累及脾胃，使脾气虚弱，纳运失常，气血生化不足而血少，冲任失养，血海不盈，可出现月经后期、月经过少、闭经、胎萎不长、产后缺乳。

2. 脾虚不摄

脾气虚弱，中气不足，统血无权，冲任不固，可出现月经过多、经期延长、崩漏、胎漏；中气虚而下陷，则可见经崩、带下及子宫脱垂。

3. 脾胃虚弱

脾胃素虚，孕后经血不泻，冲气偏盛，冲脉系于阳明，冲气上逆则可犯胃，胃失和降，发为恶阻；脾胃虚弱，气血化生不足，亦可导致经、孕、产、乳疾病。

4. 脾虚湿盛

素体脾肾阳虚，或寒凉生冷，膏粱厚味损伤脾阳。脾喜燥而恶湿，脾阳不振，则运化失职，水湿流溢下焦，损伤任、带，失于固约发生带下病；或湿聚成痰，痰湿壅滞冲任、胞宫，可出现月经过少、闭经、不孕、癥瘕、多囊卵巢综合征等。

（四）心的病机

"心主神明""心主血脉""胞脉者属心而络于胞中"。若忧愁思虑，扰乱心神，心气不得下通于肾，胞脉闭阻，可出现闭经、月经不调、不孕；心火偏亢，肾水不能上济于心，则水火失济，出现妊娠心烦、脏躁、或产后情志异常等。

（五）肺的病机

肺主气、主肃降，朝百脉而通调水道。若阴虚火旺，经行阴血下注冲任，肺阴益虚，虚火灼伤肺络，则出现经行吐衄；若肺失宣降、不能通调水道，则见子肿、子嗽、妊娠小便异常、产后小便异常。

人是一个有机的整体，脏腑阴阳、气血各方面的功能失常是相生相克互相影响的，尤与妇产科关系最大的是肾、肝、脾，三者之间更是难以分割，常出现肾虚肝郁、肝郁脾虚、肾脾两虚、肾虚肝郁兼脾虚、肾虚血瘀等复杂的病机，故应在错综复杂的正邪斗争中捕捉主要的病机，并作动态的因果转化的病机观察，随机应变诊治疾病。

三、天癸失常

天癸源于先天肾精，又在肾气盛的支配和后天水谷精气的滋养、支持，以及肝的调节下逐渐成熟和发生作用，此后又随肾气的虚衰而渐竭止。天癸的字义本身含有阴阳互根，水火既济之意，天癸既有其物质第一性，又表现其特殊的生理功能。天癸与男女生殖功能始终。根据上述理论可以认为，天癸是促进和维持人体生长、发育和生殖功能的一种阴精及其功能活动，与西医所指的生殖内分泌激素相类似。因此，天癸的失常，必然导致妇产科疾病的发生和发展。

（一）天癸不裕

天癸源于先天，而资于后天。若先天肾精匮乏，肾气不足以化生天癸；或房劳多产失血伤肾，或久病大病，穷必及肾；或脾胃虚弱，气血生化不足以充养天癸，天癸乏源而不裕；或大病久病或大出血后，肾、脾、肝功能失常，使天癸早竭而不裕。天癸不裕，则冲任不能通盛，血海空虚，可发生月经迟发、闭经、月经过少、月经后期、胎动不安、滑胎、不孕、子宫发育不良、阴道干涩、性淡漠、卵巢早衰、早发绝经、乳房发育不良或萎缩、外阴白色病损等。

（二）天癸失调

精血同源而互生，又化生充养天癸，肝藏血，主疏泄，能储藏血液和调节血量，亦能调节天癸。若素性忧郁，或七情内伤，肝失条达，则气机紊乱，疏泄无度，使天癸失调，或肾、肝、脾功能异常，天癸失调，冲任不能按时通盛，发生月经先后不定期、痛经、月经前后诸证、经断前后诸证、不孕症等。

（三）天癸早至

女子"二七而天癸至"是正常生理，全国妇女生理常数调查也证明了这是符合绝大多数妇女的生理发育规律。如相火过亢或性刺激过早、过多，或儿童期滥用激素或滥用人参、鹿茸、胎盘等补等，则可发生性早熟、月经初潮过早、性亢进、乳腺增生、卵巢肿瘤等。

（四）天癸迟竭

天癸是肾中精气充盛的产物，必须随肾气的盛衰而盛衰，有其自然规律。女子"七七"四十九岁左右，天癸竭，地道不通，形坏而无子。但可因各种复杂的因素影响，推迟几年，现代认为绝经期的年龄在45~55岁。如果超过55岁仍有月经来潮，可认为是天癸迟竭，必须审证求因，促其经断。天癸迟竭，多因瘀滞胞宫，或社会生活因素，房事不节，影响脏腑功能失调，相火过亢，或使用性激素不当，导致脏腑、冲任、胞宫功能失调，可发生迟发绝经、经断复来、崩漏、乳腺增生、癥瘕，甚则发生恶性肿瘤。

天癸为病，往往是与肾气的强弱、冲任的盛衰、气血的盈亏、其他脏腑的虚实等互为因果的。天癸失常，往往通过天癸所主的生长、发育与生殖的功能和相关体征表现出来，从而发生相应的妇产科疾病，主要是发育不良、或月经和生育功能异常。

四、冲、任、督、带损伤

妇产科疾病的病理机转与其他各科的区别，就在于妇产科病机必须直接或间接地损伤冲、任、督、带。

（一）冲任损伤

任通冲盛才能维持正常的月经与妊娠。冲任二脉皆起于胞中，环绕唇口。"冲为血海""为十二经脉之海"，能调节十二经气血；任主胞胎，为阴脉之海，与足三阴经肝、脾、肾会于曲骨、中极、关元，因此任脉对人身的阴经有调节作用。天癸对人体的生长、发育与生殖功能的影响，主要通过冲任二脉来发挥。因此冲任损伤必然导致妇产科诸疾。

1. 冲任虚弱

先天不足或房劳多产累及肾、肝、脾，损伤冲任，或经断前后，冲任功能衰退，使任脉虚，太冲脉衰少，导致月经迟发、月经过少、闭经、崩漏、乳房发育不良、子宫发育不良、不孕、产后缺乳、早发绝经、经断前后诸证、性淡漠等。也有由脏腑、气血间接损伤或直接损伤冲任，导致冲任亏损而发生妇科病。若冲任气虚不能固摄，可发生月经先期、月经过多、崩漏、胎漏、滑胎、阴挺、产后恶露不绝；冲任亏虚，不能摄精成孕，发为不孕症。

2. 冲任血热

素体阳盛血热或过食辛热助阳之品，或阴虚内热，肝郁化热，热伏冲任，热邪下扰血海，迫血妄行，导致月经先期、月经过多、崩漏、胎漏、产后恶露不绝、产后发热；热邪上炎，则导致经行吐衄、经行头痛、经行口糜、子烦。

3. 冲任寒凝

素体阳虚或感受寒湿，致寒湿搏结冲任血海胞宫，发生月经后期、闭经、痛经、宫寒或痰湿不孕、胎萎不长等。

4. 冲任阻滞

寒、热、湿邪和血瘀痰湿均可阻滞冲任，发生痛经、闭经、带下病、妊娠腹痛、宫外孕、不孕症、妇人腹痛、癥瘕等。

（二）督脉虚损

如外感六淫邪毒，内伤脏腑、气血，损伤督脉，致督脉虚损，则发生如同《素问·骨空论》提到的督脉为病可致不孕，以及阴阳平衡失调和生殖轴失调所致的绝经前后诸证、闭经、崩漏、痛经、带下病等。

（三）带脉失约

带脉如腰束带一周，约束诸经。从循行路径看，横行之带脉与纵行之冲、任、督间接相通并下系胞宫。带脉的功能主要是健运水湿，提摄胞宫，约束诸经。故带脉失约可导致带下病、胎漏、胎动不安、滑胎、子宫脱垂等。

冲、任、督、带与十二经相通，并如同湖泽、海洋蓄存十二经之气血，所以四脉的功能以脏腑为基础,其病机亦通过脏腑,气血阴阳的异常反映出来。因为脏腑、气血、经络相联,不可分割。

五、胞宫、胞脉、胞络受损

(一)胞宫受损

胞宫是女性特有的生殖器官。胞宫借经络与脏腑相连,完成其生理功能,故妇产科疾病,多从胞宫表现出来。胞宫的病机主要有形质异常、藏泻失司和胞宫闭阻。

1. 胞宫形质异常

胞宫形质异常即是胞宫的形态、位置及质地的异常变化导致妇产科疾病的病机。古籍中有"面王以下者,膀胱子处也""子门不正""子藏不正""子藏偏僻"和"子宫不正"之称,是通过望诊和妇科检查发现的胞宫形质异常,多由先天发育不良和后天损伤所致,可发生子宫发育幼稚、子宫畸形、子宫过度屈曲、月经不调、痛经、滑胎、不孕、癥瘕和(或)手术时因形质异常或操作失慎诱发子宫穿孔等生殖器损伤。

2. 胞宫藏泻失司

胞宫为奇恒之府,具有似脏的"藏"的功能,又具有似腑的"泻"的功能,且藏泻有序。若先天肾气不足或后天失调,如房劳多产、久病大病失血伤精,精血不充,使冲任不能通盛,子宫蓄藏阴精匮乏,发生藏而不泻的月经后期、闭经、阴道干涩、性欲淡漠、胎死不下、滞产、难产、过期妊娠;若肾气不固,肝气疏泄太过、或脾虚不摄,导致胞宫摄纳无权,泻而不藏,发生流产、早产、崩漏、经期延长、带下病。子宫以藏为主,泻而有时,以藏为前提,没有定期的藏,就不会有定期的泻,没有定期的泻,也不会有定期的藏。藏与泻相辅相成,井然有序。子宫的藏泻有序是机体任何一个脏腑所不具有的,藏泻失司,足以导致经、带、胎、产、妇科杂病的发生和发展。

3. 胞宫闭阻

胞宫闭阻是指病邪客于胞宫后,使胞宫闭塞或阻滞而产生妇产科疾病的病机。胞宫闭阻导致月经病、带下病。至于妊娠病、产后病,妇科杂病与胞宫闭阻的病机关系更大。

《神农本草经·紫石英》明确指出"女子风寒在子宫,绝孕十年无子"。《傅青主女科》论肥胖不孕时亦指出"肥胖者多气虚,气虚者多痰涎……且肥胖之妇,内肉必满,遮隔子宫,不能受精,此必然之势也"。此外,古籍还有"子脏挟痰,久不成胎""躯脂满溢,闭塞子宫,以致不孕"的论述。足以说明,胞宫闭阻是妇产科常见的病机。

(二)胞脉、胞络损伤

《素问·评热病论》曰:"月事不来者,胞脉闭也。"胞脉是心气下达胞宫的径路,胞脉损伤，则发生经闭或月经稀发、月经过少、不孕、性早衰等。"胞络"出于《素问·奇病论》曰："人有重身，九月而喑，胞之络脉绝也，胞络者，系于肾。"胞络是胞宫上的络脉，是肾输注阴精至胞宫的通道。胞络损伤可发生月经不调、闭经、痛经、崩漏、不孕等病。

胞宫、胞脉、胞络虽各有自身受损的病机，出现不同的病证，但它们之间又是互相联系不可分割的整体。

综上所述，妇产科疾病的病机是错综复杂的，既有血气失调和脏腑功能失常的病机影响冲任为病；又有更为重要的反映在天癸失常，冲任督带损伤，胞宫、胞脉、胞络受损，以及肾－天癸－冲任－胞宫生殖轴失调等独具妇科特色的病机。由于中医认为天地之气，化生为人，精、气、神为人之"三宝"，血是滋养脏腑、神志的物质基础，五脏又是生化和储藏精气之源，故这些妇科特色的病机，仍然依附于脏腑、气血、经络的某些相关功能失调来阐述，而且它们之间又是互相联系，不可分割的整体。临证时必须"辨证求因""审因论治"。"谨守病机，各司其属"，把握主要病因病机的关键所在，才能做出正确的诊断，为论治提供可靠的依据。

（牛红萍　吴雨霏　姜丽娟）

第六章

诊法与检查

第一节 中医四诊

妇产科疾病的诊断与其他各科一样，以《中医诊断学》为基础，通过望、问、闻、切四诊，了解全身表现和病证特点。但由于妇女有其特殊的生理和病理变化特点，故在诊断上有其特别不同之处。总的来说，就是通过四诊收集疾病的全部资料，然后再运用有关病因、病机、脏腑、气血、经络等概念，结合经、带、胎、产的变化进行分析、判断，寻找出疾病的病因、病位、正邪消长、标本传变等，做出正确的诊断。妇科病的四诊和辨证，着重于有关经、带、胎、产的四诊和辨证特点。

一、问诊

问诊在四诊中占有重要地位，通过问诊，医生可以了解引起和诱发疾病的相关因素、疾病的发生发展过程、治疗经过、治疗效果、目前症状等；了解患者起居、饮食、生活和工作环境、个人嗜好等。但在妇科问诊时应围绕主诉耐心询问，态度严肃认真，注意问诊时的语言技巧，解除患者的顾虑和羞涩心理，获得真实而有价值的临床资料。

1. 问年龄

妇科疾病与年龄关系密切，不同年龄的妇女，具有不同的生理特点，所患疾病也有所不同。青春期少女常因肾气未充而易患月经失调；育龄期妇女多因胎产、哺乳，数伤于血，或操劳过甚，耗伤阳气，七情过度，暗伤阴血，致肝肾亏虚，肝失和调，易患经、带、胎、产诸疾；老年妇女脾肾虚衰，易发生经断前后诸证、崩漏、癥瘕等。

2. 问主诉

主诉是患者感觉最痛苦的症状、体征和持续时间，也是患者就诊的原因。如月经周期紊乱、经量多或量少、带下量多、阴痒、经行腹痛、不孕等症状及持续时间。主诉并非患者的原话，应经过提炼，故描述应精练、明了、准确。主诉反映疾病的主症，是诊断依据,一般应与诊断相吻合。

3. 问现病史

围绕主诉询问发病时间、原因或诱因,疾病发生发展的过程,检查和治疗的经过及结果,目前症状的特点、性质等,为辨证提供相关资料。

4. 问月经史

月经史包括月经初潮年龄,月经周期、经期、经量、经色、经质,伴随月经周期出现的症状及末次月经时间,若绝经期妇女应询问绝经年龄及绝经后有无阴道出血等异常情况发生。

5. 问带下

询问带下的量、色、质、气味等情况,以及是否伴有局部症状如阴痒、阴痛等。

6. 问婚育史

询问未婚、已婚或有否再婚。若未婚,病情需要时,应询问有无性生活史及人工流产史;已婚者,需了解结婚年龄,配偶年龄及健康状况,性生活情况,孕产次数,分娩情况等;若为孕妇需询问妊娠过程,有无妊娠疾病。

7. 问既往史

了解与现病史有关的其他系统的病症。如有严重贫血、严重感染、药物中毒等病史者,常可导致月经不调、胎萎不长、死胎、堕胎、小产等;有结核病史者,可导致月经过少或闭经、不孕;有血液病者,可导致崩漏。

8. 问家族史

了解有无遗传性、传染性疾病或肿瘤病史,了解直系亲属死亡的病因等。

9. 问个人史

了解个人的生活习惯、饮食嗜好、居住环境、职业、工作环境,以及个人性情、家庭情况等。如久居阴湿之地,易受寒湿入侵;嗜食辛辣,易生内热;家庭不和,常导致肝气郁结。

10. 问计划生育措施

了解患者采取哪种避孕措施,是否上避孕环,或口服避孕药,或皮下埋植避孕药等措施。如上环不适应,可导致月经过多、经期延长;若避孕药漏服或药量不够,或服用方法不当,可引起阴道不规则出血。

二、望诊

根据妇科疾病的特点,妇科望诊除了望全身、舌象外,还应观察经血、带下、恶露的量、颜色和质地,观察外生殖器官、乳房等,以获得临床辨证依据。

1. 望神态

神是人体生命现象的体现,望神态可以了解精气的盛衰,判断病情的轻重及预后。若神志昏迷,眼闭口开,手撒肢冷,或神情淡漠,可见于妇科急性出血性疾病,如崩漏、异位妊娠破裂、胎堕难留、胎堕不全、产后血晕等，属危急重症；若神昏口噤，不省人事，两手握拳，属产后血晕的血瘀气逆证；若临产时或新产后突然昏不知人，两目上视，四肢抽搐，项背强直或角弓反张者，多属子痫、产后痉证；若神昏谵语，高热不退者，多为妇科热证。

2. 望形体

重点在于望形体的发育。一般女性14岁左右月经来潮，第二性征发育，乳房隆起，胸廓、肩部、臀部丰满。若年逾14岁，第二性征尚未发育，月经尚未来潮，多属肾气不足；妊娠妇女，乳房胀大，乳头乳晕着色，孕4个月后小腹膨隆，并逐月相应长大。

已婚者还应该望阴户。若阴户红肿，多属湿热；阴户肌肤发白或灰白，粗糙或皲裂，多属肾精不足，肝血失养；若阴户肿块，伴红肿，黄水淋漓者，多属热毒；无红肿，皮色不变者，多属寒凝；若阴户有物脱出，多属阴挺。

3. 望面色

通过观察患者面部色泽的变化，了解患者脏腑气血的盛衰、邪气消长的情况。面色㿠白者，多属气虚、阳虚；面色苍白者，多属血虚或气血两虚；面色萎黄者，多属脾虚、血虚；面色白虚浮，多属阳虚水泛；面红目赤，多属血热；两颧潮红，多属阴虚火旺；面色晦黯，多属瘀血停滞。

4. 望舌象

舌象包括舌质、舌苔。舌质淡为气虚、血虚、气血两虚或阳虚内寒；舌红者多属血热；舌质暗红或紫暗，舌边尖有瘀斑、瘀点者，属血瘀。舌苔白属寒证、表证，苔薄白者，属气虚或外感风寒；苔白腻属湿浊内停；黄苔主热证、里证；少苔、无苔属阴虚火旺。

5. 望毛发

肾之华在发，发为血之余。产后大出血导致精血亏虚闭经，可见头发、腋毛、阴毛脱落，发色枯槁；多囊卵巢综合征患者多见体毛增多、增粗，阴毛浓密，甚至如男性化分布，亦有环唇须毛变粗者。

6. 望月经

通过观察月经的量、颜色、质地，掌握辨证依据。如气虚、血热、血瘀均可导致月经量多，如何鉴别，则必须根据月经的颜色和质地综合分析。一般月经量多，色淡，质稀者多属气虚；量多，色红或深红，质稠，多属血热；量多，色紫暗，有血块，多属血瘀。而月经量少，色淡，质稀，属血虚；量少，色淡暗质稀，多属肾阳虚；经量少，色紫暗，有血块，属血瘀或寒凝。

7. 望带下

望带下，主要观察带下的量、色和质地。若带下量多，色白，质清稀，多属肾阳虚；带下量多，色白或黄白，质黏稠，多属脾虚；带下量多，色黄，质稠，多属湿热；带下色赤或赤白相兼，多属湿热或热毒；若五色杂下，或黏稠如脓，则属热毒。

8. 望恶露

望恶露基本与望月经相同。一般恶露量多,色淡,质稀,多属气虚;恶露量多,色红,质稠者,多属血热;恶露量多或量少,色紫暗,有血块,多为血瘀;恶露量多,色暗淡如败酱,应属感染邪毒。

9. 望乳房和乳汁

青春期后至育龄期妇女乳房平坦,乳头细小,多为肝肾不足、失于充养;妊娠以后,胀大的乳房忽而松弛缩小,可能为胎死腹中;乳房胀硬疼痛、焮热潮红,为感染热毒之邪积聚成痈,多发生于产后哺乳期;产后乳汁少而清稀者,多因气虚血弱,少而稠者可因肝气郁滞;产后乳汁清稀自出者,责之于气虚不摄,乳汁黄稠滴漏不止者责之于肝热外迫;非孕期及非哺乳期,挤压乳房有白色乳汁流出者,多属病态;若乳房挤出赤色乳汁,甚或全为血液,则要注意乳房肿瘤的发生。

10. 望阴户

阴户、阴道如螺、纹、鼓、角则属先天解剖异常;阴户肌肤变白、枯槁干涩、粗糙增厚、甚或皲裂,多为肾精亏虚、肝血不足所致;阴户、阴道潮红、甚或红肿,带下淋漓,为感染湿热之邪或虫邪而致;阴户局部肿大,或痛或不痛,此属阴疮;阴道有物脱出,多为阴挺;偶见子宫血瘕为阴道甚或阴户脱出。

三、闻诊

闻诊是通过听觉、嗅觉诊察患者的方法,包括听声音、听胎心、闻气味等。

1. 听声音

听声音包括听患者语音的高低、强弱,以及呼吸、嗳气、叹息、咳嗽等声音。一般语音洪亮有力,声高气粗者,多属实证;语音低微,有气无力者,多属气虚;时常叹息,多属肝郁;若嗳气频繁,甚至恶心呕吐者,多属胃气上逆。

2. 听胎心

妊娠 18~20 周起用听诊器在孕妇腹壁能听到胎心音,速度较快,每分钟 120~160 次。

3. 闻气味

重点了解月经、带下、恶露的气味,为辨证提供依据。一般味腥者,多属寒湿;气味臭秽,多属热证;若腐臭难闻或恶臭难闻,多属热毒或恶性肿瘤。

四、切诊

切诊包括切脉,按肌肤、胸腹、四肢,以及盆腔检查几个方面。

1. 切脉

女子之脉,较男子稍柔弱,但尺脉略盛。在生理和病理情况下,月经期、妊娠期、临产及产后脉象均有所不同。

（1）月经脉：经前或经期，脉象滑利，或弦滑略数，为月经常脉。若脉象滑数有力，多为热伏冲任，常见于月经过多、崩漏等出血性疾病；若脉沉迟而细，多属阳虚内寒，常见于月经过少、月经后期等；若脉细数者，多为阴虚内热，见月经先期、崩漏等；脉缓弱多为气虚，见于月经先期、月经量多等；脉涩多为血瘀，见于月经后期、月经量少、闭经、痛经等。

（2）妊娠脉：妇女妊娠以后，阴血下注冲任以养胎元，冲任气血旺盛，故脉象滑利，尺脉按之不绝，此为妊娠常脉。若脉象细软欠滑利或沉细无力，多见于胎漏、胎动不安、堕胎、胎萎不长、胎死腹中等疾病；若妊娠晚期，脉弦滑劲急，多为阴虚肝旺，肝风内动之象，多见于子晕、子痫等。

（3）临产脉：临产前，尺脉转急如切绳转珠，或脉见浮数散乱，为临产离经脉，是将产之候；或产妇双手中指两旁自中节至末节搏动应手者，也为临产之脉。

（4）产后脉：产后冲任气血多虚，故脉象多见缓滑无力，为产后常脉。若脉象浮滑而数，多属阴血未复，虚阳上泛或外感实邪；若沉细无力者，多属气血大虚之征；若脉象细涩，多为血瘀之象。

2. 按肌肤及四肢

通过按肌肤，了解肢体的冷热、润燥、有无肿胀等。若手足不温，多属寒邪入侵或阳气不振；手足心热，多属阴虚火旺。头面四肢浮肿，按之凹陷不起者为水肿；按之没指，随按随起者为气胀。

3. 按胸腹

按胸部主要是双侧乳房的触诊，感觉其是柔软还是硬胀，有无结节、肿块及其肿块大小、性质、活动度、有无疼痛等，按腹部可以了解腹部的冷热、软硬，有无疼痛及包块，包块的部位、大小、质地、活动度等。如腹痛拒按多属实证；腹痛喜按多属虚证；腹部包块坚硬，固定不移者，为癥；腹部包块时有时无，按之不坚，推之可移者，则为瘕。腹部扪之不温或凉者，为阳气不足；腹部扪之灼热，多为热盛。扪孕妇腹部还可了解子宫大小和胎动等情况。

4. 盆腔检查

盆腔检查即妇科检查，是了解生殖器疾病最基本、最重要的检查方法。未婚女性原则上只做肛门直肠检，若病情需要阴道检查者，需征得本人及监护人同意并在病历上记录后签字，方可进行（具体方法详见本章第二节）。

（陈冬琼　钱艳平　赵淑媛）

第二节 西医检查

一、体格检查

体格检查是诊断疾病不可缺少的步骤，通过检查可获得一些极为重要的诊断资料，应在采集病史后进行。检查范围包括全身检查、腹部检查和盆腔检查。除急诊外，应按上述先后顺序进行。

（一）一般检查

一般检查，首先包括测量体温、脉搏、呼吸和血压，必要时还应测量身高和体重；同时应注意患者的表情、神志、体位、步态、发育与营养情况；有无体态异常（肥胖、消瘦、恶病质）、侏儒及第二性征发育异常等。

（二）体格检查

1. 乳房检查

对闭经、不孕的患者应注意检查乳房发育。仔细的乳房检查可以评估女性患者的发育情况和早期发现乳腺癌。首先观察双侧乳房是否对称，局部皮肤及乳头有无凹陷；并让患者先双臂下垂，然后双臂高举过头或双手叉腰再行检查。触诊先由健侧乳房开始，后检查患侧。手指和手掌应平置在乳房上，应用指腹，轻施压力，以旋转或来回滑动进行触诊。检查左侧乳房时由外上象限开始，然后顺时针方向进行由浅入深触诊直至四个象限检查完毕为止，最后触诊乳头，以同样的方式检查右侧乳房，但延逆时针方向进行。触诊时应注意有无红肿、热痛和包块，包块的界限、是否固定、有无压痛等。良性纤维性病变多为散在性的、形状规则且有压痛的结节；乳癌多为实性或坚硬、边界不明显、固定无压痛的单个包块。将乳头捏起测试乳头的活动度；并从乳房四周向乳头方向挤压乳房，观察乳头有无分泌物排出及其分泌物的性质（乳白色、血清样或血性液体），同时应做涂片检查，检查有无脂肪滴及癌细胞等。如发现包块，应做活组织病理检查以明确诊断。

2. 腹部检查

腹部检查既是一般体格检查，也可以视为妇科检查的重要组成部分，应在盆腔检查前进行。腹部视诊，应注意观察腹部是否隆起或凹陷或不对称，腹壁有无斑疹、手术瘢痕、静脉曲张、妊娠纹、腹疝等。腹部扪诊，应注意检查肝、脾、肾有无增大及压痛，腹壁有无压痛、反跳痛或肌紧张，能否扪及包块，包块的部位、大小（一般以 cm 为单位或以妊娠子宫月份大小表示）、形态、质地、活动度、表面光滑、结节或分叶状，以及有无压痛等。腹部叩诊，应注意有无实音或浊音及其范围，有无转移性浊音存在。腹部听诊，主要听肠鸣音的强弱。如合并妊娠，应检查子宫底高度、胎位、胎心及胎动等。

二、妇科检查

盆腔检查是妇产科所特有的检查，故又称为妇科检查。

（一）检查注意事项

（1）检查者应关心体贴患者，并做到态度和蔼、动作轻柔，检查仔细。

（2）检查前患者应解尽小便，必要时可导尿排空膀胱；大便过于充盈者须排便后或先灌肠后检查。

（3）取膀胱截石位检查。

（4）经期应避免进行盆腔检查；但若为异常出血需要做检查时，检查前应消毒外阴，使用无菌手套及器械，以防感染。

（5）对无性生活者禁止做双合诊及阴道窥器检查，只做直肠腹部诊。若确有检查必要，应先征得本人及家属同意方可进行。

（6）男医师检查未婚女性时，需有其他女性人员在场。

（二）检查步骤及方法

1. 外阴部检查

首先观察外阴发育及阴毛的多少、分布情况，有无畸形、溃疡、水肿、肿块或赘生物，皮肤和黏膜色泽及质地有无变化。然后用右手拇指和示指分开两侧小阴唇，暴露阴道前庭、尿道口及阴道口，观察处女膜情况，未婚者处女膜多完整未破，经产妇处女膜仅留残痕或有会阴侧切瘢痕；令患者向下屏气用力，观察有无阴道前后壁膨出、子宫脱垂、尿失禁等。

2. 阴道窥器检查

将阴道窥器两叶合拢，涂以润滑剂，右手持阴道窥器，左手示指和大拇指分开两侧小阴唇，暴露阴道口后，将阴道窥器沿着阴道后壁缓缓插入阴道内，向上向后推进转平，直至暴露宫颈为止。观察子宫颈大小、颜色、外口形状，有无糜烂、外翻、撕裂、息肉、腺体囊肿、肿块，宫颈口有无组织物堵塞，宫颈管有无出血及分泌物。再转动阴道窥器，观察阴道前后壁和侧壁黏膜的颜色、皱襞的多少、是否有阴道隔膜或双阴道、阴道狭窄等畸形，有无溃疡、赘生物或肿瘤；注意阴道内分泌物的多少、性质、色泽，气味。宫颈刮片、宫颈口分泌物检查、白带检查的标本应在此时采集（图6-1）。

3. 双合诊检查

双合诊检查即阴道和腹部联合检查。检查者用一手的两指或一指放入阴道内，另一手在腹部配合检查，称为双合诊，是盆腔检查中最重要、最常用的方法，通过

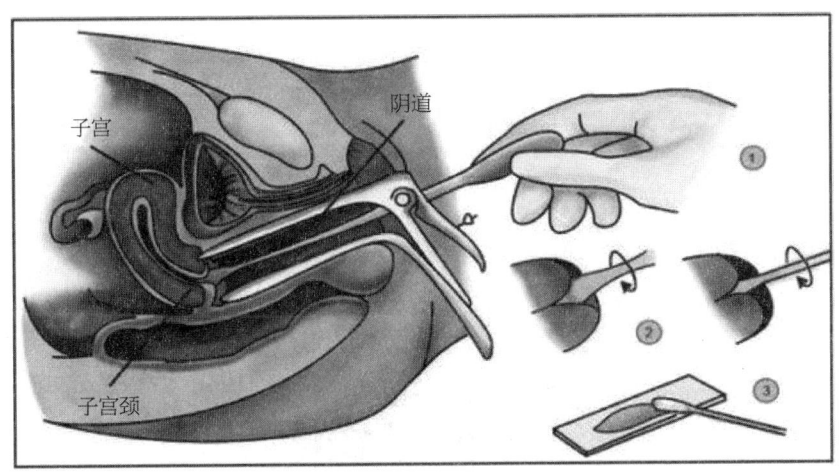

图 6-1 阴道窥器检查

扪触发现阴道、宫颈、子宫、附件、宫旁组织和韧带，以及盆腔内壁有无异常。检查时检查者一手戴好橡皮手套（或一次性手套），示指、中指涂抹润滑剂，轻轻由阴道后壁进入阴道，了解阴道畅通度、深度，以及阴道壁的弹性，有无畸形、瘢痕、肿块；宫颈质地，有无抬举痛，外口是否松弛、有无组织物堵塞。然后将阴道内两指放在宫颈后方，另一手平方腹部脐平出，阴道内手指向上向前方抬举宫颈，将置于腹部的手指自脐部开始逐渐下移，手指往下往后按压腹壁，内外配合检查子宫的位置、大小、形态、软硬度、活动度及有无压痛。继而阴道内两指移向侧穹窿，腹部的手指亦随同移至同侧下腹部，自髂嵴水平开始，边按压腹壁边向下移，内外手指相互对合，触摸子宫旁附件区，观察有无肿块、增厚或压痛；若扪及包块，应注意其位置、大小、形态、质地、活动度，与子宫的关系，以及有无压痛等。一般情况下，输卵管不能扪及，若扪及条索状物，提示输卵管病变（图 6-2）。

4. 三合诊检查

三合诊检查即腹部、阴道、直肠联合检查。检查者一手的示指放在阴道内，中指伸入直肠内，另一手在腹壁配合检查，称为三合诊。其检查步骤、内容与双合诊相同。三合诊的目的是弥补双合诊的不足，可扪清后倾后屈子宫的大小，发现子宫后壁、子宫直肠陷凹、宫骶韧带、骨盆腔内侧壁及后部的病变。凡是怀疑有生殖器结核、恶性肿瘤、子宫内膜异位、炎性包块等，三合诊尤为重要。

5. 直肠 – 腹部触诊

直肠 – 腹部触诊即肛腹诊。检查者一手的示指伸入直肠，另一手在腹壁配合检查。一般适用于无性生活史、阴道闭锁或阴道出血等不宜行双合诊的患者。

（三）记录

妇科检查完毕应按解剖顺序详细记录检查结果。

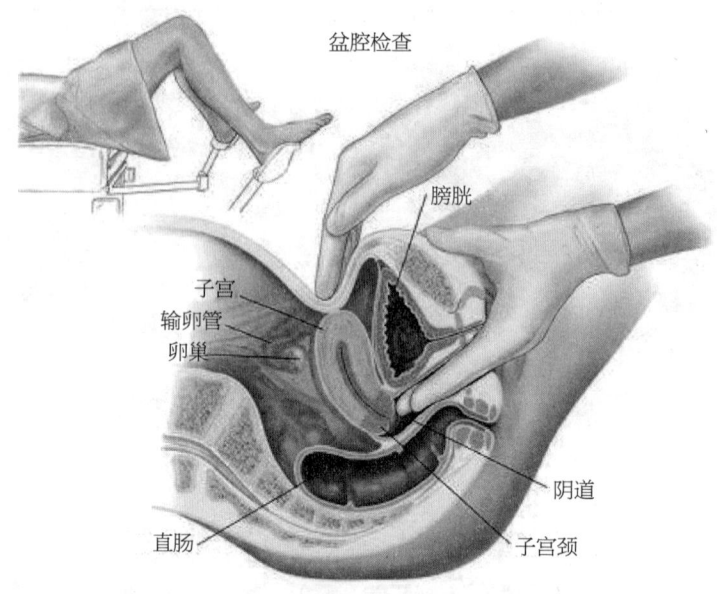

图 6-2 双合诊

（1）外阴：发育及阴毛多少与分布情况，婚、产类型。如有异常发现，详细描述。

（2）阴道：是否通畅，有无畸形，黏膜色泽、有无潮红、弹力及其他情况，阴道分泌物的量、色、质、气味等。

（3）宫颈：朝向、大小、质地、外口形状，有无糜烂、撕裂、息肉、纳氏腺囊肿等，有无接触性出血、抬举痛等。

（4）子宫体：位置、大小、形状、质地、活动度，有无压痛等。

（5）附件：有无增厚、肿块、压痛。如有肿块，记录其位置、大小、硬度、表面光滑度、活动度及有无压痛，并写明与子宫及盆腔壁的关系，左右两侧情况分别记录。

三、辅助检查

（一）阴道分泌物检查

1. 滴虫检查

用棉签蘸取阴道后穹窿处分泌物，放入预先置有少量生理盐水的玻璃试管内（冷天须将试管放在37℃温水中保暖），或直接与一滴生理盐水在玻片上混匀，立即在显微镜下检查。阴道滴虫是一种鞭毛原虫，梨形、后端尖，长 $12\sim26\,\mu m$，宽 $6\sim18\,\mu m$，有前鞭毛四根，后鞭毛一根，体部有波动膜，诸鞭毛随波动膜的波动而摆动。见到活动的滴虫，为阳性，可确诊滴虫性阴道炎(trichomonas vaginitis, TV)。

2. 外阴阴道假丝酵母菌检查

假丝酵母菌是一种真菌,通常引起阴道炎的是白假丝酵母菌。此菌呈卵圆形,有芽孢及细胞发芽伸长而形成的假菌丝。外阴阴道假丝酵母菌病(vulvovaginal candidiasis,VVC)是由假丝酵母菌引起的一种常见外阴阴道炎,也称"外阴阴道念珠菌病"。其标本采集同滴虫检查。将分泌物直接与一滴10%氢氧化钠或10%氢氧化钾溶液在玻片上混匀,镜检。找到典型的念珠菌的孢子或菌丝即为阳性。亦可将分泌物涂在玻片上,干燥后用1%甲紫染色后镜检。镜下念珠菌呈卵圆形,有芽生孢子及细胞发芽伸长形成的假菌丝,两者相连成链状或分枝状。

3. 需氧菌检查

当过氧化氢、白细胞酯酶阳性,同时伴P-葡萄糖酸酸苷酶、凝固酶一项阳性或两项均为阳性患者即判读为需氧菌性阴道炎(aerobic vaginitis,AV)。

4. 细菌性阴道病检查

阴道分泌物增多,呈均质稀水样、灰白色,有鱼腥味(氨试验阳性);pH>4.5;线索细胞阳性;或当过氧化氢、白细胞酯酶阳性,同时伴唾液酸苷酶阳性,即判读为细菌性阴道病(bacterial vaginosis,BV)。

5. 婴幼儿外阴阴道炎(infantile vaginitis,IV)检查

阴道分泌物增多,呈脓性,外阴痒痛,部分患儿可出现尿频、尿急、尿痛。

6. 萎缩性阴道炎(atrophic vaginitis)检查

绝经及卵巢去势后的妇女,阴道分泌物增多,分泌物稀薄,呈淡黄色,感染严重者可见脓血性白带。可出现外阴灼热不适、瘙痒。

7. 阴道清洁度检查

取阴道分泌物做悬液检查,对炎症的诊断及术前准备有帮助,清洁度可分为四度:

Ⅰ度:镜下以阴道上皮细胞和阴道杆菌为主,白细胞极少或无,属正常。

Ⅱ度:镜下阴道上皮细胞和白细胞约等量。

Ⅲ度:镜下有大量脓细胞或白细胞,上皮细胞及阴道杆菌较少。

Ⅳ度:镜下以脓细胞或白细胞为主,无阴道杆菌及上皮细胞。

(二)生殖道脱落细胞检查

由于阴道脱落细胞亦含有来源于子宫颈、子宫体、输卵管及阴道脱落的上皮细胞,故阴道细胞学检查有助于早期发现女性生殖道的癌瘤。

1. 宫颈细胞学检查

宫颈细胞学检查是筛查宫颈病变最常用的一种方法。

(1)巴士涂片:暴露宫颈后,抹去多余的分泌物,以外口为中心,用刮片轻轻旋转一周,刮取鳞状与柱状上皮交界处细胞做涂片。注意用力适中,防止损伤组织引起出血。涂片与固定方法与阴道细胞涂片相同。

临床应用:主要用于妇科子宫颈癌普查,能早期发现宫颈癌及癌前病变。涂片

诊断常用巴氏五级分类法：Ⅰ级为正常；Ⅱ级为炎症；Ⅲ级为可疑癌；Ⅳ级为高度可疑癌；Ⅴ级为癌。作为传统的宫颈细胞学检查，巴氏涂片为降低子宫颈癌的发病率和死亡率起到重要作用，具有操作简便、价格低廉、患者无痛苦等优点，可以大规模筛查，即便是条件简单的小医院也可以开展此项检查。但该取材方法获取细胞数目较少，制片也较粗劣，假阴性较高，故目前临床应用已逐渐减少。

（2）液基薄层细胞学涂片（TCT）：近年来出现的液基细胞学技术，与传统的巴士涂片操作方法的不同之处在于它利用特制的小刷子刷取宫颈上皮脱落细胞，标本取出后立即放入有细胞保存液的小瓶中，应用全自动制片机制片，弥补了常规取材细胞丢失和涂片质量问题，大大提高了宫颈病变的敏感性和特异性，可以观察宫颈脱落细胞的形态及评估病变的发生和发展，在我国已经逐渐取代了巴士涂片，是目前普遍的宫颈癌辅助诊断方法。根据统计显示，采用TCT进行宫颈防癌细胞学检查，其对宫颈癌细胞的检出率达到了100%，除此之外，TCT还能够用于发现癌前病变，对于霉菌、病毒、滴虫及衣原体感染也能够检测出来，并且对于HPV（人乳头瘤病毒）的感染也有一定的提示作用，但是无法确诊。

2. 人乳头状瘤病毒 DNA 检测

人乳头状瘤病毒（HPV）是一种小的环状双链DNA病毒，通过性接触、直接或间接接触污染物品等途径在人群中广为传播，特异性地感染人体皮肤和黏膜的鳞状上皮细胞。根据HPV基因的序列变异可将其分为多种类型，不同的HPV亚型感染，其致病性和后果也有差异。根据其致病力的大小分为高危亚型和低危亚型，HPV6、HPV11、HPV42、HPV43、HPV44等12种归为低危亚型，主要引起生殖器湿疣等良性病变；HPV16、HPV18、HPV31、HPV33、HPV35、HPV39、HPV45、HPV51、HPV52、HPV56、HPV58、HPV59、HPV68等18种归为高危亚型，主要导致宫颈癌及宫颈上皮高度病变的发生，另外还有3种疑似高危型，包括HPV26、HPV53、HPV66。当然并非所有的HPV感染均可导致宫颈癌的发生。

3. 宫颈管涂片

疑为宫颈管癌，或绝经后的妇女由于宫颈鳞-柱交接处退缩到宫颈管内，为了解宫颈管情况，可行此项检查。

方法：先将宫颈表面分泌物拭净，使用特制"细胞刷"获取宫颈管上皮细胞的效果更好，将"细胞刷"置于宫颈管内，达宫颈外口上方约1cm左右，在宫颈管内旋转360°取出，均匀地涂于玻片上，立即固定。检测方法同上。

4. 子宫内膜细胞学检查

子宫内膜细胞学检查（endometrial cytological test, ECT）是筛查子宫内膜癌的常用方法。

方法：常规消毒后，暴露宫颈，顺宫腔方向持子宫内膜细胞采集器手柄将采集器置入，达宫底部探明宫腔深度。外套管固定不动，持采集器手柄轻抵宫底并确保采集环紧贴宫腔内壁，顺时针方向充分旋转10～20圈，牵引手柄将采集器环状部分收回外套管中隐藏。将采集器退出宫腔。用金属或塑料吸管伸入宫腔，上下及左右移动，吸出标本后涂片。

子宫内膜细胞取材器优点为：创伤小、出血少、操作简便、诊断率高，患者依从性好，现已普遍用于妇科防癌普查。目前研究表明，子宫内膜细胞采集器所取到的标本满意度及对病理诊断的可靠性已得到肯定，但不能确定癌的部位及浸润的程度，最后确诊仍须靠活组织检查。

（三）基础体温测定

基础体温（BBT）指机体处于静息状态下的体温。逐日记录，绘成曲线。

1. 原理与目的

由于卵巢排卵后有黄体形成，产生的孕酮作用于下丘脑体温调节中枢，有致热作用而使体温升高。通过测量BBT，可以达到了解卵巢功能、预测排卵时间、及早发现妊娠的目的。

2. 测定方法

（1）每晚睡前将体温计水银柱甩低，置于安全、易取的地方。

（2）清晨醒后（最好能固定在早上5~7点，夜班工作者应在睡眠6~8小时之后），不要说话，不要活动，立即将体温计放于舌下，测试5分钟，然后，将测得的温度记录在体温表格上，将每天的测量结果连接绘成曲线，并将感冒、性生活、失眠等影响体温的因素和用药情况记录在体温表格上。

（3）一般要连续测量3个月经周期以上。

3. 基础体温曲线的类型

（1）典型的双相型：BBT在月经周期的前半段较低；排卵后，体温迅速上升0.3~0.5℃，并持续到月经来潮前才下降（高温相维持12~16天）（图6-3）。

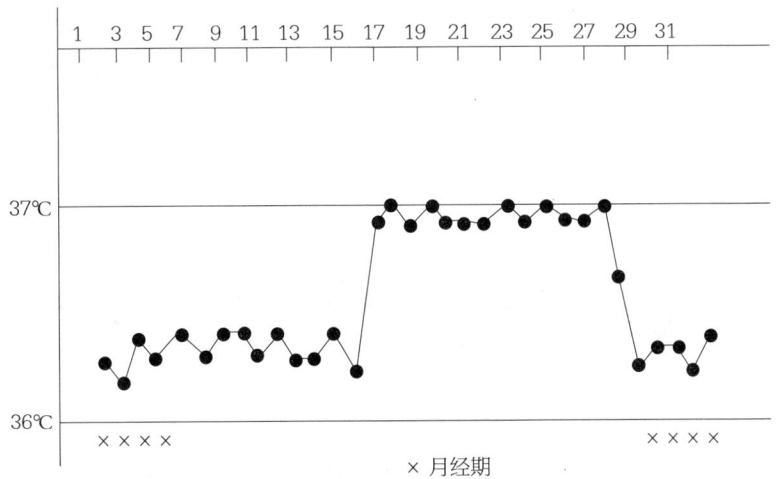

图6-3 双相基础体温 正常的基础体温曲线图

（2）黄体功能异常的双相型体温：由于黄体功能不足或退化异常所致，可表现为（图6-4）：

1）体温上升缓慢，移行期＞3日。

2）升高幅度＜0.3℃。

3）高温相体温波动幅度＞0.1℃。

4）黄体期不足12天。

5）月经来潮后，BBT未降至卵泡期水平。

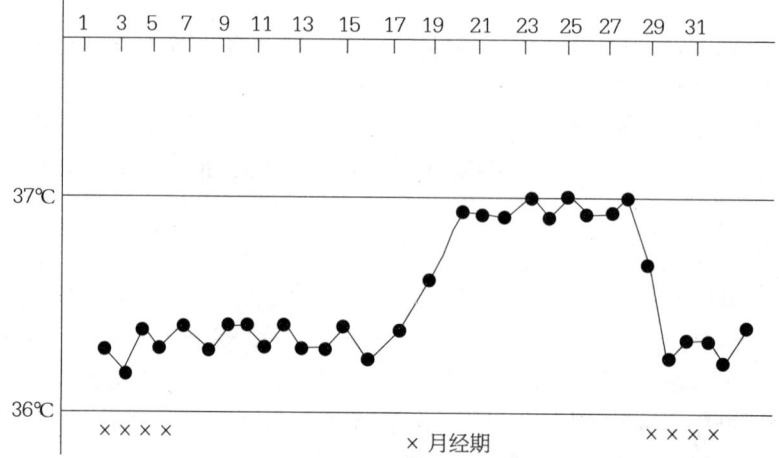

图6-4　黄体功能不全的双相型体温

（3）单相型体温：BBT在月经周期的前半段及后半段无变化（图6-5）。

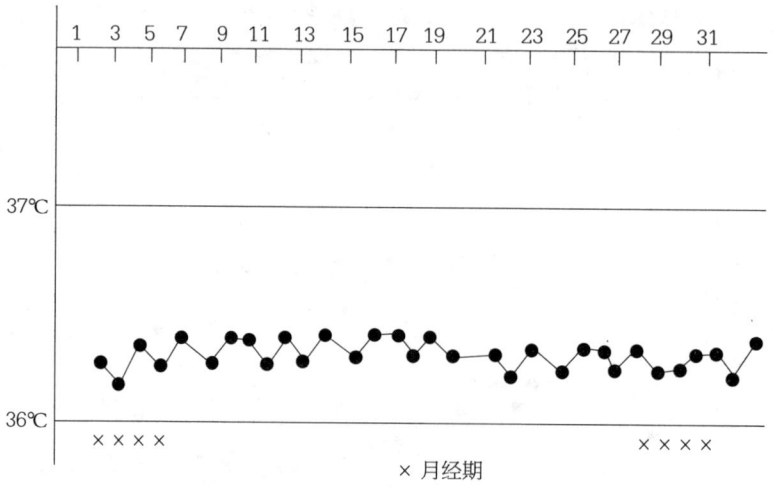

图6-5　单相基础体温

4.临床应用

（1）检查不孕的原因：了解卵巢有无排卵及黄体功能。BBT 双相型不完全代表有排卵，因为未破裂黄素化卵泡综合征（LUFS）的患者并无排卵，却同样有类似排卵周期的双相型体温，临床应用时应注意借助 B 超监测排卵以鉴别。

（2）指导避孕和受孕：正常妇女的排卵约发生在两次月经中间，BBT 上升前后的 2~3 日，此期最易受孕，称为易孕期；而 BBT 上升 4 日后到月经来潮前约 10 日，不易受孕，称为安全期。连续测定 3 个月经周期 BBT，掌握排卵的规律，既可以指导避孕，又可以指导不孕患者在易孕期性交，以增加受孕的机会。

（3）协助诊断妊娠：妊娠后由于妊娠黄体的作用，雌、孕激素水平均增高，故 BBT 于排卵后持续升高。若 BBT 持续上升 3 周以上，则提示有妊娠的可能。

（4）协助诊断月经不调、鉴别功能失调性子宫出血的类型及观察治疗效果：BBT 可以反映排卵功能，如无排卵性功能失调性子宫出血、无排卵性月经的患者，BBT 为单相型。此外，根据 BBT 上升持续的时间、体温的高低及下降的方式又可以反映黄体的功能状态。因此，BBT 可以诊断月经失调及观察药物疗效。

（四）内分泌激素测定

妇产科某些疾病的诊断、治疗、预后的估计及生殖与避孕药物作用机制的研究都需要做激素测定。常用的激素如雌激素、孕激素、促性腺激素、绒毛膜促性腺激素、睾丸酮、17-羟类固醇、17-酮类固醇、垂体分泌的催乳素及胎盘分泌的泌乳素等。测定的方法有生化法与放免法两大类。这里介绍常用激素的正常值及其临床意义。

1.雌激素（E_1、E_2、E_3）

雌激素包括雌酮（E_1）、雌二醇（E_2）及雌三醇（E_3），主要由卵巢、胎盘产生，经肝脏代谢，存在于血、尿及羊水中。

（1）正常值（表6-1~表6-3）。

表6-1　血 E_2、E_1 参考值（pmol/L）

测定时间	E_2 正常值	E_1 正常值
青春前期	18.35~110.10	62.9~162.8
卵泡期	91.75~275.25	125~377.4
排卵期	734~2202	125~377.4
黄体期	367~1101	125~377.4
绝经后	18.35~91.75	—

表6-2　尿雌三醇（E_3）正常值（$\overline{\chi}$ ±SD）（mg/24小时尿）

孕周	34	36	38	40
正常值	17.9±6.1	22.0±5.2	25.6±6.9	25.9±6.9

表6-3　羊水中雌三醇（E_3）正常值（$\bar{\chi} \pm SD$）（nmol/L）

孕周	29	33	37	40
正常值	424±406	1208±434	2587±1288	2941±1146

（2）临床意义：测定雌激素主要用于了解卵巢和胎盘功能。

1）雌二醇水平低下：见于卵巢功能不良或使用避孕药或雄激素后受到抑制，可导致月经过少、闭经或不孕等。

2）雌二醇水平升高：多见于无排卵型功能失调性子宫出血；应用氯蔗酚胺（CC）、人绒毛膜促性腺素（HCG）、绝经期促性腺激素（HMG）等药物刺激后；患颗粒细胞瘤、卵泡膜细胞瘤及绝经后阴道出血之妇女。

3）监测胎儿－胎盘单位功能：妊娠36周后 E_3 < 10mg/24 小时尿或骤减 30%～40%以上，提示胎盘功能减退，E_3 < 6mg/24 小时或减低 > 50% 则为胎盘功能显著减退。

2. 孕激素 (P)

孕酮由卵巢、胎盘、肾上腺皮质所分泌。进入血中后，经肝脏代谢，以孕二醇形式由大、小便排出，故可通过血或尿测定孕二醇的含量，以了解体内孕酮的水平。

（1）正常值（表6-4、表6-5）。

表6-4　血孕酮正常范围（nmol/L）

时期	正常范围	时期	正常范围
卵泡期	< 3.18	妊娠中期	159～318
黄体期	15.9～63.6	妊娠晚期	318～1272
妊娠早期	63.6～95.4	绝经后	< 3.18

表6-5　孕二醇正常值参考（µmol/24 小时尿）

卵泡期	黄体期	孕20周	孕30周	孕40周
< 3.1	6.2～15.5	124	248	310

（2）临床应用：有以下几方面。

1）作为排卵指标：血孕酮达 16 nmol/L(5 µg/L) 或尿孕二醇达 8.8 nmol/24 小时（2mg/24 小时）为排卵指标。

2）探讨避孕及抗早孕药物的作用机制。

3）观察促排卵之疗效。

4）了解黄体功能。

5）肾上腺皮质功能亢进或肿瘤时血中孕酮增加。

3. 睾酮

睾酮（T）由卵巢与肾上腺皮质分泌。临床检测睾酮常用于多囊卵巢综合征、高催乳激素血症、女性多毛症、肾上腺皮质增生或肿瘤、卵巢功能肿瘤中的睾丸母细胞瘤、门细胞瘤、两性畸形的诊断及鉴别等。正常值见表6-6。

表6-6 血总睾酮正常范围（nmol/L）

测定时间	正常范围	测定时间	正常范围
卵泡期	< 1.4	黄体期	< 1.7
排卵期	< 2.1	绝经后	< 1.2

4. 垂体促性腺激素

垂体促性腺激素包括促卵泡激素(FSH)和促黄体生成素(LH)。目前常用放射免疫法检测。

（1）正常值（表6-7、表6-8）。

表6-7 血FSH正常范围（U/L）

测定时期	正常范围
青春期	≤ 5
正常女性	5 ~ 20
绝经后	> 40

表6-8 血LH正常范围（U/L）

测定时期	正常范围
卵泡期	5 ~ 30
排卵期	75 ~ 100
黄体期	3 ~ 30
绝经期	30 ~ 130

（2）临床应用：判断闭经原因，诊断卵巢功能早衰、性早熟、多囊卵巢综合征。测定峰值（LH）可估计排卵时间，有助于不孕症之治疗和研究避孕药之作用机制。

5. 绒毛膜促性腺激素

绒毛膜促性腺激素（HCG）由胎盘绒毛所分泌，它含有 α 及 β 两种亚单位氨基酸，目前皆采用 β 亚基用放射免疫法做定量测定较为精确。绒毛膜促性腺激素在妊娠妇女受孕后9天即开始分泌，至妊娠10周达高峰。血 β-HCG 非孕时的正常参考值为 < 3.1μg/L。足月产后9天、人工流产后25天HCG基本消失。检测HCG在临床用于诊断早孕、妊娠预后、流产、宫外孕、滋养细胞病变等。正常值见表6-9。

表6-9 不同时期血清 β-HCG 浓度（U/L）

时期	范围	时期	范围
非妊娠妇女	< 3.1（μg/L）	孕40日	> 2000
孕7-10日	> 5.0	滋养细胞疾病	> 100 000
孕30日	> 100		

6. 胎盘生乳素

胎盘生乳素（HPL）由胎盘绒毛所分泌，与胎儿宫内发育成长密切相关，HPL只能在孕妇血清中测出，随孕月逐渐上升至39～40周，达高峰为（11.3±0.23）µg/ml，3～6小时后消失，HPL值若35孕周<4mg/L(4µg/ml)或骤降50%以上，表示胎盘功能不良，对胎儿有威胁。临床应用于检测胎盘功能与胎儿预后，以及多胎、流产、新生儿溶血症、妊娠高血压疾病等的分析。

7. 垂体泌乳素

垂体泌乳素（PRL）由垂体分泌，参与生殖功能调节。PRL的检测临床应用于闭经、不孕、月经失调、溢乳、垂体肿瘤、肾上腺腺瘤及甲状腺功能减退等的诊断。正常值见表6-10。

表6-10 不同时期血PRL正常范围（µg/L）

测定时期	正常范围
非妊娠期	<25
妊娠早期	<80
妊娠中期	<160
妊娠晚期	<400

8. 17-酮类固醇

17-酮类固醇（17-KS）来自肾上腺皮质和卵巢，随年龄的增长而增高，无周期变化，日间高于夜间。在儿童时期即有分泌，至成年后显著增高。

（1）正常值：20～40岁妇女为25.9～44.0 µmol/24小时尿（7～12mg/24小时尿），妊娠期随孕周而逐渐增加，至孕末期较非孕期增高20%～100%。

（2）临床应用：主要应用于以下几种情况。

1）17-酮类固醇增高：如先天性肾上腺皮质增生症、肾上腺皮质肿瘤、多囊卵巢综合征及卵巢睾丸细胞瘤等。

2）17-酮类固醇降低：如肾上腺皮质功能减退、垂体功能减退、脱纳症、长期使用激素、肾上腺切除术后等。

9. 17-羟类固醇

17-羟类固醇与酮类固醇来源相同，唯化学结构稍有不同，是以尿液为检测标本，一般成年妇女平均值为8.3～38.6 µmol/24小时。临床17-羟类固醇增高可见于肾上腺皮质功能亢进、肾上腺皮质肿瘤、库欣综合征、多囊卵巢综合征及机体应激反应时。17-羟类固醇减少，可发生于肾上腺皮质功能减退或受地塞米松等药物抑制而致排出量减少、垂体功能减退、肾上腺发育不全等。

(五)活体组织检查

1. 外阴活组织检查

(1)适应证

1)需确定外阴白色病变的类型及排除恶变者。

2)外阴部赘生物或久治不愈的溃疡,需明确诊断及排除恶变者。

(2)方法

1)患者取膀胱截石位,消毒外阴,铺盖孔巾。

2)在外阴病变明显处以 1% 普鲁卡因做局部浸润麻醉(皮试阴性),做长 1cm、宽 0.5cm 的棱形切口,包括部分正常皮肤。深度应切除皮肤全层及皮下组织。小赘生物可以全部切除。若病变累及多处,也可进行多处活检。

3)切口以丝线缝合,覆以无菌纱布,5 日后拆线。酌情用抗生素预防感染。

4)标本固定于 10% 甲醛溶液中,送病理检查。

2. 子宫颈活组织检查

(1)适应证

1)宫颈病变疑有恶性情况或特异性炎症需明确诊断者。

2)宫颈刮片细胞学检查发现可疑恶性细胞,需要确诊者。

3)高危型 HPV 持续感染 1 年以上,尤其是绝经后的妇女应谨慎。

(2)禁忌证

1)急性、亚急性生殖道炎症者。

2)出、凝血时间或血小板计数异常,有出血性疾病者。

(3)方法

1)钳取法

A. 常规消毒外阴、阴道,阴道窥器扩张阴道暴露子宫颈,并用 1‰苯扎溴铵液消毒。

B. 用子宫颈活组织钳抵住疑有病变之处,钳出小片组织。

C. 标本固定于 10% 甲醛溶液小瓶内送检。

D. 钳取组织后,填以纱布卷或带线的纱布球,以压迫止血。纱布卷端或线端应暴露出阴道口外,嘱患者 12 小时后自行取出。

2)锥形切取法:由于切取的整块组织先做成蜡块后,需要分块做连续切片进行病理检查,工作量大,局部创面又有出血及感染等问题,故仅选择性地用于少数特殊病例。

具体操作步骤如下:

A. 暴露宫颈及消毒,同钳取法。

B. 用单齿宫颈钳夹持宫颈前唇,用刀在宫颈范围内并深入颈管约 2cm 作锥形切除。

C. 将标记切除之标本的前、后部,置于 10% 甲醛溶液瓶内固定送检。

D. 多须用无菌纱布卷填塞创面，压迫止血，如次日安排子宫切除者，可将宫颈前后唇缝合，并给抗生素预防感染。

E. 术后 24 小时取出阴道内纱布卷，若出血量多应给止血处理。如已肯定不需或暂时不需进行进一步手术，则可行宫颈成形术。

3）宫颈管诊刮(endocervical curettage，ECC)：多用于评估子宫颈管内看不到的区域，以明确其有无病变或癌瘤是否累及子宫颈管，是辅助诊断早期宫颈癌，特别是累及颈管内癌的重要方法。宫颈管诊刮术检查能观察了解鳞、柱状细胞交界区和移行带的情况。通常认为，对于具有满意的阴道镜图像的患者，ECC 是不需要的，在以下情况时应进行 ECC 检查。①不满意的阴道镜图像：宫颈细胞学检查异常，阴道镜下未发现病灶或子宫颈转化区（TZ）无法完整看到 [尤其是绝经妇女，其鳞柱交界（SCJ）多已完全回退颈管内]；②宫颈细胞学检查显示出现异常的腺细胞，即使阴道镜图像满意，应行 ECC，同时进行深部活检；③阴道镜活检为低级别宫颈上皮内瘤变（CIN），希望采用保守治疗，而非 LEEP/LLETZ 活检或治疗时，应行 ECC 以排除宫颈高级别病变；④CIN 患者进行宫颈锥切后，病理组织学检查发现宫颈管切缘阳性者，在治疗后的随访中，宫颈细胞学和阴道镜检查的同时应进行 ECC 检查；⑤原位腺癌宫颈锥切术后，需要保留生育功能的妇女，术后随访中，宫颈细胞学和阴道镜检查的同时应进行 ECC 检查。

（4）注意事项

1）术前无滴虫性、念珠菌性、细菌性阴道炎等。

2）出凝血时间及血小板计数在正常范围，无出血性疾患。

3）一般宫颈活组织检查，避免在月经期前 1 周内施行。术后用抗生素预防感染；禁止性交和盆浴 2 周。

4）宫颈锥切术应在月经净后 3～7 日施行，宜安排在子宫切除术前 1 日。术后应用抗生素预防感染；未行子宫切除者术后禁止性交和盆浴 2 个月。并应于术后 6 周复查，了解月经血流出是否通畅，必要时探宫腔以了解宫颈管有无狭窄及粘连。

3. 子宫内膜活组织检查

子宫内膜活组织检查可间接反映卵巢功能；直接反映子宫内膜病变；判断子宫发育程度及有无宫颈管及宫腔的粘连，故为妇科临床常用的诊断与鉴别诊断时使用的检查方法。

（1）适应证

1）判断月经失调的类型。

2）检查不孕症的病因。

3）异常阴道出血或绝经后出血需要排除子宫内膜的器质性病变者。

（2）禁忌证

1）急性或亚急性生殖道炎症。

2）疑有妊娠者。

3）急性或严重的全身性疾病。

4）手术前体温＞37.5℃者。

（3）采取时间及部位

1）了解卵巢功能：闭经如能排除妊娠则随时可取；采取可靠的避孕措施者可在月经期前3～4日取，一般多在月经来潮12小时内取。自子宫腔前、后壁各取一条内膜。

2）排除子宫内膜结核：采取时间同前，但应自双宫角及宫颈内口处取材。

3）疑有子宫内膜癌随时可取，除宫体部外，还应注意自宫底部取材。

（4）方法

1）排尿后，取膀胱截石位，查明子宫大小及方位。

2）常规消毒外阴，铺孔巾。以窥器暴露子宫颈，碘酒、乙醇消毒宫颈及宫颈管外口。

3）以子宫颈钳夹持宫颈前唇或后唇，先刮宫颈管，再用探针测量宫腔的深度，以区分子宫颈病变与子宫内膜病变。

4）将刮匙送达宫底部，自上而下沿宫壁刮取（避免来回刮），夹出组织，置于无菌纱布上，再取另一条。术毕，取下子宫颈钳，收集全部组织固定于10%甲醛溶液中送检。检查申请单，要注明末次月经时间。

（5）注意事项

1）为了解卵巢功能，术前1个月内禁止用性激素。

2）长期出血者，术前术后均应控制感染。

3）严格无菌操作。

4）术前查明子宫方位，操作细致、轻柔，以防止造成子宫穿孔。

5）术后2周禁止性交及盆浴，酌情给予抗感染药物。

4. 诊断性刮宫

诊断性刮宫简称"诊刮"。主要目的是刮取子宫内膜，做病理检查，明确诊断以指导治疗。如同时怀疑有颈管病变，则需行分段诊刮。

（1）适应证

1）异常的子宫出血，绝经后出血，需证实或排除子宫内膜癌、颈管癌或其他病变者。

2）月经失调如功能失调性子宫出血或闭经，需了解子宫内膜变化及其对性激素的反应等。

3）不孕症，须了解有无排卵。

4）疑有子宫内膜结核者。

（2）禁忌证：同子宫内膜活组织检查。

（3）方法：基本与子宫内膜活组织检查相同。由于刮匙较大、宫颈内口紧者，需先行扩张至扩宫器8号左右；刮取时可取顺时针或逆时针方向顺序进行，避免遗漏。

（4）注意事项：除与子宫内膜活组织检查相同者外，对疑有癌变者，刮出物肉眼观察高度怀疑癌，而标本足以做病理检查时，则应停止刮取，以免自病变处穿破子宫。

（六）妊娠试验

1. 原理与目的

妊娠后，绒毛的合体滋养细胞能合成与分泌人绒毛膜促性腺激素（HCG），而妊娠试验正是利用HCG的生物学及免疫学特点来检测体内有无HCG存在的方法。可协助诊断早期妊娠及其与妊娠有关的疾病，如流产、异位妊娠、滋养细胞等疾病的诊断、治疗、监护与随访。

2. 检测方法

正常妊娠的受精卵着床时，即排卵后的第6日受精卵滋养层形成时开始分泌微量HCG，约1日后能在母血中检测出HCG，妊娠早期分泌量增长快，以后每1.7~2日上升1倍，在排卵后14日约达100U/L，妊娠8~10周达峰值（50 000~100 000 U/L），持续约10日后迅速下降，在妊娠中晚期，HCG仅为高峰时的10%，持续至分娩。分娩后若无胎盘残留，产后2周内可消失。由于HCG α 链与LH α 链有相同结构，为避免与LH发生交叉反应，在测定其浓度时，常测定特异的 β-HCG浓度。HCG为水溶性，易被吸收入母血，在受精后10日可用放免法（RIA）自母血清中测出，成为诊断早孕的最敏感方法。

HCG是由受孕妇女体内胎盘产生的一种糖蛋白类激素，早早孕检测试纸采用双抗体夹心一步法技术，以胶体金为指示标记，检测尿液中的HCG浓度，来确诊妇女是否受孕，更方便快捷。

具体操作步骤：使用一次性尿杯或洁净容器收集被检妇女尿液（晨尿更佳）；条式：将试纸带有箭头标志的一端浸入装有待检尿样的容器中（尿液不允许超过MAX线），约3秒钟后取出平放；卡式：用吸管吸取待检尿样0.2ml（3~4滴）于加样区中；笔式：将帽拔开，在小便时让尿液直接淋在加样区，并维持3秒钟的接尿时间（请注意：尿液不要超过箭头，以免尿液弄湿测试区，影响检测结果）。观察测试区的检测结果：5~10分钟内观察检测结果，40秒内显色为强，10分钟后结果无效（图6-6）。

结果判断：仅在白色显示区上端呈现一条红色线，则为结果阴性；在白色显示区上下呈现两条红色线则为结果阳性，提示妊娠。试纸反应线因标本中所含HCG浓度不同可呈现出颜色深浅的变化。若试纸条上端无红线出现，表示试纸失效或测试方法失败。此法可检出尿中HCG的最低量为25U/L。

3. 临床应用

（1）正常早孕诊断：一般于月经推后7天即可出现阳性反应，尿中HCG随妊娠日期而增多，在12周左右达到高峰，其高限一般不超过1∶512阳性，以后下降，

● 检测结果的解释

1. 阴性：检测纸上仅出现一条红色质控线（C），即表明为阴性。(表示未怀孕)
2. 阳性：检测纸上出现两条红线，即质控线（C）和检测线（T），表明为阳性。（表示已怀孕）
3. 无效：检测纸上无红线出现，或者仅有一条红色检测线（T），表明检测结果无效，须使用另外一个新的检测试纸重新检测。

● 使用示意图 温馨提示：建议使用晨尿检测

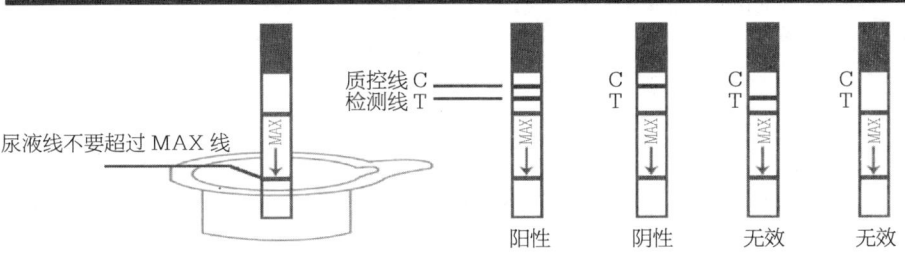

图 6-6 妊娠试验

14周以后一般不超过1：32阳性，18周以后一般不超过1：16阳性，足月产后7～9天转阴。对于妊娠的诊断，特别是早早孕的诊断、抗早孕药物的研究、习惯性流产者或人工受精后的极早期妊娠的诊断与及时治疗有重要意义。

（2）病理妊娠：主要用于异位妊娠的辅助诊断。异位妊娠时，由于孕卵发育不良，HCG 的分泌量很少，约 4/5 患者的 HCG<2000U/L，因而应采用敏感、快速的 HCG 免疫定性试验为好。另外，对先兆流产患者，进行动态的 HCG 定量测定，可了解胚胎的情况及观察治疗的效果。

（3）滋养细胞疾患：各种 HCG 稀释试验或酶免疫及放射免疫等定量测定，可协助滋养细胞疾患的诊断、疗效的观察及追踪随访。

（七）输卵管通畅检查

输卵管通畅检查是测定输卵管是否通畅的方法，并有一定的治疗作用，主要用于不孕症的诊断。常用有四种方法。

1. 输卵管通液术

（1）适应证

1）不孕症（男方精液正常）。

2）评价输卵管绝育、再通或成形术的效果。

3）对输卵管黏膜轻度粘连有疏通治疗作用。

（2）禁忌证

1）内外生殖器急性或亚急性炎症。

2）月经期或有子宫出血者。

3）严重心、肺疾患者。

4）两次体温 >37.5℃。

（3）操作方法：排尿后取膀胱截石位。外阴消毒后铺巾，检查子宫位置、大小，常规消毒外阴、阴道，宫颈钳夹持宫颈前唇并稍向外牵引，顺子宫腔方向插入宫颈导管，并使其与宫颈外口紧密相贴。尾部接以有 0.9% 生理盐水或抗生素溶液（庆大霉素 8 万 U、地塞米松 5mg、透明质酸酶 1500U、注射用水 20ml，可加用 0.5% 利多卡因 2ml 减少输卵管痉挛）20ml 的注射器，缓缓推注，压力不超过 160mmHg。如无阻力，无液体外溢，或开始稍有阻力，随后阻力消失，无液体回流，患者也无不适感，则表示输卵管通畅。如注入 5~8ml 后，即有阻力，患者感下腹胀痛，停止推注后液体又回流至注射器内，则表明输卵管不通。如又能逐渐推进，表示输卵管原有轻度粘连已被分离。对不通者可待下次月经干净后再试，连续三次不通时，可定为输卵管闭塞。此法简便，有助于诊断。在通液中加入抗生素、糜蛋白酶或肾上腺皮质激素类药物，可用于治疗输卵管局部炎症。缺点是不能确定哪侧输卵管不通。

2. 子宫输卵管碘油造影

（1）适应证

1）不孕症，可用来协助诊断输卵管阻塞部位。

2）子宫输卵管结核。

3）子宫畸形、宫腔粘连、子宫黏膜下肌瘤、子宫内膜息肉等。

4）宫颈内口松弛。

（2）禁忌证

1）碘过敏者。

2）同通液术。

（3）造影方法：术前须做碘过敏试验，常用皮肤划痕试验，将 2.5% 碘酊涂于前臂屈面 2~3cm 直径范围，再在其上做划痕，过 20 分钟观察有无红肿反应。阴性者可行造影，方法同通液术。将造影剂（40% 碘化油）10ml 徐徐注入子宫，同时在 X 线透视下观察子宫及输卵管的充盈情况，全部注入后立即摄片，可显示子宫大小、形态、宫腔内病变及输卵管的通畅度与病变等。24 小时后再摄片一次，看腹腔内有无游离的碘化油。造影后 2 周内禁止性交及盆浴，以免感染。

3. 超声晶氧声学造影 (CCP)

（1）适应证

1）同通液术。

2）碘过敏者。

（2）禁忌证：同通液术。

（3）造影方法：患者于月经净后 3~7 天行造影检查。排空膀胱，取截石位，消毒铺巾，暴露并固定宫颈，插入子宫双腔管。将阿托品 0.5mg 加 0.9% 氯化钠液 10ml 注入宫腔，稍后注入 1.5% 超声晶氧（超声晶氧 300mg 加 0.9% 氯化钠液 20ml），边注边观察压力的大小。然后放入阴道探头，观察气泡在宫内弥散和液体反流的情况，通过液体的声窗，观察输卵管伞端及子宫直肠窝的情况。

4. 妇产科内镜输卵管通畅检查

目前常用的有腹腔镜直视下输卵管通液检查、宫腔镜下经输卵管口插管通液试验和宫腹腔镜联合检查等方法。其中，腹腔镜直视下输卵管通液检查准确率可达 90%～95%。由于内镜检查对手术器械要求较高，属于创伤性手术，并不推荐作为常规检查方法。

（八）腹腔穿刺术

1. 目的

腹腔穿刺术在妇科中有一定的诊断意义，经穿刺不仅可以明了内容物，并可辨别其性质，通过化验或病理检查结果，以协助疾病的诊断和指导治疗用药，适用于腹腔内有不明性质积液或急腹症患者。也可以通过穿刺放出大量腹水以缓解压迫症状，还可以经此途径向腹腔内注射药物。

2. 方法及要点

腹腔穿刺术可以经腹壁或经阴道后穹窿施行，后者在妇科临床中更为常用。

（1）经腹壁穿刺

1）方法

A. 排空膀胱，取侧卧位。

B. 选择左髂前上棘与脐连线之中、外 1/3 处为穿刺点。

C. 穿刺区常规消毒铺巾，用普鲁卡因做皮试阴性后局部麻醉。

D. 用腰椎穿刺针垂直刺入腹壁穿刺点后，手即感抵抗力消失，表示已入腹腔，拔去针芯即有液体流出，迅速连接注射器或导管取液体，做各项所需化验。如系恶性肿瘤所致腹水，则抽放腹水量视病情决定。穿刺及放液完毕后，局部盖以无菌纱布。

2）要点

A. 估计腹腔内液体较少，移动性浊音不明显时则不宜做穿刺。

B. 若穿刺后内容为液体，则应仔细地记录其颜色、黏稠度，应将抽出液送化验室，检查比重、总细胞数、白细胞及红细胞数、蛋白量等，怀疑肿瘤所致者应送涂片找癌细胞，若为脓性液体，则须做细菌培养及药敏试验。

C. 大量腹水者放腹水过程中应密切注意患者的面色、呼吸、脉搏、血压及心率。任何对象放液时速度宜缓慢避免过速。一般首次抽取腹水量不能超过 3000ml，以后每次在 1000～3000ml。

（2）经后穹窿穿刺：由于位于阴道后穹顶部的子宫直肠陷凹是腹腔的最低部位，腹水首先积聚在此处；因而腹腔内积液较少时，可运用后穹窿穿刺术做检查。

1）方法

A. 排尿后取膀胱截石位。

B. 外阴、阴道消毒铺以无菌洞巾。

C. 窥阴器暴露宫颈及阴道后穹窿部再次消毒。

D. 用宫颈钳夹住宫颈后唇，向外及稍向上牵引，充分暴露后穹窿部。

E. 用 18 号腰麻针连接 10ml 注射器，在后穹窿中央部，取与宫颈平行而稍后方向刺入 2cm 后抽吸，若未能抽出内容则可再进针约 1cm 抽取。若为肿块，则穿刺针必须在块物突出部位刺入。

F. 穿刺完毕拔针后若有流血，可用消毒纱布压迫数分钟，待无出血时取出纱布与窥阴器。

2）要点

A. 穿刺时针头进入直肠子宫陷凹不可过深，以免超过液平面吸不出积液；穿刺时进针方向必须选择直肠与宫颈之间的最松弛处，否则向上伤及宫颈，向下穿入直肠。

B. 若抽出血液放置数分钟未凝者，为内出血，以宫外孕最为常见。若凝固者则为血管内血液，应改变体位、方向、深度重新穿刺。

C. 抽取物为稀薄、浑浊、血性及脓性时，皆应送各项常规化验，必要时做细胞学检查或细菌培养。

3. 穿刺液性质与结果判断

（1）血液：抽出液为鲜血，则静置 4～5 分钟，血液凝固为血管内血液，多为刺伤血管所吸出的血液；若放置 6 分钟以上仍未凝固或有小凝块则表明腹腔内有出血，常见于异位妊娠流产或破裂、卵巢黄体破裂或腹腔内其他脏器破裂，如脾破裂等；若为巧克力样的混浊液体，无异味，镜下仅见不成形的碎片，为陈旧性出血，见于卵巢巧克力囊肿破裂。

（2）炎症渗出液：为粉红色或淡黄色混浊液体，表明腹腔内有炎症。镜下可见大量白细胞。穿刺液应做细菌学涂片检查，并做细菌培养及药物敏感试验。

（3）脓液：为黄色、黄绿色或淡巧克力色，稀薄或黏稠的液体，有时有臭味；表明腹腔、盆腔有化脓性病变或脓肿破裂。镜下可见大量白细胞和细菌。脓液应送细菌涂片、细菌培养与药物敏感试验。腹水：抽到极少量草绿色体液为正常情况，量多则为异常；有血性、浆液性及黏液性的区别。要详细记录腹水的外观及量，送常规化验、细菌培养及细胞学检查。

（九）阴道镜检查

阴道镜检查是利用阴道镜将宫颈阴道部黏膜放大 10～40 倍，以观察肉眼看不到的宫颈表层较微小的病变。可用于发现子宫颈部与癌有关的异型上皮、异型血管及早期癌变的所在，以准确地选择可疑部位做活组织检查，对子宫颈癌及癌前病变的早期发现、诊断具有一定价值。此法患者无痛苦，可即时做出初步诊断，且可反复进行。

1. 检查方法

（1）检查前应有阴道细胞涂片检查结果，除外阴道毛滴虫、念珠菌、淋菌等炎症。检查前 24 小时避免阴道冲洗、双合诊和性生活。

(2)患者取膀胱截石位,用阴道窥器充分暴露宫颈阴道部,用棉球轻轻擦净宫颈分泌物。为避免出血,不可用力涂擦。

(3)打开照明开关,将物镜调至与被检部位同一水平,调整好焦距(一般物镜距被检物约为20cm),调至物像清晰为止。先在白光下用10倍低倍镜粗略观察被检部位,以宫颈为例,可粗略观察宫颈外形、颜色及血管等。

(4)用5%醋酸棉球涂擦宫颈阴道部,时间不少于30秒,使上皮净化并肿胀,对病变的境界及其表面形态观察得更清楚。需长时间观察时,每3~5分钟应重复涂擦3%醋酸一次。精密观察血管时应加绿色滤光镜片,并放大20倍。最后涂以复方碘液(碘30g,碘化钾0.6g,加蒸馏水100ml),在碘试验阴性区或可疑病变部位,取活组织检查送病理检查。

2. 结果判断

(1)正常宫颈阴道部鳞状上皮:光滑呈粉红色,涂3%醋酸后上皮不变色。碘试验阳性。

(2)宫颈阴道部柱状上皮:宫颈管内的柱状上皮下移,取代宫颈阴道部的鳞状上皮,临床称宫颈糜烂。肉眼见表面绒毛状,色红。涂3%醋酸后迅速肿胀呈葡萄状,碘试验阴性。

(3)子宫颈转化区(transformation zone,TZ):子宫颈柱状上皮已被和(或)正在被新的化生鳞状上皮所替代的区域称为转化区或者移行带,位于原始(旧的)鳞柱交界和生理性(新的)鳞柱交界之间。一般情况下,其外缘为原始鳞柱交界,内缘是鳞状化生最远的边界即新鳞柱交界或称生理性鳞柱交界。90%以上的子宫颈癌发生在转化区,是阴道镜检查主要的和重要的部位。

1)子宫颈转化区的特征

A.子宫颈鳞状上皮化生:鳞状上皮逐步取代外移的柱状上皮的整个生理过程。储备细胞起自柱状上皮下方的干细胞,具有两种分化倾向,在碱性环境中(宫颈管内)向柱状上皮分化(当柱状上皮脱落时),成为正常的柱状上皮;在酸性环境中(宫颈阴道部)向鳞状上皮分化,由未成熟到成熟化生,形成与原始鳞状上皮完全一致的鳞状上皮。

B.子宫颈柱状上皮小岛:在转化区内可见被鳞状上皮环绕的柱状上皮的不规则区域,是一个临时的鳞柱交界,是鳞状上皮化生中动态过程的产物,也是转化区的重要标志之一。

C.子宫颈腺体开口:化生的鳞状上皮逐渐替代柱状上皮,环绕在柱状上皮腺体隐窝开口周围,黏液由开口处分泌,称为腺体开口。依据其外形特点分为五型:1型为无边圆环,无异型;2型为细白色边的圆环,无异型;3型(袖套征)为粗厚的白色圆环,为异常腺开口;4型(肚脐征)为粗厚隆起的白色轮状圆环,为异常腺开口;5型(角化腺体)为粗厚隆起的白色斑块,中间略微凹陷,为异常腺开口。

D.子宫颈腺体囊肿:鳞状上皮化生的持续进行,导致向外分泌黏液的腺体开口的封闭,隐窝腺体中的黏液潴留在隐窝或裂隙中,形成了潴留囊肿。

2)转化区的确定:生理性鳞柱交界与原始鳞柱交界之间的区域,为转化区(移行带),见图6-7。

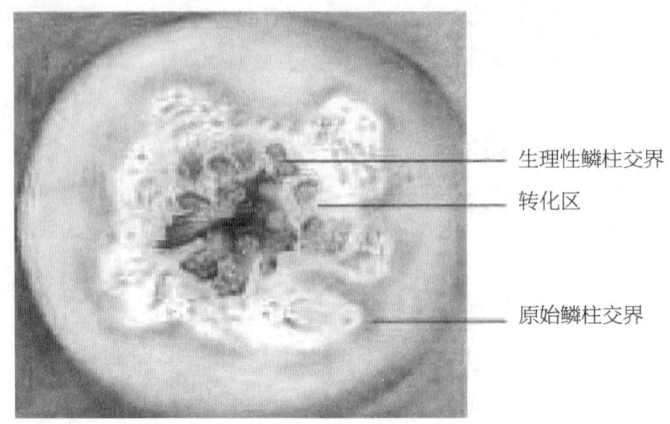

图6-7 转化区的确定

A.确定转化区范围:第一步,找出生理性鳞柱交界;第二步,找出转化区的四个特征:腺体开口、柱状上皮小岛、化生上皮、腺体囊肿(纳氏囊肿);第三步,确定原始鳞柱交界,见图6-8、图6-9。

B.确定转化区类型

a.转化区Ⅰ型(Type 1):转化区位于子宫颈阴道部,鳞状交界完全可见(图6-10)。

b.转化区Ⅱ型(Type 2):转化区部分位于宫颈管内,鳞柱交界部分可见。通过颈管扩张等辅助工具,可完全可见(图6-11)。

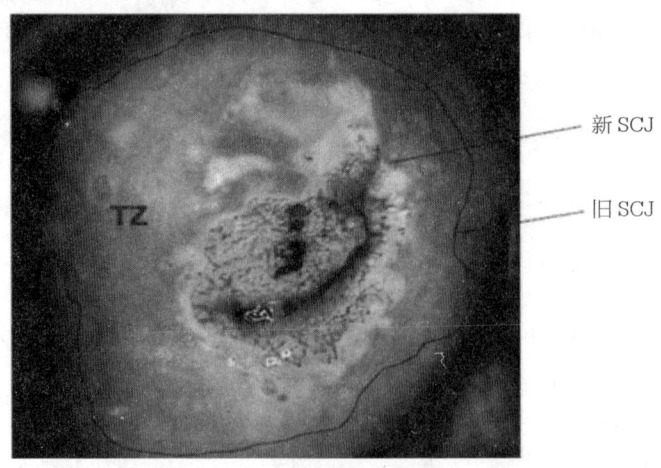

图6-8 确定转化区范围1

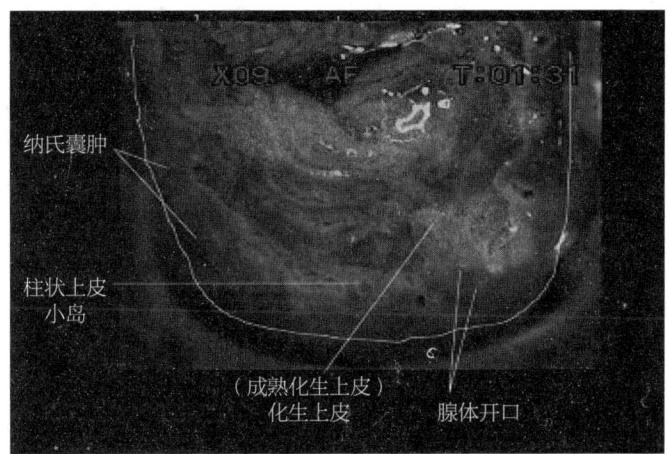

图 6-9　确定转化区范围 2

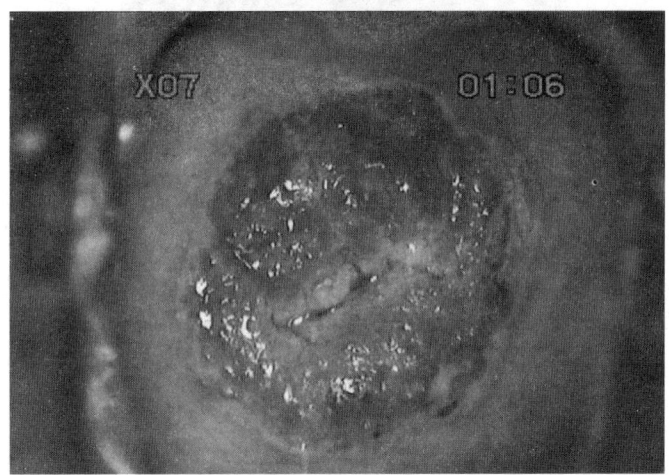

图 6-10　确定转化区类型 Ⅰ 型

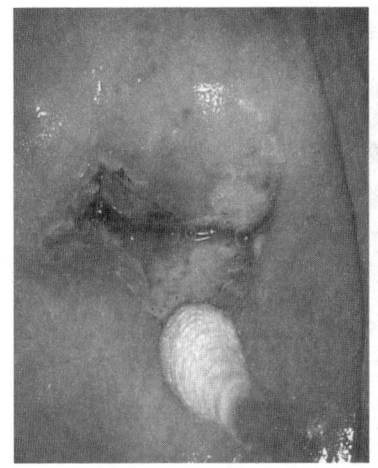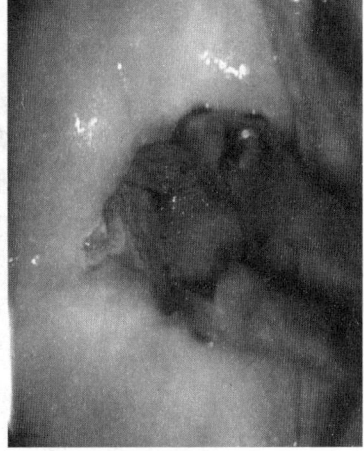

图 6-11　确定转化区类型 Ⅱ 型

c. 转化区Ⅲ型(Type 3)：转化区主要位于宫颈管内，鳞柱交界不可见，借助辅助工具仍不能看见（图6-12）。

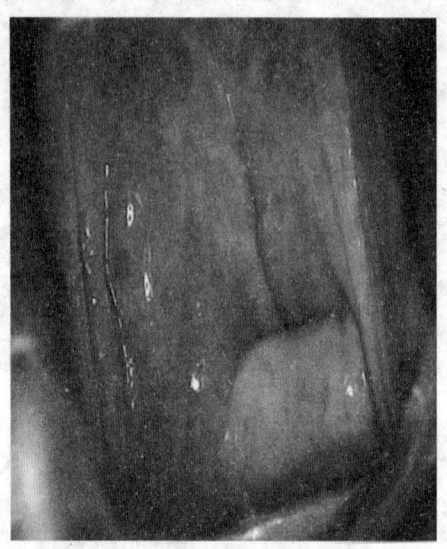

图6-12　确定转化区类型Ⅲ型

（4）异常的阴道镜图像

1）醋酸试验

A.白色上皮：涂醋酸后色白，边界清楚，无血管，病理学检查可能为化生上皮、不典型增生。

B.白斑：白色斑片，表面粗糙稍隆起且无血管。不涂3%醋酸也可见，病理学检查为角化亢进或角化不全，有时为HPV感染。在白斑深层或周围可能有恶性病变，应常规取活检。

C.点状结构：旧称白斑基底。涂3%醋酸后发白，边界清楚、表面光滑且有极细的红点（点状毛细血管）。病理学检查可能有不典型增生。

D.镶嵌：不规则的血管将涂3%醋酸后增生的白色上皮分割成边界清楚、形态不规则的小块状，犹如红色细线镶嵌的花纹。若表面呈不规则突出，将血管推向四周，提示细胞增生过速，应注意癌变。病理学检查常为不典型增生。

E.异型血管：指血管口径、大小、形态、分支、走向及排列极不规则，如螺旋形、逗点形、发夹形、树叶形、线球形、杨梅形等。病理学检查多为程度不等的癌变。

2）碘试验：呈现芥末黄。

（5）早期宫颈癌：浓厚的醋白上皮出现迅速，消退缓慢（持续时间≥3分钟），边界清晰，隆起，表面粗糙不平，触之极易脱落，有些醋白上皮延伸至颈管不易观察，应考虑到浸润癌的存在；醋白上皮病变累及多个象限和宫颈管；醋白上皮表面形态不规则，隆起不平，呈脑回状；可出现异型血管；碘试验呈污秽、肮脏的橘红色或芥末黄；宫颈局部增生，或结节样突起、病变可不对称、质地僵硬、色泽晦暗。

（十）内镜检查

1. 腹腔镜检查

（1）原理及目的：利用人工气腹、光学透镜和光导纤维将体外冷光源导入盆、腹腔供作照明，然后在盆、腹腔内进行观察和治疗。

（2）适应证及临床应用：凡用其他检查方法未能确诊的内、外科和妇科的腹腔疾病，在没有腹腔镜操作禁忌证的情况下均可考虑本法检查。

1）诊断性腹腔镜

A. 不明原因的腹痛和盆腔痛的病因探查。

B. 对盆腔内各种肿块的定性、定位、分期及治疗后复查。

C. 对子宫内膜异位症的早期诊断、分期和疗效估计。

D. 探查不孕的原因，如腹腔镜下通液术及观察输卵管、卵巢周围有无粘连等。

E. 异位妊娠的诊断与治疗、明确生殖器官畸形的分类。

F. 确定闭经的原因，如性腺发育不良、卵巢早衰或多囊卵巢综合征等。

2）手术性腹腔镜

A. 输卵管绝育术，包括电灼绝育法和机械绝育法。

B. 取出盆腔内异位的节育器或其他异物。

C. 治疗子宫内膜异位症，采用电凝、电灼、激光或微波等破坏内异症病灶和穿刺、切开卵巢巧克力囊肿。

D. 分解粘连及病灶取活检。

E. 多囊卵巢的多点卵泡穿刺放液、卵巢线条状切开、卵巢楔形切除及电凝或激光多孔气化等。

F. 小肿瘤穿刺或切除。

G. 为试管婴儿摄取卵子。

H. 其他：如输卵管通液术或切除术、腹腔冲洗、子宫悬吊术、子宫切除术等。

（3）禁忌证：由于腹腔镜检查需行人工气腹，检查时又需取头低臀高位，患有严重心、肺疾患，身体衰弱，精神病或癔症及膈疝者禁忌此项检查。结核性腹膜炎等盆腹腔严重粘连者，禁忌腹腔镜检查，以免损伤腹腔内脏器。

2. 宫腔镜检查

宫腔镜是一种光学仪器，用于宫腔及宫颈管疾病的检查、诊断和治疗。子宫镜可分为诊断型及手术型，又有软式及硬式之分。通过直接观察或连接于摄像系统和监视屏幕将宫腔、宫颈管内图像放大显示，确诊或辅助诊断宫腔及宫颈管病变称宫腔镜检查。大多数宫腔和宫颈管病变可以在宫腔镜下同时进行治疗。宫腔镜分硬镜和软镜，硬镜又有直管镜和弯管镜之分。根据临床的不同需要，采用不同的类型。

（1）原理及目的：采用各种膨胀宫腔的方法膨胀子宫，然后通过一套光学结构系统将光源和子宫腔镜直接导入子宫腔内，经子宫镜导入宫腔内。直视下观察子宫颈管、子宫内口、宫内膜及输卵管开口，对宫腔内的生理及病理情况进行检查和诊断，比传统的刮宫、子宫造影、B型超声等更直观、可靠。

（2）适应证及临床应用：对疑有任何形式的宫腔内病变或需要对宫腔内病变做出诊断及治疗者，均为宫腔内检查的适应证。

1）适应证

A. 诊断性宫腔镜适用于：①不孕、反复流产，怀疑宫腔粘连、子宫畸形及宫颈管异常；②异常子宫出血、生育期、围绝经期及经后出现的异常出血，月经过多、过频、经期延长，不规则流血，以及绝经前后子宫出血；③异常宫腔内声像学所见，宫腔镜检查可以对宫腔内病变进行确认、定位，对可疑之处还可定位活检；④进行组织细胞学检查：不育症（不孕、习惯性流产）观察宫腔及输卵管开口的解剖学形态，是否存在子宫畸形、宫壁粘连、黏膜肌瘤等，观察子宫内膜的发育情况，是否存在内膜增生或内膜息肉；⑤继发痛经、黏膜下肌瘤、内膜息肉、宫腔粘连等宫内异常，宫腔镜应为首选检查方法；⑥子宫内膜增生的诊断及随访；子宫内膜癌的分期，观察有无侵犯颈管的粘连面；⑦性交后实验，经输卵管插管吸取输卵管液检查活动精子；⑧宫腔镜术前常规检查；⑨阴道异常排液。

B. 手术性宫腔镜适用于：①子宫内膜切除术：如久治无效的异常子宫出血，排出恶性疾患；②有症状的子宫内膜息肉，除外息肉恶性变；③有症状的子宫完全纵隔和不完全纵隔；④有症状的宫腔粘连患者；⑤子宫黏膜下肌瘤；⑥宫腔镜宫腔内异物取出：包括IUD、胚物、胎骨、存留的缝线等；⑦输卵管阻塞，输卵管插管通液、注药；⑧宫颈电切术，如宫颈炎、宫颈息肉等。

C. 科研方面的应用：观察子宫颈、子宫内膜、子宫角和输卵管口的生理和病理；研究各种计划生育方法的机制和副作用。

2）禁忌证

A. 生殖道急性或亚急性感染。

B. 大量子宫活动性出血。

C. 近期（3个月内）有子宫穿孔史或子宫手术者。

D. 生殖道结核未经抗结核治疗者。

E. 怀疑妊娠者。

F. 宫颈恶性肿瘤或宫颈过度狭窄难以扩张者。

G. 严重心、肺、肝、肾等脏器疾患。

（十一）超声检查

超声检查为声像诊断技术之一，具有无创、简便易行、安全、可重复进行，能迅速做出初步诊断及相对廉价的优点，已成为妇产科首选的影像学诊断方法。

（1）探测方法：一般采用直接探测法，可经腹壁探测，也可经阴道探测。前者为最常使用的方法。后者是用长柄探头伸入阴道内，隔着阴道壁探查；由于其距离盆腔最近，能清晰地观察盆腔器官及病变。

（2）临床应用

1）探测子宫的病变，如异常子宫、子宫肌瘤、子宫腺肌病、子宫内膜癌与子宫息肉、宫腔积血及宫内节育器等。

2）探测卵巢输卵管的病变（如卵巢肿瘤、多囊卵巢、黄素囊肿、巧克力囊肿等）。

3）诊断妊娠（早期卵管积液等）和检测排卵；中、晚期妊娠及与妊娠有关的疾病（如流产、胚胎停止发育、死胎、滋养细胞疾病、异位妊娠等）。

4）确定胎位、胎数，预测胎龄，观察胎儿在宫内的发育情况及胎儿先天畸形和异常的诊断，观察胎盘的位置、大小和病变等。

（十二）影像学检查

该项检查包括 X 线检查、电子计算机断层扫描(CT)、磁共振成像(MRI) 等。X 线检查简便易行且价廉，是临床经常使用的辅助检查方法，其缺点是不能显示软组织的病变。CT 及 MRI 能显示人体不同切面上各组织器官的结构，病变的部位、大小及其与周围组织的关系，有助于软组织病变的诊断，且 MRI 不接触放射线无放射损害，但费用昂贵难于普及，临床应根据病情选择使用。

（钱艳平　陈冬琼　赵淑媛）

第七章

辨病与辨证

要正确地诊断妇科疾病,首先应明确疾病的病名诊断。西医辨病临床多从病史、临床表现及相关检查入手,综合分析从而得出疾病的诊断;中医辨证从整体观念出发,运用中医学基础理论,通过望、闻、问、切四诊收集临床证据,找出疾病发生的病因和病机,确定脏腑、气血、经络的病变所在。

第一节 西医辨病

一、妇科病史

（一）采集病史

采集妇科病史时,医者应做到语言亲切、态度和蔼、耐心细致地询问病情。询问病史时应有具目的性,避免暗示和主观猜测。对急危重症的患者在初步了解病情后,应立即抢救,以免贻误治疗。问诊时应考虑到妇科患者的隐私,如有不愿说出真情者,不应反复追问与性生活有关的病史,也可先行检查。

（二）病史内容

（1）一般项目：姓名、性别、年龄、籍贯、职业、民族、婚姻、住址、入院日期、记录日期、病史陈述者、可靠程度。若非患者本人陈述,应注明陈述者与患者的关系。

（2）主诉：是指促使患者就诊的主要症状（或体征）和持续时间。要求高度概括、重点突出、简明扼要,通常不超过20字,注意不能把病名作为主诉来记录。妇科临床常见症状有阴道流血、白带增多、外阴瘙痒、腹痛及不孕等。如患者有白带增多、外阴瘙痒症状,应按其发生时间,将主诉书写为"白带增多伴外阴瘙痒×日"；又如患者无任何自觉症状,仅在妇科普查时发现子宫肌瘤,主诉应写为"普查发现子宫肌瘤×日"。

(3)现病史：指患者本次疾病发生、演变、诊疗的全过程，目前的自觉症状。以主诉症状为核心，记录起病时间、主要症状、伴随症状、诊疗经过及结果、睡眠、饮食、二便等一般情况。

(4)既往史：是指患者既往的健康和疾病情况，包括一般健康状况、疾病史、手术外伤史、输血史、药物食物过敏史、传染病史、预防接种史等。

(5)月经史及白带：包括初潮年龄、月经周期、经期、经量多少及伴随症状。如12岁初潮，月经周期25~31日，持续5日，可简写为12，5/25~31，绝经患者应询问绝经年龄，绝经后有无不适等。经量主要问使用卫生巾数量，有无血块，经期有无不适，如有无痛经及疼痛部位、性质、程度，或乳房胀痛、头痛、情绪异常等。常规询问并记录末次月经(LMP)或前次月经(PMP)。了解白带的量、颜色、质地、气味及伴随症状。如白带量多，需要询问量多出现的时间，如在妊娠期，颜色、质地无异常，无异味，则属于生理现象。

(6)婚育史：未婚、已婚或再婚。未婚者应询问性生活的情况、流产史；已婚者应询问生育情况，包括足月产、早产与流产次数，以及现存子女数。如足月产1次，早产1次，流产3次，现存子女1人，可记录为1-1-3-1。

(7)个人史：生活环境、居住环境、出生地，有无烟、酒嗜好，避孕措施，服用药物情况等。

(8)家族史：家族成员有无遗传性疾病，或可能与遗传有关的疾病，如糖尿病、高血压等，以及其他传染病等。

二、体格检查

检查范围包括全身检查、腹部检查和盆腔检查，要记录与疾病有关的重要体征及有鉴别意义的阴性体征（详见第六章第二节）。

三、辅助检查

妇科常用的辅助检查包括妇科检查、妊娠试验、阴道分泌物检查、超声、基础体温测定、性激素测定、宫颈活组织检查、输卵管通液术、子宫输卵管造影术、宫腔镜检查、腹腔镜检查等（详见第六章第二节）。

（张永会　刘亚虹）

第二节 中医辨证

妇科疾病的中医辨证方法很多，均以阴阳、八纲、脏腑、气血、经络的辨证方法为基础，并根据经、带、胎、产等临床表现不同，以及妇产科特殊的病机，结合全身证候进行辨证施治。其中以气血辨证、脏腑辨证、经带胎产病辨证为常用。

一、气病辨证

（一）气虚

（1）妇科证候及相关疾病：如月经周期提前、经量多、色淡质稀、带下增多、乳汁自出、产后自汗等；常见于月经先期、崩漏、产后恶露不绝、胎漏、产后乳汁自出、带下过多、阴挺等。

（2）全身症状：面色㿠白，精神倦怠，少气懒言，头晕目眩，心悸自汗。

（3）舌苔、脉象：舌胖，苔薄白，脉缓弱。

（二）气滞

（1）妇科证候及相关疾病：如月经周期延后、量少或正常、色暗红或有血块、小腹胀痛、经前胸胁乳房胀痛等。常见于月经后期或月经先后无定期、痛经、经行泻泄、产后小便不通、经行水肿、乳癖、子肿、月经前后诸证、癥瘕、缺乳等。

（2）全身症状：胸胁、下腹胀痛，痛无定处，甚则气聚成块，但推之可移，按之可散，忽上忽下。

（3）舌苔、脉象：舌质正常或稍暗，苔薄白，脉弦。

二、血病辨证

（一）血虚

（1）妇科证候及相关疾病：如经量减少、色淡红质稀，经行腹痛，经行前后头痛、孕后阴道流血、腹痛、产后乳汁少等。常见于月经后期、月经过少、闭经、胎漏、胎动不安、胎萎不长、产后缺乳、不孕症等。

（2）全身症状：面色萎黄或苍白，口唇及爪甲颜色淡白，肌肤失荣，头晕眼花，心悸怔忡，四肢麻木。

（3）舌苔、脉象：舌质淡嫩，苔薄白或少苔，脉细弱。

（二）血瘀

（1）妇科证候及相关疾病：如月经周期延迟、甚至月经停闭、经量少或多，色暗红有血块，血块排后痛减，月经期腹痛或头痛、月经淋漓不净、月经中期出血、下腹部肿块、不孕、产后恶露淋漓不净等。常见于崩漏、月经后期、闭经、月经过少、异位妊娠、痛经、癥瘕、产后腹痛、产后身痛、恶露不绝等。

（2）全身症状：下腹疼痛，痛如针刺，甚则积结成块，按之痛甚，推之不移，日久者可呈肌肤甲错。

（3）舌苔、脉象：舌质紫暗或唇舌有瘀斑、瘀点，脉沉弦或沉涩。

（三）血寒

1. 实寒

（1）妇科证候及相关疾病：月经周期延后、量少、经色淡暗或夹有小血块、经行腹痛拒按，小腹冷痛，得热痛减。常见于痛经、月经后期、月经过少、妊娠腹痛、不孕等疾病。

（2）全身症状：面色青白，畏寒肢冷。

（3）舌苔、脉象：舌暗苔薄白，脉沉紧。

2. 虚寒

（1）妇科证候及相关疾病：月经周期延后、量少、色淡或如黑豆汁，经行小腹冷痛、喜按，带下清冷、不孕等。常见于月经后期、月经过少、痛经、带下过多、阴冷、不孕等疾病。

（2）全身症状：面色少华，腰酸背痛，腹冷，腹痛绵绵，喜温喜按，小便清长，大便稀溏。

（3）舌苔、脉象：舌淡，苔薄白，脉虚或沉迟无力。

（四）血热

1. 实热

（1）妇科证候及相关疾病：经来先期、量多、色深红或紫红、质黏稠，经行口舌糜烂、面部痤疮、妊娠腹痛等。常见于月经先期、月经过多、经行吐衄、经行口糜、胎动不安、胎漏等疾病。

（2）全身症状：面红，口渴，喜饮，心中烦热，小便短赤，大便干结。

（3）舌苔、脉象：舌红或绛，苔黄干燥，脉滑数或洪大。

2. 虚热

（1）妇科证候及相关疾病：经来先期、量少或经期长、色鲜红、质黏稠，经行口舌糜烂、面部痤疮等。常见于月经先期、月经过多或过少、经行吐衄、经行口糜、崩漏、胎动不安、胎漏等疾病。

（2）全身症状：两颧潮红，午后潮热，五心烦热，咽干口燥，渴不多饮，盗汗。
（3）舌苔、脉象：舌红，少苔或无苔，脉细数。

三、脏腑辨证

妇科疾病的发生与肾、肝、脾等关系密切，临证可根据妇科证候特点和伴随症状进行辨证。

（一）肾病辨证

临床上，肾的病变往往有肾阴虚、肾阳虚、肾阴阳俱虚、肾气虚之别。

1. 肾阴虚

（1）妇科证候及相关疾病：主要表现为月经周期提前、月经量多或量少、经色鲜红、质稠，月经中期出血、月经前后发热、赤白带下等妇科证候。多见于月经先期、崩漏、绝经前后诸证、胎萎不长、胎动不安、不孕等疾病。

（2）全身症状：头晕耳鸣，颧红咽干，五心烦热，口渴但不欲多饮，失眠盗汗，小便短赤，大便干结。

（3）舌苔、脉象：舌质稍红而干，或有裂纹，少苔甚或无苔或花剥苔，脉细数无力。

2. 肾阳虚

（1）妇科证候及相关疾病：主要表现为带下量多、色质清稀，月经紊乱、阴道不规则流血、经行前后或经期浮肿、泄泻、妊娠腹痛、阴道流血等。多见于胎动不安、堕胎小产、不孕、月经先期、崩漏、经行浮肿、经行泄泻、带下过多等疾病。

（2）全身症状：精神委靡，四肢不温，形寒畏冷，小腹冷痛，腰膝酸冷，小便频数清长，夜尿频多，性欲减退等。

（3）舌苔、脉象：舌质淡白而嫩，苔薄白而润，脉沉迟而弱，尺脉尤甚。

3. 肾阴阳俱虚

肾阴虚、肾阳虚证候兼见，多见于各种妇科疾病。

4. 肾气虚

（1）妇科证候及相关疾病：主要表现为月经初潮延迟、月经周期或提前或延后、经量少或多，孕后阴道流血、腹痛、屡孕屡堕等。常见于闭经、月经初潮过迟、月经稀发、崩漏、月经后期、月经过少、滑胎、小产、月经先后无定期、胎漏、胎动不安、恶露不绝、不孕等疾病。

（2）全身症状：精神委靡不振，头晕耳鸣，腰酸腿软，小便频数甚或失禁或余沥不净，性欲淡漠，面色苍白晦暗。

（3）舌苔、脉象：舌质淡红，苔薄白，脉弱或沉细弱。

（二）肝病辨证

1. 肝郁气滞

（1）妇科证候及相关疾病：主要表现为月经周期时提前时延后、经量时多时少、经色紫红有血块、经行前后乳房胀痛，孕后小腹胀痛，产后乳汁甚少或全无，下腹部肿块，婚后不孕等。常见于月经先后无定期、闭经、经期延长、痛经、经行情志异常、经前乳房胀痛、产后缺乳、不孕、癥瘕等疾病。

（2）全身症状：精神抑郁或易怒，善太息，少腹胀满，胸胁胀痛，纳呆嗳气。

（3）舌苔、脉象：舌质暗，苔薄白，脉弦。

2. 肝经郁火

（1）妇科证候及相关疾病：主要表现为月经周期提前、经量多、色红有血块，月经前后吐衄、头痛，产后乳汁自溢，带下黄赤等。多见于月经先期、月经过多、经行头痛、痛经、崩漏、经行吐衄、产后乳汁自出、赤带等疾病。

（2）全身症状：心烦易怒，头晕头痛，目眩耳鸣，口苦咽干，或目赤肿痛等。

（3）舌苔、脉象：舌边红，苔薄黄，脉弦数。

3. 肝经湿热

（1）妇科证候及相关疾病：主要表现为带下量多、色黄质稠、有异味、外阴瘙痒等。多见于带下过多、盆腔炎、阴痒等疾病。

（2）全身症状：心烦口苦，胸闷纳呆，尿黄涩痛，大便臭秽而溏。

（3）舌苔、脉象：舌质红，苔黄腻，脉滑数或弦数有力。

4. 肝阳上亢

（1）妇科证候及相关疾病：主要表现为行经前后头痛，孕后眩晕、烦躁，绝经后头晕眼花、视物模糊等。常见于经行头痛、绝经前后诸证、妊娠眩晕、妊娠痫证等。

（2）全身症状：面赤目眩，头晕头痛，耳鸣耳聋，失眠多梦，烦满欲呕，四肢发麻、震颤。

（3）舌苔、脉象：舌质红，苔薄黄或少苔，脉弦细数。

5. 肝风内动

（1）妇科证候及相关疾病：主要表现为妊娠晚期或临产前后头痛、眩晕、突然发生四肢抽搐、昏不知人、牙关紧闭、角弓反张、时作时止等。常见于妊娠痫证、产后痉病等疾病。

（2）全身症状：昏不知人，语言不利，头晕头痛，颈项强直，牙关紧闭，四肢抽搐等。

（3）舌苔、脉象：舌红绛，少苔或无苔，或花剥苔，脉弦细或细数。

（三）脾病辨证

1. 脾虚血少

（1）妇科证候及相关疾病：主要表现为月经周期延后、月经量少、色淡质稀、甚则月经停闭，胎儿发育迟缓，产后乳汁清晰、量少或全无等。可导致月经后期、月经过少、月经稀发、闭经、胎萎不长、产后缺乳等疾病。

（2）全身症状：神疲肢倦，面色萎黄，头晕心悸，纳少眠差。

（3）舌苔、脉象：舌淡苔薄白，脉细弱。

2. 脾虚湿盛

（1）妇科证候及相关疾病：主要表现为带下量多、色清质稀、无臭等。常导致经行泄泻、经行浮肿、带下过多、妊娠水肿、闭经、不孕症等疾病。

（2）全身症状：形体肥胖，头晕头重，胸脘痞闷，口淡黏腻，流唾，大便溏。

（3）舌苔、脉象：苔薄白或微腻，脉滑或缓滑，或濡数。

3. 脾失统摄

（1）妇科证候及相关疾病：主要表现为月经周期提前，经量增多，经行时间延长，月经前后淋漓不净，乳汁自出等。常见于崩漏、月经先期、月经过多、经期延长、胎漏、产后恶露不绝、产后乳汁自出等疾病。

（2）全身症状：面色苍白，少气懒言，头晕眼花，小腹坠胀。

（3）舌苔、脉象：舌淡胖有齿印，苔薄白，脉沉缓弱。

4. 脾虚下陷

（1）妇科证候及相关疾病：主要表现为子宫位置下移或脱出于阴道口外、阴道壁松弛膨出，小腹坠胀，带下量多，经行时间延长、月经量多等。常导致崩漏、经期延长、月经过多、阴挺等疾病。

（2）全身症状：面色无华，少气懒言，全身乏力，腰酸腹坠。

（3）舌苔、脉：舌淡苔薄白，脉沉弱。

四、月经病的辨证

月经病是以血证为主，主要表现在月经的期、量、色、质的异常，故月经病的辨证要点应重在月经的期、量、色、质，以及伴见证候等来辨寒、热、虚、实。若月经先期，色红，量少，面部颧红，五心烦热，舌红，少苔，脉细数无力属虚热；月经先期，量多，色深红或紫红，质稠，气味臭秽，面红唇赤，小便短赤，大便干，舌红或绛，苔黄或燥，脉滑数或洪大属实热；若兼见头晕目眩，心烦易怒，口苦咽干，舌红，苔薄黄，脉弦数者属肝郁化热；月经先期，量多，色淡红，质稀薄，面色㿠白，精神倦怠，少气懒言，舌体胖嫩或边有齿印，舌苔薄白，脉缓弱属气虚；月经后期，量少，色暗有块，经行腹痛，得热痛减，面色青白，畏寒肢冷，苔薄白，脉沉紧属实寒；月经后期，量少，色淡或如黑豆汁，小腹冷痛，喜揉喜按，面色少华，小便清长，舌淡苔薄，脉沉迟无力属虚寒；月经先后无定期，量或多或少，色暗有块，行而不畅，小腹胀痛，精神抑郁，胸胁胀满，舌质正常，苔薄白，脉弦属肝郁等。

五、带下病的辨证

带下病是以带下量明显增多或减少，色、质、气味异常，且伴有局部或全身不适症状为特征的疾病，结合其他证候、舌苔、脉象等来辨别其属性。如带下量多，色白或淡黄，质稠，绵绵不断，无臭，面色㿠白，精神倦怠，眼睑浮肿，纳少便溏，舌淡，舌体胖嫩有齿痕，苔白腻，脉缓者属脾虚湿盛；带下量多，色白，质清稀，淋漓不断，小便清长，腰酸，舌淡，脉沉细者属脾肾阳虚；带下量多，色黄，质稠，气味臭秽，小腹坠痛，小便灼热，阴痒不适，舌红，苔黄腻，脉滑数者属湿热或虫蚀。带下量多，色黄如脓或夹血丝，臭秽难闻，阴中瘙痒或肿痛、下腹痛，小便短赤，舌红，苔黄，脉滑数者属湿毒等。

六、妊娠病的辨证

妊娠期间最常见的症状是阴道流血、腹痛，故妊娠病的辨证大多根据阴道流血量、色、质，以及腹痛的部位、时间、性质而进行。常见的妊娠病有胎漏、胎动不安、堕胎、小产、滑胎、异位妊娠、前置胎盘、胎盘早剥、死胎等。抓住主证进行辨证，如胎漏、胎动不安者，如阴道流血量少，色深红，质黏稠，手心烦热，口干，舌红，苔黄，脉滑数多属血热；阴道流血量少，色淡红，质稀薄，面色㿠白，神疲肢倦多为气血虚弱。根据疼痛性质辨其虚实，若小腹绵绵作痛，按之痛减，面色萎黄，舌淡，苔薄白，脉细滑，证属血虚；小腹冷痛，兼见形寒肢冷，舌淡，苔薄白，脉沉弱，证属虚寒；小腹胀痛，胸胁、乳房胀满，喜叹息，脉滑，证属气滞。

此外，根据妊娠病的临床特征作为辨证要点。如恶阻（又称妊娠剧吐）常以呕吐物的性质作为辨证要点并结合伴见证候，呕吐物为痰涎，头晕头重，胸闷，舌淡，苔白腻，脉缓滑为痰湿内盛；呕吐食物残渣，伴神倦嗜睡，舌淡，苔薄白，脉细缓为脾胃虚弱；呕吐物为酸苦水，口苦咽干，唇干舌红，苔黄燥，脉弦滑数为肝热内炽。子肿者根据浮肿性质辨其在气、或在水，若腰部以下肿者，皮色不变，按压随手而起则属气病；头面四肢或遍身浮肿，皮薄光亮，按之没指者属水病；子晕者，兼见头晕重，胸闷泛恶多为脾虚湿盛；以头目眩晕为主，兼见口燥咽干，手足心热，多属阳虚肝旺；子痫者见四肢抽搐为肝风内动所致。

七、产后病的辨证

产后病的特点是多虚多瘀。古人对产后病的辨证主要依据"三审"辨其虚实，即"先审小腹痛与不痛，以辨恶露有无停滞；次审大便通与不通，以验津液之盛衰；再审乳汁的行与不行或饮食多少以察胃气之强弱"，具有一定临床意义。产后病的辨证大多从恶露的量、色、质、气味，有无发热、腹痛、二便、乳汁情况，结合全身症状、舌脉进行。若恶露不净、量多、色淡、质清稀，小腹隐痛、喜揉喜按、喜温，小便胀急不通、或小便失禁，大便干结秘涩，乳汁量少或自出、色淡、质清稀，精神疲乏，少气懒言，舌淡，脉弱多为气血不足；若恶露量少、色紫暗有块，下腹疼痛拒按，舌质暗，脉细涩多为血瘀；恶露量多或少、色如败酱，气味臭秽，小腹疼痛、拒按，尿短赤，大便干结，发热，舌红，苔黄，脉洪数多为邪毒感染，热盛于内所致；产后恶露不下、或下之甚少，小腹胀，乳量少或无，胸胁胀闷，情志不畅，多为肝郁气滞。

八、冲任督带辨病证

冲任督带属于奇经，在妇女生理、病机理论中具有重要地位。无论是脏腑功能失常、气血失调、寒热湿邪，还是生活因素都可影响冲任督带，出现生殖功能异常的病变。临床多见为冲任损伤、督脉虚损、带脉失约。

1. 冲任损伤

冲任二脉起于胞中，冲脉是十二经络之海，故谓"冲为血海"。任脉担任一身阴脉，又与妇女妊娠有关，故又有"任主胞胎"之说。由此可见冲任与月经、胎孕有直接的关系。故冲任病变可引起经、带、胎、产、杂诸病。临床表现为冲任亏虚、冲任寒凝、冲任瘀阻、冲任血热、冲任失调等。

（1）冲任亏虚：冲任不足为精血不足，以胞宫、胞脉失养为主；冲任不固以冲任制约无力为主。在临床上证候也不相同，冲任不足多为月经周期延后、月经量少、闭经、滑胎、不孕等病证；冲任不固多为月经先期、月经量多、崩漏、胎漏、堕胎、小产等病证。

（2）冲任寒凝：由于有内寒、外寒之分，故临床有冲任虚寒和冲任实寒两种。冲任虚寒因阳虚而寒从内生，主要是影响脾肾二脏，使其功能衰退，影响血的生化，水液代谢；冲任实寒则源于外感寒邪直客冲任而致。两者均可导致月经后期、月经过少、闭经、痛经、不孕等病证。

（3）冲任瘀阻：是指气血运行受阻而引起的冲任病变。临床症见月经延后，经量少，经色紫黑有块，小腹疼痛，块下痛减，可导致月经后期、月经过少、痛经、闭经。若冲任瘀滞，使血不归经可致崩漏、产后恶露不绝。瘀结日久则可渐成癥瘕、不孕症等病证。

（4）冲任血热：临床有冲任虚热和冲任实热二证，均可致月经先期、月经过多、经期延长、崩漏、经行吐衄、产后发热等病证。冲任虚热因阴虚内热而致，其经色鲜红，质稠，颧红，手足心热，舌红苔少，脉细数等；若经色深红，质稠，或有血块，伴面红口干，尿黄便结，舌红苔黄，脉弦数或滑数，则为冲任实热。

（5）冲任失调：源于肝失疏泄和肾失闭藏。因冲任二脉与肝经、肾经均有相会之穴。故肝气郁逆，疏泄失常，或肾气亏损，藏泄失司可致冲任失调，而致月经先后无定期、痛经、不孕症、经行乳房胀痛等病证。临床表现为月经周期先后不一，经量或多或少，经色淡或紫红，可伴有经行少腹胀痛、乳房胀痛、腰膝酸软、不孕等证候。

2. 督脉虚损

督脉为阳脉之都纲，维系人身之元气，贯脊属肾，与命门关系密切，亦主孕育。督脉又与任脉交会于"龈交穴"，与任脉协同调节人身阴阳脉气的平衡。督脉为病，虚损较多，症见背寒脊痛、腰骶酸楚、下元虚冷、带下清冷、孕育障碍等症状，可导致带下病、不孕、闭经、崩漏、经断前后诸证等病。

3. 带脉失约

带脉在所有的经络中，有它特殊的循行途经，不是上下周流，而是环腰一圈，总束诸脉，与纵行的冲、任、督相通，带脉维持正常的位置。如带脉虚弱，妇科临床主要表现为提系乏力，影响任脉，使胎元不固，导致胎漏、胎动不安；若带脉约束功能失常，可引起带下量色质的异常。

九、胞宫（或子宫）辨证

胞宫是女性特有的内生殖器的概称，其功能涵盖了内生殖器的功能，当胞宫或子宫功能失常或受损时，可发生诸多妇科疾病，故胞宫或子宫辨证是妇科辨证方法之一。可归纳如下：

1. 寒凝胞宫

寒凝胞宫是指胞宫或子宫受寒发生的妇科病证。寒凝胞中，临床表现为小腹冷痛，得热则解，月经周期延后，月经量少，甚至月经停闭等。又分为虚寒证、实寒证，临床证候也有不同，如两者虽同有小腹不温，疼痛，得热则减，月经延后，月经量少等，但胞宫虚寒者以小腹隐痛、坠痛、喜按，经色淡暗，质稀薄为特点；胞宫实寒者以绞痛拒按，经色暗如黑豆汁为特点。

2. 邪伤胞宫

邪伤胞宫即胞宫蕴热而发生的妇科病证。素体阳盛血热，或热邪客于胞宫，使热扰胞宫，血海不宁，则有经行或月经前后发热，月经周期提前，经量增多，经色深红，心烦口渴喜饮，脉弦有力，舌质红等实热症状。若热毒伤胞，可见发热腹痛拒按，甚则高热，月经量多，或淋漓不净，咽干口苦，舌红苔黄厚，脉滑数。若素体阴虚或伤阴灼液，虚火上炎，子宫满溢失常，可见月经周期延后，月经量少，经色鲜红，月经淋漓不净，日晡潮热，或五心烦热，脉弦细小数。

3. 胞宫虚损

胞宫虚损即子宫虚弱或发育不良而致的妇科病证。但其病因有所区别，子宫发育不良为先天禀赋不足；子宫虚弱或为禀赋不足，或因脏腑、气血、经络等因素，使肾－天癸－冲任－胞宫轴功能紊乱，胞宫受累而致，因此临床表现也有不同。若见月经初潮延迟,身材瘦长或瘦小,月经量少,色暗淡,质清稀渐至闭经,第二性征发育不良(如乳房平坦),多为子宫虚弱;若子宫发育不良则症见月经初潮延迟,或年已14岁,第二性征尚未发育,身材矮小等。

4. 痰瘀阻胞

痰瘀阻胞即痰瘀阻滞胞宫或子宫,使之闭塞或阻滞而产生的妇科病证。若痰阻胞宫,症见形体肥胖,口淡纳呆,胸闷泛恶,带多黏稠等;若痰湿蕴久化热,湿热伤胞,症见月经不调,经色暗或夹黏液,带下色黄,少腹痛,口干苦,头重胸闷;若瘀阻胞宫,症见小腹疼痛,经行加重,牵及腰骶及肛门,经色暗红有块,或经行不畅;若痰瘀郁结胞宫,症见月经延后,经色暗红,质黏稠或有块,纳呆,小腹胀痛,脘腹胀满,健忘倦怠,周身肿胀,带下绵绵等证候。

5. 手术创伤

手术创伤即因手术损伤胞宫或子宫而产生的妇科病证。一般而言,妇科手术可因直接损伤胞宫或子宫,出现肾虚精亏、气血两虚或肾虚血瘀等证候。临床表现为月经量少,经色淡,质稀,小腹隐痛喜按,腰膝酸软,面色无华,倦怠乏力,白带极少,苔薄,脉沉细或沉细无力。手术创伤致瘀血阻于胞宫、胞脉,症见周期性腹痛拒按,或肛门胀坠,或腰痛,或经常小腹胀痛,经量少或经闭不行,舌暗或舌边瘀斑,苔薄,脉弦。

综上所述,脏腑辨证、气血辨证、经带胎产辨证、冲任督带与胞宫(或子宫)辨证是从不同侧面对妇科疾病进行辨证,各种辨证方法常互相参照、互相补充或联合辨证,临证必须灵活地运用各种辨证方法。

(牛红萍　苗晓玲)

第八章

治则与治法

妇科疾病的治法和其他各科一样，以"辨证论治"为基本思想，从整体出发，遵循"治病必求于本""急则治其标、缓则治其本""实者泻之""虚者补之""寒者热之""热者寒之"等原则，因时、因地、因人制宜。根据不同病证，确定不同的治疗方法。

第一节 中医治疗原则

治则，即治疗疾病的法则。它与治法不同，治则是用以指导治疗方法的总则；治疗方法是治则的具体化。

由于妇科疾病的证候表现主要集中在月经、带下、妊娠、产后及妇科杂症，病变过程有轻重缓急。因此，必须善于从疾病现象中抓住病变的本质，治病求本、调整阴阳、调整脏腑功能、调理气血关系，恢复女性正常生理功能。

一、扶正与祛邪

疾病过程就是正气与邪气矛盾双方互相斗争的过程。邪正斗争的胜负，决定着疾病的进退。邪胜于正则病进，正胜于邪则病退，所以扶正祛邪是指导临床治疗的一个重要法则。

所谓扶正，即是扶助正气，增强体质，提高机体抗邪能力。扶正多用补虚方法，包括针灸、气功及体育锻炼等，如闭经伴有痰湿肥胖的患者，应积极锻炼减肥，对疾病治疗具有重要意义。

所谓祛邪，即是祛除病邪，使邪去正安。祛邪多用泻实之法，不同的邪气，不同的部位，其治法亦不一样。如闭经伴有痰湿阻滞的患者，则应化痰除湿，活血通经，痰除则经自通。

扶正与祛邪之间是密切相关的。扶正有利于祛邪，祛邪有利于扶正，即所谓正复邪自去，邪去正自安。

二、治标与治本

标本治法的临床应用，一般是"治病必求于本"，但还应根据标本缓急的不同，分别采取以下措施。急则治标，若标病甚急，如不及时解决，会影响本病的治疗，甚至危及生命，则应先治其标，待病情稳定后，再治其本病；缓则治本，所有疾病，当标病不急时，都应该找到疾病的根本原因，针对根本原因进行治疗，这是治病求本原则最直接的体现。如痛经剧烈，以止痛为主，若经崩暴下，以止血为先，缓则审证求因治其本，使月经病得到彻底治疗。

标本兼治是指标病与本病并重，则应标本兼治。

三、调整阴阳

疾病的发生，从根本上说即是阴阳的相对平衡遭到破坏，出现偏盛偏衰的结果。因此，调整阴阳、损其有余、补其不足，使之恢复平衡，促进阴平阳秘，乃是临床治疗的根本法则之一。如月经中期又称氤氲期，是冲任阴精充实，阳气渐长，由阴盛向阳盛转化的生理阶段。若肾阴不足，或瘀血阻滞等，使阴阳转化不顺利，则发生经间期出血，故治疗本病时应调整阴阳平衡。

四、正治与反治

正治，是逆其证候性质而治的一种常用治疗法则，又称逆治。正治法适用于疾病的征象与本质相一致的病证。正治法是临床上最常用的一种治疗方法，包括寒者热之、热者寒之、虚则补之、实则泻之。如肾气虚型滑胎患者，采用"虚则补之"的原则，掌握"预防为主、防治结合"，在未孕前就以补肾健脾、益气养血、调固冲任为主。

反治，是顺从疾病假象而治的一种治疗方法，又称从治。从，是指采用方药的性质顺从疾病的假象，与疾病的假象相一致而言，究其实质，还是在治病求本法则指导下，针对疾病本质而进行治疗的方法，故其实质上仍是"治病求本"。主要有"热因热用""寒因寒用""塞因塞用""通因通用"等。

五、因时、因地、因人制宜

根据不同季节气候的特点，来考虑治疗用药的原则，即为"因时制宜"；不同地区，由于地势高低、气候条件及生活习惯各异，人的生理活动和病变特点也不尽相同，所以治疗用药应根据当地环境及生活习惯而有所变化，即"因地制宜"；根据患者年龄、性别、体质、生活习惯等不同特点，来考虑治疗用药的原则，即"因人制宜"，如不同年龄的妇女，由于生理上的差异，表现在病理上各有特点，因此在治疗中也各有侧重。一般来说，青春期肾气未充，易导致月经疾患，治疗多补肾益气；育龄期妇女由于胎产、哺乳，屡伤于血，肝肾失养，常出现月经不调、胎前产后诸病，治疗多补肾疏肝；老年妇女脾肾虚衰，易发生经断前后诸证、恶性肿瘤等，治疗多补肾健脾。

（张永会　姜丽娟）

第二节　中医常用治法

一、内治法

妇科内治法是根据妇科疾病的病因病机，通过内服药物，调补脏腑、气血、冲任等，以调整恢复经、带、胎、产、乳的生理功能的一类治法。它是妇科临床的主要治法。

（一）滋肾温肾

肾为先天之本，主生殖，藏精气。肾有肾阴、肾阳之分，肾之阴阳，既要充盛，也要协调，以维持肾气的旺盛和机体的正常。若肾虚精血不充，可致天癸、冲任失调，因而发生经、带、胎、产疾患。临床常用的治法有：

1. 补肾益气法

若肾气不足或肾气不固，可致闭经、胎漏、月经不调、崩漏、滑胎、阴挺等。治宜温肾固肾。

常用药物：菟丝子、杜仲、巴戟天、鹿角霜、益智仁、紫河车、仙茅等。

代表方剂：肾气丸、归肾丸、寿胎丸等。

2. 温补肾阳法

凡肾阳不足，命门火衰，则元阳不振，寒从内生，出现下腹及阴中寒冷、或腰膝酸冷、性欲淡漠、或带下清稀如水、或月经失调、或崩中漏下、或胎萎不长、胎动不安、堕胎小产、宫寒不孕等。治宜温肾暖宫，佐以益阴之品。

常用药物：仙茅、补骨脂、巴戟天、淫羊藿、鹿茸、鹿角霜等。

代表方剂：右归丸、右归饮、肾气丸等。

3. 滋补肾阴法

肾阴不足或真阴亏损则精血虚少而经、孕、产之病丛生，如月经先期、月经先后无定期、崩漏、闭经、绝经前后诸证、胎漏、妊娠心烦、妊娠小便淋痛、产后盗汗、不孕等。治宜滋补肾阴、填精益髓。

常用药物：生地、熟地、黄精、山茱萸、枸杞子、首乌、阿胶、龟胶、女贞子、桑椹子等。

代表方剂：左归丸、左归饮、六味地黄丸、养精种玉汤等。

4. 滋肾养肝法

肾阴匮乏，致肝阴不足，出现月经先后不定期、闭经、痛经、滑胎、胎萎不长、不孕等。治宜滋肾养肝。

常用药物：生地、熟地、山茱萸、首乌、白芍、枸杞子等。

代表方剂：一贯煎、调肝汤等。

5. 肾阴阳平补法

阴病及阳、阳病及阴，或久病及肾，肾阴阳俱虚所致不孕、月经不调、闭经、崩漏、痛经、绝经前后诸证、滑胎等。治宜阴阳双补。

常用药物：温肾药合用滋肾药。

代表方剂：归肾丸、二仙汤、加减苁蓉菟丝子丸等。

（二）疏肝养肝

肝属木而主风，体阴用阳，滋生于水，涵养于土，乃藏血之脏，性喜升散条达，与性情有密切关系，如生性抑郁，则气机不畅，百病易生。因妇女以血为主，肝为血脏，与冲任相关，肝经气血不畅，影响冲任，引起经、带、胎、产诸病。常用治法有：

1. 疏肝解郁法

由于抑郁忿怒，使肝气郁结，冲任失畅，导致月经失调、崩漏、痛经、经行乳胀、缺乳、妊娠肿胀、妊娠腹痛、不孕等。治宜疏肝理气解郁。

常用药物：柴胡、川楝子、青皮、香附、郁金、橘叶、薄荷、枳壳等。

代表方剂：逍遥散、柴胡疏肝散等。

2. 清肝泄热法

肝经湿热导致月经过多、痛经、经间期出血、带下过多、妊娠小便淋痛、产后小便不畅、产后发热、产后恶露不绝、阴挺等。治宜泻肝清热。

常用药物：龙胆草、黄芩、栀子、夏枯草、金钱草、菊花、野菊花、茵陈、丹皮、黄柏等。

代表方剂：龙胆泻肝汤、四逆散、四妙散等。

3. 养血柔肝法

营阴不足，肝血衰少，导致月经后期、月经过少、闭经、绝经前后诸证、崩漏等。治宜养血柔肝。

常用药物：地黄、白芍、枸杞、女贞子、旱莲草、当归、制首乌、桑椹子等。

代表方剂：一贯煎、二至丸、杞菊地黄丸等。

4. 调肝实脾法

肝郁脾虚,导致月经不调、崩漏、月经前后诸证、绝经前后诸证、不孕等。治宜调肝实脾。

常用药物:如党参、白术、山药、薏苡仁、芡实等。

代表方剂:逍遥丸、痛泻要方、柴胡疏肝散等。

5. 抑肝和胃法

肝胃不和导致妊娠恶阻、经行呕吐等。治宜抑肝和胃。

常用药物:苏叶(梗)、吴茱萸、竹茹、黄连、橘皮、生姜、半夏等。

代表方剂:苏叶黄连汤、芩连橘茹汤等。

(三)健脾和胃

脾胃为后天之本,气血生化之源,且具有统血功能。女性生理以气血为物质基础,故女性生理正常与否和脾胃有很大关系。如脾胃功能失调,则气血生化不足,影响冲任的功能而发生经、带、胎、产各种疾病。具体的治法有:

1. 健脾养血法

若脾胃虚弱,影响气血生化之源,则脾虚血少,冲任血虚,导致月经后期、月经过少、闭经、崩漏、胎漏、胎动不安等。治宜健脾养血。

常用药物:当归、白芍、人参、黄芪、白术、茯苓等。

代表方剂:八珍汤、人参养荣汤等。

2. 健脾益气法

若脾胃虚弱,中气不足,冲任不调,血失所摄,可致月经先期、月经量多、崩漏、带下病、产后小便失禁、阴挺、闭经、恶阻、缺乳等。治宜健脾益气。

常用药物:党参、黄芪、白术、人参、怀山药、龙眼肉、莲肉、大枣等。

代表方剂:四君子汤、六君子汤、归脾汤、参苓白术散。

3. 补脾统血法

若脾胃虚弱,统摄无权,可致月经过多、崩漏等病证。治宜补脾统血。

常用药物:熟地、白术、黄芪、当归、人参、炮姜等。

代表方剂:固本止崩汤、补中益气汤、举元煎等。

4. 健脾除湿法

脾阳不振,水湿内停,甚至水湿下注冲任,导致带下病、经行泄泻等。治宜健脾除湿。

常用药物:茯苓、苍术、白术、半夏、大腹皮、陈皮、车前子、薏苡仁、赤小豆、砂仁、藿香等。

代表方剂:完带汤、参苓白术散等。

5. 补脾升举法

脾虚中气下陷、升举无力导致月经过多、崩漏、堕胎、小产、滑胎、妊娠小便不通、阴挺、恶露不绝等。治宜补脾升陷。

常用药物：党参、黄芪、柴胡、桔梗、升麻等。

代表方剂：补中益气汤、举元煎、归脾汤等。

6. 和胃降逆法

胃虚失降或肝旺伐胃，肝胃不和导致恶阻等。治宜和胃降逆。

常用药物：苏叶、法半夏、陈皮、砂仁、沉香等。

代表方剂：香砂六君汤、橘皮竹茹汤等。

（四）补气养血

气血是维持人体生命活动的物质和动力，运行周身，循环不息，以供应机体的需要和维持正常的生理活动。妇人以血为本，血赖于气运，故气血充裕和谐协调，源盛流畅。如气虚血弱，冲任脉衰，源断其流，则易产生经、带、胎、产等诸疾。常见的治法有：

1. 补气调气法

气虚者，中气不足，冲任不固，导致月经量多、月经先期、经期延长、崩漏、痛经、胎漏、胎死不下、难产、妊娠小便不通、胎动不安、胎衣不下、产后排尿失常、恶露不绝、阴挺、胎萎不长、不孕、缺乳等。治宜补气调气。

常用药物：人参、党参、黄芪、白术等。

代表方剂：人参养荣汤、举元煎、补中益气汤等。

2. 补血养血法

经、孕、产、乳都是以血为用，且皆易耗血伤津，导致冲任血虚，形成月经后期、月经减少、闭经、产后腹痛、妊娠腹痛、胎萎不长、产后痉病、产后发热、产后身痛、缺乳等病证。治宜补血养血。

常用药物：当归、鸡血藤、熟地、阿胶、制何首乌、枸杞子、桑椹子、龙眼肉、大枣等。

代表方剂：当归补血汤、四物汤、人参滋血汤。

3. 气血双补法

气血虚弱所致崩漏、痛经、胎漏、胎动不安、堕胎、小产、胎萎不长、胎死不下、难产、产后血晕、缺乳、乳汁自出。治宜气血双补。

常用药物：补气、补血药同用。

代表方剂：八珍汤、十全大补汤、通乳丹等。

4. 气阴双补法

气血虚弱或久病之后，气阴两虚，导致崩漏、恶阻等。治宜气阴双补。

常用药物：党参、黄芪、白术、沙参、麦冬、玉竹等。

代表方剂：生脉散、上下相资汤等。

（五）活血化瘀

营血是重要的体液之一，运行于脉道之中，循环不休，营养全身。所以只有血液周流不息，流通营运，方能脏腑安和，百脉通达，冲任盈满，胞脉和调。如果寒与热太过，血运不畅，流动受阻，或体内留有离经之血，壅塞经脉，羁留不去，则结滞酿瘀，临床常见月经不调、痛经、崩漏、癥瘕、血证诸疾。治宜活血化瘀。

常用药物：桃仁、红花、五灵脂、蒲黄、莪术、丹参、赤芍、当归、川芎、益母草、丹皮、川牛膝、王不留行、山楂、延胡索、水蛭、虻虫等。

代表方剂：失笑散、桃红四物汤、血府逐瘀汤、膈下逐瘀汤、生化汤、大黄䗪虫丸等。

（六）理气行滞

"气者，人之根本也"。气乃一身之主，升降出入，周行全身，温养脏腑，畅通经脉，无处不到，系人体生命活动的源泉和动力。全身气机宣通，五志安和，经、带、产、乳恒无恙；反之，气机郁滞、气逆上壅、气结积聚，往往出现月经失调、痛经、癥瘕等病。治宜理气行滞。

常用药物：香附、川朴、郁金、橘核、荔枝核、沉香、乌药等。

代表方剂：乌药散、越鞠丸、金铃子散、香棱丸之类。

（七）软坚散结

痰凝气聚或痰湿互结导致癥瘕、乳癖、乳岩、乳痈初起、胞中或乳中结块等病证。治宜软坚散结。

常用药物：穿山甲、牡蛎、皂角刺、海浮石、瓜蒌、橘核、夏枯草、荔枝核、贝母、海藻、昆布、鳖甲等。

代表方剂：苍附导痰丸、鳖甲煎丸。

（八）清热凉血

外感温热之邪，或脏腑功能失调，阳气独盛，功能亢奋，内生邪热，致热蕴血中，冲任受损，致月经过多、崩漏、经行吐衄、胎漏、恶露不绝、产后发热诸疾。

常用药物：生地、丹皮、赤芍、栀子、黄柏、黄芩、黄连、白薇、连翘等。

代表方剂：清经散、保阴煎、芩连四物汤、清热固经汤等。

（九）温经散寒

寒为阴邪，易伤阳气，有内寒、外寒、虚寒、实寒之分。寒邪客于胞中、阻碍胞脉，以致冲任壅阻，血气运行不畅，因而出现经、带、胎、产诸疾。临床上常见月经不调、痛经、闭经、不孕、带下病。治宜温经散寒。

常用药物：肉桂、附子、艾叶、吴茱萸、干姜、补骨脂、小茴香、川椒等。
代表方剂：温经汤、艾附暖宫丸、附子理中丸、吴茱萸汤、当归四逆汤等。

（十）祛痰化湿

湿为阴邪，重浊黏腻，易阻遏阳气，影响整体气机的升降，气化失常，水湿内停而成诸疾。湿邪分为寒湿、湿热。水湿停滞不运，阻遏阳气则成寒湿，临床上可见带下病、经前泄泻、妊娠水肿等。治宜温化水湿。

常用药物：苍术、姜皮、草果、白术、吴茱萸、川椒、荜茇、五加皮等。
代表方剂：健固汤、苓桂术甘汤等。

（十一）解毒杀虫

湿热蕴郁，浸淫阴中，日久不愈，便成湿毒，热淫于内，与血相结，则成瘀热。瘀热壅积，亦可成毒。湿毒蕴郁，可致阴中生虫。湿毒虫积，损伤冲任，临床上可见阴疮、阴肿、带下异常、阴痒、不孕等。治宜清热解毒，燥湿杀虫。

常用药物：银花、连翘、紫花地丁、野菊花、白花蛇舌草、土茯苓、蒲公英、败酱草、半枝莲、鱼腥草、穿心莲、熊胆、苦参、蛇床子、百部、雄黄、硫黄、鹤虱、白矾等。
代表方剂：五味消毒饮、银花解毒汤等。

（十二）调理冲任

冲、任、督脉同源于胞中而出于会阴，由督脉约束，一源三歧。冲为血海，任主胞胎，冲任对月经的行止、胎儿的孕育、白带的生成、乳汁的化生等均具重要作用。若直接或间接损伤冲任，导致冲任功能紊乱，便致妇科疾病的发生。

1. 调补冲任

若冲任不足或虚损，胞脉失养，可致月经失调、崩漏、闭经、胎漏、堕胎、不孕、缺乳等。治宜调补冲任。

常用药物：狗脊、补骨脂、续断、鹿角胶、紫河车、枸杞子、女贞子、旱莲草、龟板、当归、白芍、阿胶等。
代表方剂：温冲汤、胶艾汤、寿胎丸等。

2. 健固冲任

若气虚冲任不固，约制无力，可致月经先期、月经量多、月经先后无定期、崩漏、白带增多、胎漏、滑胎、堕胎、小产、阴挺等。治宜健固冲任。

常用药物：山萸肉、覆盆子、芡实、金樱子、益智仁、龙骨、牡蛎、桑螵蛸、五倍子、苎麻根、杜仲、寄生、川断、黄芪等。
代表方剂：补肾固冲丸、安冲汤等。

3. 调理冲任

凡冲任气血失调所致月经失调、闭经、痛经、崩漏等，冲气上逆所致的恶阻等。

治宜调理冲任。

常用药物：香附、川芎、当归、乌药、益母草、泽兰、丹参、牛膝、苏梗、吴茱萸等。

代表方剂：加味乌药汤、苏叶黄连汤等。

4. 温养冲任

若寒侵冲任，血行不畅，胞脉受阻可致月经后期、月经量少、痛经、闭经、妊娠腹痛、产后腹痛、不孕等。治宜温养冲任。

常用药物：艾叶、小茴香、吴茱萸、桂枝、补骨脂等。

代表方剂：温经汤、艾附暖宫丸。

5. 清养冲任

若热伏冲任，血海不宁，迫血妄行，可致月经先期、月经量多、经期延长、崩漏、胎漏、恶露不绝等，湿热扰于冲任可见带下。治宜清养冲任。

常用药物：生地、丹皮、地骨皮、赤芍、黄芩、黄柏、栀子、土茯苓、苦参等。

代表方剂：清经散、保阴煎、两地汤。

二、外治法

外治法是中医治疗学的重要组成部分，源远流长，内容丰富。妇科临床常用的外治法有外阴熏洗法、阴道纳药法、灌肠法、热熨法、贴敷法、导肠法、腐蚀法等。

妇科外治法最常用于前阴诸疾，病变部位主要表现在前阴局部；但这些局部的反应可影响和累及全身，同样有些前阴疾病又是全身疾病在前阴局部的反应，所以治疗上既要局部用药，又要结合内治法进行整体调治。月经期、产后及妊娠期慎用或禁用外治法；进行治疗时事先应排空小便，治疗部位须先行清洁和消毒；治疗期间或治疗前后数日，应禁房事或盆浴。

（一）熏洗法

用药水熏蒸和清洗患部以达到局部清热消肿、止痛、止痒等目的的方法称熏洗法，常用于外阴病变，如瘙痒、湿疹、肿胀、溃疡等。

使用方法：将所用药物包煎，煮沸 20～30 分钟后备用。用时将药水倒入专用盆内，趁热熏洗局部，先熏后洗，待温度适中可以洗涤外阴和坐盆 5～10 分钟，每日 1 剂，煎 2 次，分早、晚熏洗，7 日为 1 个疗程。

（二）纳药法

将药物纳入阴中，以达到止痒、清热、除湿、杀虫、拔毒、祛腐生肌等的方法称纳药法。常用于阴痒症及子宫颈糜烂、肥大、宫颈癌等。若阴道红、肿、灼热者当慎用，若有发热腹痛或有溃疡者及孕妇禁用此法。

使用方法：将外治药物制成栓剂、膏剂或粉剂等消毒后备用。待外阴或阴道清洁处理后，栓剂可放置于阴道内，膏剂可涂于无菌纱布上，粉剂可以蘸在带线棉球上。每日或隔日上药1次，7～10次为1个疗程。

（三）灌肠法

用栓剂或汤剂注入肛门内，以达到润肠通腑、清热解毒、除湿的方法。用于妇人腹痛、癥瘕等证。孕妇忌用。

使用方法：患者须排尽大小便，将备用药水（水温不超过37℃）的1次量倒入灌肠器内，按操作程序保留灌注。

（四）热熨法

将药物用温水调湿，放入布袋中，加热贴熨患部，借药力及热度使局部气血流畅，达到活血祛瘀、消肿止痛或温经活络的方法称热熨法。也可用蜡、泥、盐（炒热）、砂（炒热）、热水袋或电器进行热熨。适用于寒凝气滞所致的妇科痛证等。

使用方法：热熨局部，注意勿熨伤皮肤。孕妇忌用。

（五）贴敷法

将外治用的水剂、散剂或膏剂用无菌纱布敷于患处的方法称贴敷法。主要用于少腹、外阴、乳房的病变，如少腹痛、外阴肿胀、外阴溃疡、外阴脓肿切开、乳痈或回乳等。

使用方法：水剂可用无菌纱布浸满药水，贴敷于患处；散剂可直接撒于破溃之处；膏剂涂于无菌纱布上，贴敷于患处。然后覆盖纱布固定，每日或隔日换药1次，至痊愈为止。

三、针灸推拿疗法

妇科疾病的针灸推拿疗法，从古延用至今，不仅是一种较好的治疗方法，而且有时具有药物不可比及的优越性。

毫针具有调节脏腑功能、止痛、止血等作用，可用于治疗多种妇科病证，如月经不调、痛经、闭经、崩漏、带下病、月经前后诸证、产后缺乳、产后尿闭、绝经前后诸证、阴挺、不孕症等。

灸法具有温通经络、行气活血、祛湿散寒、消肿散结的功效，可用于多种原因引起的虚寒证。如月经不调、痛经、闭经、崩漏、不孕症、带下病、难产、产后缺乳、产后尿闭、产后身痛、阴挺、绝经前后诸证等。

推拿疗法具有疏通经络、舒筋活血的作用。在妇科方面，治疗月经不调、痛经、闭经、崩漏、经前诸证、带下病、产后身痛、不孕症等。

四、饮食疗法

对妇科的经、带、孕、产、乳诸多疾患,饮食各有宜忌,分述如下。

(一)月经病饮食疗法

月经来潮,经水溢泻,若嗜食辛辣助阳之品,或过度饮酒,则热迫血行,致月经过多、月经不调等;若过食寒凉,寒凝血瘀,可致痛经、月经过少。故月经病要注意饮食调摄,宜食清淡而富于营养的食品。月经期有些患者感下腹坠胀、腰酸、恶心、纳呆、腹泻、便秘等症状,在饮食方面应喝些红枣汤、红糖水。经期由于失血,应多吃动物的肝、心、肾和瘦肉、蛋黄、绿叶蔬菜、水果、豆类和谷类等食物。

(二)带下病饮食疗法

带下病初期多属湿热之证,可吃些清热利湿类蔬菜水果如荠菜、苋菜、冬瓜、西瓜、荸荠等;带下日久,或兼虚寒者,进食健脾胃、补肝肾之品,如芝麻、枸杞、龙眼、乌骨鸡、桑椹、鸽肉、牛肉等,以助利湿止带;固涩止带之食物以酸枣仁、白果首选,与薏苡仁、莲子、芡实、核桃、栗子等同用。油腻、肥厚、辛辣之品,可伤脾助湿,生痰化热,于病不利,湿热证带下患者尤忌。

(三)妊娠病饮食疗法

妊娠病饮食宜选清淡平和,富于营养且易消化食品,保持脾胃调和,大便通畅。妊娠期勿过饥过饱,不宜过食寒凉,以免损伤脾胃。妊娠后期,饮食不宜过咸,以预防子肿、子痫的发生。

(四)产后病饮食疗法

产后气血耗伤,又需化生乳汁哺育婴儿,极须加强营养。饮食宜选营养丰富而易消化的肉类蔬菜及干果类食品,如鸡肉、鲤鱼、芝麻、龙眼、大枣、猪蹄、蛋类、牛奶、莴笋、花生、核桃等。所用食品宜做成汤、粥之类。食物宜多样化,以保补中有消,不致滞腻;消中有补,不致匮乏;且经常变换,能增进食欲。忌食生冷或刺激性食物,以及过食肥甘,以免损伤脾胃。

(杨廷仙 苗晓玲)

第九章

常用方药

第一节 妇科常用方剂

一、一贯煎

一贯煎出自《续名医类案》，方由沙参、麦冬、当归、生地黄、川楝子、枸杞子组成。功能滋阴疏肝。临床主治肝肾阴虚所致诸证。

应用范围：血燥气郁之月经量少。症见月经量少，或月经后期，伴胸脘胁痛，吞酸吐苦，咽干口燥，舌红少津，脉细弱或虚弦。

二、二仙汤

二仙汤出自《中医方剂临床手册》，方由仙茅、淫羊藿、巴戟天、当归、盐知母、盐黄柏组成。功能温肾阳，补肾精，泻肾火，清泄肝火，调理冲任。主治肾阴、肾阳不足而虚火上炎所致诸证。

应用范围：绝经前后诸证、眩晕。症见绝经前后出现头痛，眩晕，心烦，自汗，面部阵发性潮红，月经不调或闭经，舌苔薄白，脉细弦。

三、二至丸

二至丸出自《医方集解》，方由女贞子、旱莲草组成。功能补肾养肝，滋阴止血。主治肝肾阴虚所致诸证。

应用范围：肝肾阴虚所致之月经不调，月经量少。症见月经延后或量少，口苦咽干，头晕眼花，失眠多梦，腰膝酸软，下肢痿软，早年发白，舌质暗红，苔薄白，脉细弦。

四、八珍汤

八珍汤出自《正体类要》，方由当归、白芍、川芎、熟地、人参、白术、茯苓、炙甘草组成。功能益气补血。主治气血两虚证。

应用范围：血虚所致的经行头痛，月经量少等症。症见经期或经后头晕，头部绵绵作痛，月经量少，色淡质稀；心悸少寐，神疲乏力；舌淡苔薄，脉虚弱。

五、人参养荣汤

人参养荣汤出自《太平惠民和剂局方》，由当归、白芍、熟地、人参、黄芪、陈皮、茯苓、白术、远志、肉桂、五味子、甘草组成。功效为补气养血。主治脾肺气虚，荣血不足等证。

应用范围：气虚血少之月经过少或闭经。症见月经逐渐后延，量少，色淡薄，继则停经不行，伴头晕眼花，心悸气短，神疲乏力，食欲不振，羸瘦面黄，毛发不泽或脱落，舌淡苔白，脉虚弱。亦用于产后大出血所致的闭经。

使用禁忌：阴虚阳亢而致心悸、自汗、失眠等症不可用本方。

六、大黄䗪虫丸

大黄䗪虫丸出自《金匮要略》，由大黄、黄芩、甘草、桃仁、杏仁、白芍、生地、干漆、虻虫、水蛭、蛴螬、䗪虫组成。功效为活血破瘀，通经消癥。主治虚劳内有干血。

应用范围：血瘀之癥瘕、闭经。症见腹中有块，或胁下癥瘕刺痛，入夜尤甚，或闭经不行，腹满不能饮食，肌肤甲错，两目黯黑，舌暗边尖有瘀点，脉细涩。

七、大补元煎

大补元煎出自《景岳全书》，由人参、山药、熟地、杜仲、当归、山茱萸、枸杞、炙甘草组成。功效为救本培元，养血补气，健脾调经。主治气血大亏所致诸证。

使用范围：血虚气弱的月经不调。症见经期后延，量少色淡，无瘀块，少腹隐痛，头晕眼花，心悸少寐，面色苍白，舌淡而胖，脉细弱。

八、止带方

止带方出自《世补斋·不谢方》，由泽泻、猪苓、茯苓、车前子、茵陈、赤芍、丹皮、黄柏、栀子、牛膝组成。功效为清热利湿止带。主治湿热带下。

应用范围：下焦湿热所致之带下量多，色黄或黄白，质黏稠，气臭秽，胸膈痞闷，口苦而干，小腹时痛，脘胀纳呆，小便短黄。舌红苔黄腻，脉濡数或滑数。

九、内补丸

内补丸出自《女科切要》，由鹿茸、肉苁蓉、菟丝子、潼蒺藜、白蒺藜、肉桂、制附子、黄芪、桑螵蛸、紫草茸组成。功效为温肾培元，固涩止带。主治肾阳亏虚，精关不固之带下。

应用范围：肾阳不足所致之带下病。症见带下量多清冷，色白质清稀，腰酸肢冷，头晕耳鸣，下腹虚冷，小便清长，舌淡苔白润，脉沉迟。

十、五味消毒饮

五味消毒饮出自《医宗金鉴·外科心法要诀》，由金银花、野菊花、蒲公英、紫花地丁、紫背天葵组成。功效为清热解毒，利湿排脓。主治热毒所致之带下病、盆腔炎等证。

应用范围：①热毒黄带，症见带下量多，色黄如脓，或混杂黏液血丝，气味臭秽，常伴阴痒，小便短赤，心烦口渴，舌红苔黄，脉滑数。②热毒炽盛所致之盆腔炎，症见高热腹痛，恶寒或寒战，下腹部疼痛拒按，咽干口苦，大便秘结，小便短赤，带下量多色黄，或赤白兼夹，质黏稠，如脓血，气臭秽，月经量多或淋沥不净；舌红，苔黄腻，脉滑数。

十一、下乳涌泉散

下乳涌泉散出自《清太医院配方》，由川芎、熟地、川芎、白芍、穿山甲、王不留行、白芷、通草、木通、花粉、漏芦、柴胡、青皮、甘草组成。功效为疏肝解郁，通络下乳。主治肝气郁结所致之产后乳少等证。

应用范围：治产后乳汁过少。症见胸胁胀闷、情志抑郁，饮食不振，苔薄黄，脉弦细带数。

十二、乌药汤

乌药汤出自《兰室秘藏》，由乌药、香附、木香、当归、甘草组成。功效为理气行滞调经。主治肝气郁结所致诸证。

应用范围：气滞所致的月经后期。症见月经周期错后，量少，色暗红，夹血块，小腹胀痛，伴精神抑郁，经前胸胁乳房胀痛；舌质正常或红，苔薄白或微黄，脉弦或弦数。

十三、丹栀逍遥散

丹栀逍遥散出自《校注妇人良方》，由丹皮、栀子、当归、白芍、柴胡、白术、茯苓、煨姜、薄荷、炙甘草组成。功效为养血疏肝，健脾清热。主治肝郁血虚所致妇科诸证。

应用范围：血虚肝郁有热之月经不调。症见经行腹痛，量多色红，胸胁胀满，发热口渴，烦躁易怒，或头痛目涩，舌红脉弦数。

十四、少腹逐瘀汤

少腹逐瘀汤出自《医林改错》，由小茴香、干姜、延胡索、没药、当归、川芎、官桂、赤芍、蒲黄、五灵脂组成。功效为活血祛瘀，温经止痛。主治寒凝血瘀诸证。

应用范围：寒凝血瘀之痛经、崩漏。症见少腹结块疼痛，或痛而无积块，或少腹胀满，或经期腰酸，少腹胀闷，或月经漏下淋漓，其色或紫或黑，或有瘀块，舌暗边有瘀点，脉弦涩。

十五、开郁种玉汤

开郁种玉汤出自《傅青主女科》，由茯苓、白术、白芍、当归、丹皮、香附、天花粉组成。功效为理气解郁，柔肝理脾。主治肝郁不孕。

应用范围：肝郁不孕。症见婚后多年未孕，月经先后不定期或衍期，量少不畅，经前乳房作胀，经来少腹胀痛，精神抑郁不欢，胸胁胀闷，舌苔薄白，脉细弦。

十六、生化汤

生化汤出自《傅青主女科》，由当归、川芎、桃仁、炮姜、炙甘草、黄酒、童便组成。功效为活血化瘀，和营退热。主治产后血瘀之腹痛发热之症。

应用范围：血瘀所致之产后发热及产后腹痛。症见产后寒热时作，恶露不下或下之甚少，色紫暗有块，小腹疼痛拒按，得热痛缓，块下痛减，舌质紫暗或有瘀点，脉弦涩。

十七、失笑散

失笑散出自《太平惠民和剂局方》，由蒲黄、五灵脂组成。功效为活血祛瘀，散结止痛。主治瘀血内停之证。

应用范围：瘀血停滞之月经不调或产后腹痛。症见月经不调，经量或多或少，色紫黑，有瘀块，小腹疼痛如刺，或产后恶露不行，瘀块较多，腹中疼痛，舌边有瘀点、色紫暗,脉弦涩。

十八、归肾丸

归肾丸出自《景岳全书》,由熟地黄、山药、山茱萸、茯苓、当归、枸杞、杜仲、菟丝子组成。功效为补肾助阳,益精调经。主治肾虚所致之月经先期或月经过少。

应用范围:肾虚所致之月经先期或月经过少。症见月经提前或月经量少,色淡而质稀,腰酸腿软,足跟疼痛,头晕耳鸣,形容憔悴,或少腹冷,夜尿多,舌淡,脉沉弱。

十九、艾附暖宫丸

艾附暖宫丸出自《沈氏尊生书》,由当归、生地黄、白芍、川芎、黄芪、肉桂、艾叶、吴茱萸、香附、续断组成。功效为暖宫温经,养血活血。主治虚寒导致的不孕及月经不调。

应用范围:虚寒所致之月经后期、不孕。症见经期延后,量少色淡,经质清稀,无瘀块,小腹冷痛,喜热喜按,腰酸乏力,小便清长,大便溏稀,舌淡苔白,脉沉迟细弱。

二十、当归芍药散

当归芍药散出自《金匮要略》,由当归、芍药、川芎、茯苓、白术、泽泻组成。功能养血止痛。主治血虚所致之痛症。

应用范围:血虚所致之妇人腹痛。症见小腹绵绵作痛,按之痛减,面色萎黄,头晕目眩,或心悸少寐,舌淡,苔薄白,脉细滑数。

二十一、补中益气汤

补中益气汤出自《脾胃论》,由人参、黄芪、白术、当归、橘皮、甘草、柴胡、升麻组成。功能补脾益气,摄血调经。主治一切清阳下陷,中气不足之证。

应用范围:妇科常用治中气不足之子宫脱垂,脾气虚所致之月经先期,月经量多。症见月经周期提前,或经量多,色淡红,质清稀,神疲肢倦,气短懒言,小腹空坠,纳少便溏,舌淡红,苔薄白,脉细弱。

二十二、两地汤

两地汤出自《傅青主女科》,由生地黄、地骨皮、玄参、麦冬、阿胶、白芍组成。

功能养阴清热，调经止血。主治阴虚内热之月经不调或崩漏。

应用范围：肾水不足，虚热内炽所致之月经先期，色红量少而质稠，或月经漏下不止，或伴有两颧潮红，手足心热，舌红少苔，脉细数。

二十三、苍附导痰丸

苍附导痰丸出自《叶天士女科诊治秘方》，由茯苓、半夏、陈皮、甘草、苍术、香附、南星、枳壳、生姜、神曲组成。功能化痰燥湿，行气调经。主治痰湿阻滞之月经过少、闭经及不孕。

应用范围：形盛多痰，气虚。症见月经量少，经色淡红，质黏如痰，甚或闭经或不孕，体胖，胸闷呕恶，神疲倦怠，或带下量多而质腻，舌淡苔白腻，脉滑。

二十四、寿胎丸

寿胎丸出自《医学衷中参西录》，由菟丝子、桑寄生、续断、阿胶组成。功能补肾安胎。主治肾虚滑胎、妊娠下血、胎动不安、胎萎不长。

应用范围：①肾虚所致之滑胎，症见屡孕屡堕，连续3次以上，头晕耳鸣，腰酸腿软，神疲乏力，夜尿频多，眼眶黯黑，舌淡，苔薄白，脉沉弱；②肾虚所致之妊娠下血，胎动不安，症见妊娠期间，腰酸腹痛或伴少量阴道出血，色暗，头晕耳鸣，两膝酸软，小便频数，舌淡苔白脉沉细而滑；③肾气亏损所致之胎萎不长，症见妊娠腹形小于妊娠月份，胎儿存活，孕妇自觉头晕耳鸣，腰膝酸软或形寒畏冷，手足不温，倦怠无力，舌淡苔白脉沉细。

二十五、完带汤

完带汤出自《傅青主女科》，由人参、白术、白芍、怀山药、苍术、陈皮、柴胡、黑荆芥、车前子、甘草组成。功能补中健脾，化湿止带。主治脾虚湿浊之带下诸证。

应用范围：脾阳不足所致之带下病。症见带下量多，色白或淡黄，清稀无臭，甚则绵绵不绝；面色㿠白，神疲倦怠，食少便溏，舌淡苔白，脉缓或濡弱。

二十六、固阴煎

固阴煎出自《景岳全书》，由菟丝子、熟地黄、山茱萸、人参、山药、炙甘草、五味子、远志组成。功能补肾调经。主治肾虚之月经不调。

应用范围：肾虚所致之月经病。症见月经先后无定，量少质稀，经色暗淡，腰膝酸痛，或眩晕耳鸣，舌淡苔少，脉细尺弱。

二十七、固本止崩汤

固本止崩汤出自《傅青主女科》，由熟地黄、人参、黄芪、白术、当归、黑姜组成。功能养血止血，益气固本。主治气虚所致之崩漏。

应用范围：气虚之崩漏，症见经行量多，来势急骤，暴崩不止，两目昏花，头晕跌仆，不省人事，面色苍白，唇色淡白，气息低微，脉微细。

二十八、保阴煎

保阴煎出自《景岳全书》，由生地黄、熟地黄、白芍、山药、续断、黄芩、黄柏、甘草组成。功能养血凉血，滋阴清热。主治阴虚血热之月经过多或月经先期。

应用范围：月经过多或月经先期。症见经来量多，或月经提前，色红或深红，质稠，口渴心烦，手心烦热，或带下淋浊，色赤带血，舌红苔黄，脉滑数。

二十九、胎元饮

胎元饮出自《景岳全书》，由人参、当归、杜仲、白芍、熟地黄、白术、陈皮、炙甘草组成。功能补气养血，固肾安胎。主治气血两亏，冲任不固之滑胎、胎漏。

应用范围：滑胎、胎漏。症见孕后胎动不固，屡易堕胎，或胎漏下血，面色㿠白或萎黄，心悸眩晕，神疲乏力，饮食减少，腰酸下坠，舌淡，苔白，脉细弱。

三十、养精种玉汤

养精种玉汤出自《傅青主女科》，由当归、白芍、熟地黄、山萸肉组成。功能滋肾养血，调补冲任。主治血虚精亏之不孕。

应用范围：不孕症。症见婚久不孕，闭经或经来量少，色淡质稀，经期延长，或月经后期，形体瘦弱，面色苍白，头晕目眩，心悸，舌淡苔薄，脉细弱。

三十一、举元煎

举元煎出自《景岳全书》，由人参、黄芪、白术、升麻、甘草组成。功能补气升阳，固冲摄血。主治气虚所致之崩漏。

应用范围：气虚崩漏。症见经来量多，绵绵不断，经色淡红，质清稀，并兼见面色㿠白，气短懒言，体倦乏力，胃纳减少，少腹常有下坠感，时或心悸怔忡，舌淡而胖，苔薄白，脉细弱。

三十二、桃红四物汤

桃红四物汤出自《医宗金鉴》,由桃仁、红花、当归、川芎、白芍、熟地黄组成。功能活血化瘀,养血调经。主治瘀血内阻之月经不调。

应用范围:月经失调。症见经行量少,或月经超前,量多,经色紫黑而黏稠,少腹急痛,夹有瘀块,块下痛减;或产后恶露不行,腹痛,舌紫暗,或边有瘀点,脉细涩或弦涩。

三十三、逍遥散

逍遥散出自《和剂局方》,由柴胡、当归、白芍、白术、茯苓、甘草、煨姜、薄荷组成。功能疏肝解郁,健脾养血。主治脾虚肝郁血少所致诸证。

应用范围:肝郁血少兼脾虚之月经不调、痛经。症见月经先后无定期,经量或多或少,经色紫暗,胸胁胀痛,少腹疼痛,乳房作胀,或头痛目眩,神疲食少,舌苔薄白,脉细弦。

三十四、桂枝茯苓丸

桂枝茯苓丸出自《金匮要略》,由桂枝、茯苓、赤芍、丹皮、桃仁组成。功能活血化瘀,消癥散结。主治妇人素有癥瘕、血瘀经闭等症。

应用范围:血瘀之癥瘕、闭经、死胎不下。症见妇人小腹宿有癥块,月经漏下不止,或经停小腹胀痛,或胎动不安,或难产,或胞衣不下,或死胎不下,或产后恶露不尽而腹痛拒按,舌质暗紫,苔白,脉细涩或细弦。

三十五、胶艾汤

胶艾汤出自《金匮要略》,由阿胶、艾叶、当归、川芎、白芍、干地黄、甘草组成。功能暖宫止痛,养血安胎。主治虚寒所致之妊娠腹痛。

应用范围:虚寒所致之妊娠腹痛。症见妊娠后小腹冷痛,绵绵不休,喜温喜按,面色㿠白,形寒肢冷,纳少便溏,舌淡,苔白,脉沉细滑。

三十六、泰山磐石散

泰山磐石散出自《景岳全书》,由人参、黄芪、当归、续断、黄芩、川芎、白芍、熟地黄、白术、炙甘草、砂仁、糯米组成。功能益气养血,固冲安胎。主治气血虚弱所致之滑胎。

应用范围：气血虚弱所致之滑胎。症见屡孕屡堕，头晕目眩，神疲乏力，面色㿠白，心悸气短，舌质淡，苔薄白，脉细弱。

三十七、清热调血汤

清热调血汤出自《古今医鉴》，由丹皮、黄连、生地黄、当归、白芍、川芎、红花、桃仁、延胡索、莪术、香附组成。功能清热解毒，化瘀止痛。主治瘀热或湿热下注之痛经。

应用范围：痛经。症见经前小腹疼痛拒按，有灼热感，腹中剧痛，经行量少，质稠色暗，或有血块，或腰骶胀痛，或低热起伏，或带下黄稠，小便短黄，舌红苔黄腻，脉弦数或滑数。

三十八、银甲丸

银甲丸出自《王渭川妇科经验选》，由金银花、连翘、升麻、红藤、蒲公英、生鳖甲、紫花地丁、生蒲黄、椿根皮、大青叶、西茵陈、琥珀末、桔梗组成。功能清热除湿，解毒化瘀。主治带下病、盆腔炎等。

应用范围：①湿热瘀结之带下病、痛经，症见带下黄臭，量多，绵绵不断，下腹疼痛，或阴部瘙痒，小便短赤；或经行腹痛，色暗红而稠，有血块，舌红苔黄，脉弦数。②湿热瘀结之慢性盆腔炎，症见少腹部隐痛或疼痛拒按，痛连腰骶，低热起伏，经行或劳累时加重，带下量多，色黄，质黏稠；胸闷纳呆、口干不欲饮，大便溏，或秘结，小便黄赤，舌体胖大，色红，苔黄腻，脉弦数或滑数。

三十九、温经汤

温经汤出自《妇人大全良方》，由当归、川芎、白芍、桂心、丹皮、莪术、人参、甘草、牛膝组成。功能温经散寒调经。主治实寒所致之月经后期。

应用范围：实寒所致之月经后期。症见月经周期延后，量少，色暗有块，小腹冷痛拒按，得热痛减，畏寒肢冷，或面色青白，舌质淡暗，苔白，脉沉紧。

四十、温胞饮

温胞饮出自《傅青主女科》，由巴戟天、补骨脂、菟丝子、肉桂、附子、杜仲、白术、山药、芡实、人参组成。功能温肾暖宫，调补冲任。主治肾阳虚所致之不孕症。

应用范围：肾阳虚所致之不孕症。症见婚久不孕，月经迟发，或月经后推，或停闭不行，经色淡暗，性欲淡漠，小腹冷，带下量多，清稀如水。或子宫发育不良；

头晕耳鸣，腰膝酸软，夜尿多；眼眶黯，面部黯斑或环唇黯，苔白，脉沉细迟弱。

四十一、毓麟珠

毓麟珠出自《景岳全书》，由当归、川芎、白芍、熟地黄、党参、白术、茯苓、炙甘草、菟丝子、鹿角霜、杜仲、川椒组成。功能补益气血，滋养肝肾，调补冲任。主治肝肾不足，气血两亏之不孕。

应用范围：肝肾不足，气血两亏之不孕症。症见婚久不孕，月经不调，量少色淡，或月经稀少，甚则闭经，面色晦暗，腰酸脚软，性欲淡漠，饮食减少，形体消瘦，小便清长，舌淡苔白，脉沉细或迟。

四十二、橘皮竹茹汤

橘皮竹茹汤出自《金匮要略》，由橘皮、竹茹、大枣、人参、生姜、甘草组成。功能清肝和胃，降逆止呕。主治肝胃不和之妊娠恶阻。

应用范围：肝胃不和之妊娠恶阻。症见妊娠早期，恶心，呕吐酸水或苦水，恶闻油腻，烦渴，口干口苦，头胀而晕，胸满胁痛，嗳气叹息，舌淡红，苔微黄，脉弦滑。

（杨丽娟　李奶花）

第二节　妇科常用药物

一、柴胡

本品为伞形科植物柴胡或狭叶柴胡的干燥根或全草。春秋二季采挖，除去茎叶及泥沙，切段，晒干。

本品味苦、辛，性微寒。归肝、胆经。功能解表退热，疏肝解郁，升举阳气。

临床应用：

（1）肝郁气滞：本品辛行苦泄，性善条达肝气，疏肝解郁。治疗肝失疏泄，气机郁阻所致之胸胁或少腹胀满、情志抑郁、妇女月经失调、痛经等症，常与香附、川芎、白芍同用，如柴胡疏肝散；若肝郁血虚，脾失健运，妇女月经不调，乳房胀痛，胁肋作痛，神疲食少，脉弦而虚者，常配伍当归、白芍、白术、茯苓等，如逍遥散。

（2）气虚下陷，脏器脱垂：本品能升举脾胃清阳之气，可用治中气不足，气虚下陷所致之脘腹重坠作胀，食少倦怠，久泻脱肛，子宫下垂、肾下垂等脏器脱垂。常与人参、黄芪、升麻等同用，以补气升阳，如补中益气汤。

用法用量：3～9g。解表退热宜生用，且用量宜稍重，疏肝解郁宜醋炙，升阳可生用或酒炙，其用量均宜稍轻。使用时应注意柴胡其性升散，古人有"柴胡劫肝阴"之说，阴虚阳亢、肝风内动、阴虚火旺及气机上逆者忌用或慎用。

二、黄芩

本品为唇形科植物黄芩的干燥根，春秋二季采挖，除去须根及泥沙，晒后撞去粗皮，晒干入药。

本品味苦，性寒。归肺、胆、脾、胃、大肠、小肠经。功能清热燥湿，泻火解毒，止血，安胎。

临床应用：

（1）湿温，暑湿，胸闷呕恶，湿热痞满，黄疸泻痢：本品性味苦寒，功能清热燥湿，善清肺胃胆及大肠之湿热，尤善于清上焦湿热。

（2）肺热咳嗽，高热烦渴：本品主入肺经，善清泻肺火及上焦实热，用治肺热壅遏所致之咳嗽痰稠。

（3）血热吐衄：本品能清热泻火以凉血止血，可用治火毒炽盛迫血妄行之吐血、衄血等证。

（4）胎动不安：本品具有清热安胎之功，用治血热胎动不安，可配伍生地黄、黄柏等药用，如保阴煎；若配白术用，可治气虚血热胎动不安，如芩术汤；若配熟地、续断、人参等药用，可治肾虚有热胎动不安，如泰山磐石散。

用法用量：3～10g。清热多生用，安胎多炒用，清上焦热可酒炙用，止血可炒炭用。注意本品苦寒伤胃，脾胃虚寒者不宜使用。

三、桑寄生

本品为桑寄生科植物桑寄生的带叶茎枝，冬季至次春采割，除去粗茎，切段，干燥，或蒸后干燥入药。

本品味苦、甘，性平。归肾、肝经。功能祛风湿，补肝肾，强筋骨，安胎。

临床应用：崩漏经多，妊娠漏血，胎动不安。本品能补肝肾，养血而固冲任，安胎。治肝肾亏虚，月经过多，崩漏，妊娠下血，胎动不安者，每与阿胶、续断、当归、香附等配伍，如桑寄生散（《证治准绳》）；或配阿胶、续断、菟丝子，如寿胎丸（《医学衷中参西录》）。

用法用量：9～15g，水煎服。注意肾虚有热，小便不利，或短涩黄赤者慎服。

四、苎麻根

本品为荨麻科植物苎麻的根和根茎，冬、春季采挖，除去地上茎和泥土，晒干，一般选择示指粗细的根，切片入药。

本品味甘性寒。归心、肝经。功能凉血止血，安胎，清热解毒。

临床应用：

（1）血热出血证：本品性寒而入血分，功能凉血止血，凡血分有热，络损血溢之出血诸证，皆可应用。若出血量少，病情较轻者，可单用本品煎服；病情较重，出血不止，有气随血脱之象者，应配伍人参、蛤粉等同用，如苎根散（《圣济总录》）。

（2）胎动不安、胎漏下血：本品既能止血，又能清热安胎，历来视为安胎要药。凡胎热不安、胎漏下血之证，可单用取效；若治劳损所致之胎动腹痛下血，常配地黄、阿胶、当归、白芍等同用，如苎根汤（《小品方》）。

用法用量：煎服，10～30g；鲜品30～60g，捣汁服。

五、茜草

本品为多年生攀援草本植物，春秋季采挖。

本品味苦，性寒。归肝经。功能凉血化瘀止血，通经。

临床应用：

（1）出血证：本品味苦性寒，善走血分，既能凉血止血，又能活血行血，可用于血热妄行或血瘀脉络之出血证，对于血热夹瘀之各种出血证，尤为适宜，治血热崩漏，常配生地、生蒲黄、侧柏叶等；若与黄芪、白术、山茱萸等同用，也可用于气虚不摄之崩漏下血，如固冲汤（《医学衷中参西录》）。

（2）血瘀闭经：本品能通经络，行瘀滞，故可用治闭经等血瘀经络闭阻之证，尤为妇科调经要药，如《经验广集》治血滞经闭，单用本品酒煎服，或配桃仁、红花、当归等同用。

用法用量：煎服，10～15g，大剂量可用30g。亦入丸、散。止血炒炭用，活血通经生用或酒炒用。

六、艾叶

本品为多年生草本植物艾草，全草入药。

本品味辛、苦，性温。有小毒。归肝、脾、肾经。功能温经止血，散寒调经，安胎。

临床应用：

（1）出血证：本品气香味辛，温可散寒，能暖气血而温经脉，为温经止血要药，适用于虚寒性出血病证，尤宜于崩漏。主治下元虚冷，冲任不固所致之崩漏下血，可单用本品，水煎服，或配阿胶、芍药、干地黄等同用，如胶艾汤（《金匮要略》）。本品温经止血，配伍生地、生荷叶、生柏叶等清热凉血药，可治疗血热妄行所致之多种出血证。

（2）月经不调，痛经：本品能温经脉，逐寒湿，止冷痛，尤善调经，为治疗妇科下焦虚寒或寒客胞宫之要药。常用于下焦虚寒，月经不调，经行腹痛、宫寒不孕及带下清稀等证，每与香附、川芎、白芍、当归等同用；若虚冷较甚者，再配伍吴茱萸、肉桂等，如艾附暖宫丸（《仁斋直指方》）。用治脾胃虚冷所致之脘腹冷痛，可以单味艾叶煎服，或以之炒热敷脐腹，或配伍温中理气之品。

（3）胎动不安：本品为妇科安胎要药。如《肘后方》以艾叶酒煎服，治疗妊娠胎动不安；临床每与阿胶、桑寄生等同用。

用法用量：煎服，3～10g；温经止血宜炒炭用，余生用。

七、川芎

本品是伞形科植物川芎的干燥根茎。夏季当茎上的节盘显突起，并略带紫色时采收，除去泥沙，晒后炕干，再去须根。

本品辛，温。归肝、胆、心包经。功能活血行气，祛风止痛。

临床应用：血瘀气滞之痛证。本品辛散温通，既能活血化瘀，又能行气止痛，为"血中之气药"，具通达气血功效，故治气滞血瘀之胸胁、腹部诸痛。川芎善"下调经水，中开郁结"，为妇科要药，能活血调经，可用治多种妇产科疾病，如治血瘀经闭、痛经，常与赤芍、桃仁同用，如血府逐瘀汤（《医林改错》）；若属寒凝血瘀者，可配伍桂心、当归等，如温经汤（《妇人大全良方》）；若治产后恶露不下，瘀阻腹痛，可配当归、桃仁、炮姜等，如生化汤（《傅青主女科》）；治月经不调，经期提前或推后，可配益母草、当归等，如益母胜金丹（《医学心悟》）。

用法用量：煎服，3～9g。使用注意：阴虚火旺，多汗，热盛及无瘀之出血证和孕妇均当慎用。

八、丹参

本品为唇形科植物丹参的干燥根和根茎。春秋二季采挖，除去泥沙，干燥。

本品味苦，性微寒。归心、心包、肝经。功能活血调经，祛瘀止痛，凉血消痈，除烦安神。

临床应用：月经不调，闭经痛经，产后瘀滞腹痛。丹参功擅活血祛瘀，性微寒而缓，能祛瘀生新而不伤正，善调经水，为妇科调经之常用药。临床常用于月经不调、闭经、痛经及产后瘀滞腹痛。因其性偏寒凉，对血热瘀滞之证尤为相宜。可单用研末酒调服，如丹参散《妇人良方》。亦常配川芎、当归、益母草等药用，如宁坤至宝丹（《卫生鸿宝》）。若配吴茱萸、肉桂等用，可用治寒凝血滞者。

用法用量：煎服，5～15g。活血化瘀宜酒炙用。注意本品反藜芦。孕妇慎用。

九、红花

本品为菊科植物红花的筒状花冠。夏收开花，花色由黄转为鲜红时采摘，阴干或微火烘干。

本品辛，温。归心、肝经。功能活血通经，祛瘀止痛。

临床应用：血滞闭经、痛经，产后瘀滞腹痛。红花辛散温通，为活血祛瘀、通经止痛之要药，是妇产科血瘀病证之常用药，常与当归、川芎、桃仁等相须为用。治痛经，单用奏效，如红蓝花酒（《金匮要略》），以本品一味与酒煎服；亦可配伍赤芍、延胡索、香附等以理气活血止痛；治闭经，可配伍当归、赤芍、桃仁等，如桃花四物汤（《医宗金鉴》）；治产后瘀滞腹痛，可与荷叶、蒲黄、丹皮等配伍，如红花散（《活法机要》）。

用法用量：煎服，3～10g。外用适量。注意孕妇忌用本品，有出血倾向者慎用。

十、桃仁

本品为蔷薇科植物桃或山桃的干燥成熟种子。果实成熟后采收，除去果肉和核壳，取出种子，晒干。

本品味苦、甘，性平。有小毒。归心、肝、大肠经。功能活血祛瘀，润肠通便，止咳平喘。

临床应用：瘀血阻滞诸证。本品味苦，入心肝血分，善泄血滞，祛瘀力强，又称破血药，为治疗多种瘀血阻滞病证之常用药。治瘀血闭经、痛经，常与红花相须为用，并配当归、川芎、赤芍等，如桃花四物汤（《医宗金鉴》）；治产后瘀滞腹痛，常配伍炮姜、川芎等，如生化汤（《傅青主女科》）；治瘀血日久之癥瘕痞块，常配伍桂枝、丹皮、赤芍等药，如桂枝茯苓丸（《金匮要略》），或配三棱、莪术等药。

用法用量：水煎服，5～10g，捣碎用。注意本品有毒，不可过量，孕妇忌用，便溏者慎用。

十一、益母草

本品为唇形科益母草属植物，夏季开花。其干燥地上部分为常用中药，在夏季生长茂盛花未全开时采摘。

本品味辛、苦，微寒。归心、肝、膀胱经。功能活血调经，利水消肿，清热解毒。

临床应用：血滞闭经、痛经、经行不畅、产后恶露不尽、瘀滞腹痛。本品苦泄辛散，主入血分，善活血调经，祛瘀通经，为妇产科要药，故名益母。治血滞闭经、痛经、月经不调，可单用熬膏服，如益母草流浸膏、益母草膏；亦可配当归、丹参、川芎、赤芍等药用；治产后恶露不尽，瘀滞腹痛，或难产、胎死腹中，既可单味煎服或熬膏服，亦可配当归、川芎、乳香等药用，如送胞汤（《傅青主女科》）。

用法用量：煎服，10～30g；或熬膏，入丸剂。外用适量捣敷或煎汤外洗。注意无瘀滞及阴虚血少者忌用。

十二、泽兰

本品为双子叶植物药唇形科植物地瓜儿苗的茎叶，夏秋季茎叶茂盛时采割，晒干。

本品味苦、辛，性微温。归肝、脾经。功能活血调经，祛瘀消痈，利水消肿。

临床应用：

（1）血瘀闭经、痛经，产后瘀滞腹痛：本品辛散苦泄温通，行而不峻，善活血调经，为妇科经产瘀血病证之常用药，常配伍当归、川芎、香附等药用，如泽兰汤（《医学心悟》）。若血瘀而兼血虚者，则与当归、白芍等同用以活血补血，如泽兰汤（《济阴纲目》）。

（2）水肿、腹水：本品既能活血祛瘀，又能利水消肿，对瘀血阻滞、水瘀互阻之水肿尤为适宜。《随身备急方》以本品与防己等份为末，醋汤调服，治疗产后水肿。

用法用量：煎服，10～15g。外用适量。注意血虚及无瘀滞者慎用。

十三、牛膝

本品为苋科植物牛膝的根，先割去地上茎叶，将根挖出，去净泥土和杂质，晒干入药。

本品味苦、甘、酸，性平。归肝、肾经。功能活血通经，补肝肾，强筋骨，引血下行。

临床应用：瘀血阻滞闭经、痛经、经行腹痛、胞衣不下、跌打伤痛。本品活血祛瘀之力较强，性善下行，长于活血通经，其活血祛瘀作用有疏利降泄之特点，尤多用于妇科经产诸疾及跌打伤痛。治瘀阻闭经、痛经、月经不调、产后腹痛，常配当归、桃仁、红花，如血府逐瘀汤（《医林改错》）；治胞衣不下，可与当归、瞿麦、冬葵子等同用，如牛膝汤（《备急千金要方》）。

用法用量：煎服，6～15g。活血通经、利水通淋、引火（血）下行宜生用；补肝肾、强筋骨宜酒炙用。注意本品为动血之品，性专下行，孕妇及月经过多者忌服。中气下陷、脾虚泄泻者慎用。

十四、鸡血藤

本品为豆科植物密花豆的干燥藤茎。秋冬二季采收，除去枝叶，切片，晒干。

本品味苦、微甘，性温。归肝、肾经。功能行血补血，调经，舒筋活络。

临床应用：月经不调，痛经，闭经。本品苦而不燥，温而不烈，行血散瘀，调经止痛，性质和缓,又兼补血作用,凡妇人血瘀,血虚之月经病证均可应用。治血瘀之月经不调、痛经、闭经,可配伍当归、川芎、香附等同用;治血虚之月经不调、痛经、闭经,则配当归、熟地、白芍等药用。

用法用量:水煎服,10~30g。

十五、莪术

本品为单子叶植物姜科的干燥根茎。秋冬二季茎叶枯萎后采挖,除去地上部分,洗净晒干,切片入药或醋制用。

本品味辛、苦,性温。归肝、脾经。功能破血行气,消积止痛。

临床应用:癥瘕积聚,闭经,心腹瘀痛。莪术苦泄辛散温通,既入血分,又入气分,能破血散瘀,消癥化积,行气止痛,适用于气滞血瘀、食积日久而成之癥瘕积聚,以及气滞、血瘀、食停、寒凝所致之诸般痛证,常与三棱相须为用。治癥瘕痞块,常与三棱、当归、香附等同用,如莪术散(《寿世保元》),并可治经闭腹痛;治血瘀闭经、痛经,常配伍当归、红花、牡丹皮等。

用法用量:煎服,3~15g。醋制后可加强祛瘀止痛作用。外用适量。注意孕妇及月经过多者忌用。

十六、杜仲

本品为杜仲科植物杜仲的干燥树皮,在清明至夏至,选取生长15~20年以上的植株,按药材规格大小,剥下树皮,刨去粗皮,晒干,置通风干燥处。

本品味甘,性温。归肝、肾经。功能补肝肾,强筋骨,安胎。

临床应用:胎动不安,习惯性堕胎。常以本品补肝肾、固冲任以安胎,单用有效,亦可与桑寄生、续断、阿胶、菟丝子等同用。如杜仲丸(《圣济总录》),单用本品为末,枣肉为丸,治胎动不安;《简便单方》以之与续断、山药同用,治习惯性堕胎。

用法用量:煎服,10~15g。注意本品炒用破坏其胶质后,更有利于有效成分的煎出,故比生用效果好。本品为温补之品,阴虚火旺者慎用。

十七、续断

本品为川续断科多年生草本植物川续断的根,因能"续折接骨"而得名。秋季采挖,除去根头及须根,用微火烘至半干,堆置"发汗"至内部变绿色时,再烘干。

本品味苦、辛,性微温。归肝、肾经。功能补益肝肾,强筋健骨,止血安胎,疗伤续折。

临床应用：崩漏下血，胎动不安。本品补益肝肾，调理冲任，有固本安胎之功，可用于肝肾不足之崩漏下血、胎动不安等症。配伍侧柏炭、当归、艾叶等止血活血，温经养血之品，用治崩中下血不止者；或以本品与桑寄生、阿胶等配伍，用治滑胎证，如寿胎丸。

用法用量：煎服，9～15g；或入丸、散剂。外用适量研末敷。崩漏下血宜炒用。注意风湿热痹者忌服。

十八、菟丝子

本品为旋花科植物菟丝子及南方菟丝子等的成熟种子，9～10月采收成熟果实。

本品味辛、甘，性平。归肝、肾、脾经。功能补肾益精，养肝明目，止泻，安胎。

临床应用：

（1）肾虚腰痛，宫寒不孕：本品辛以润燥，甘以补虚，为平补阴阳之品，功能补肾阳，益肾精。

（2）肾虚胎动不安：本品能补肝肾安胎，常与续断、桑寄生、阿胶同用，治肾虚胎元不固、胎动不安、滑胎，如寿胎丸（《医学衷中参西录》）。

用法用量：煎服，10～20g。使用注意：本品为平补之药，但偏补阳，阴虚火旺，大便燥结、小便短赤者不宜服。

十九、紫石英

本品为卤化物类矿物萤石原矿石。主产于浙江、辽宁、河北、甘肃等省。全年均可采挖，挑选紫色者入药。捣成小块，生用或煅用。

本品甘、温。归心、肺、肾经。功能温肾助阳，镇心安神，温肺平喘。

临床应用：肾阳亏虚，宫寒不孕，崩漏、带下病。本品甘温，能助肾阳，暖胞宫，调冲任，常用治元阳衰惫，血海虚寒，宫寒不孕、崩漏带下诸证。多以本品与当归、熟地、川芎、香附、白术等配伍（《青囊秘方》）。

用法用量：煎服，9～15g。打碎先煎。注意阴虚火旺不能摄精之不孕症及肺热气喘者忌用。

二十、当归

本品为伞形科植物当归的干燥根。秋末采挖，除去须根及泥沙，待水分稍蒸发后，捆成小把，上棚，用烟火慢慢熏干。

本品味甘、辛，性温。归肝、心、脾经。功能补血调经，活血止痛，润肠通便。

临床应用：血虚血瘀，月经不调，闭经，痛经。常以本品补血活血，调经止痛，与补血调经药同用,如四物汤,既为补血之要剂,又为妇科调经之基础方;若兼气虚者,可配人参、黄芪;若兼气滞者,可配香附、延胡索;若兼血热者,可配黄芩、黄连,或丹皮、地骨皮;若血瘀经闭不通者,可配桃仁、红花;若血虚寒滞者,可配阿胶、艾叶等。

用法用量:煎服,5~15g。注意湿盛中满、大便泄泻者忌服。

二十一、熟地黄

本品为玄参科植物地黄的块根,经加工蒸晒而成。

本品味甘,性微温。归肝、肾经。功能补血养阴,填精益髓。

临床应用:血虚诸证。本品甘温质润,补阴益精以生血,为养血补虚之要药。常与当归、白芍、川芎同用,治疗血虚萎黄、眩晕、心悸、失眠及月经不调、崩中漏下等,如四物汤;若崩漏下血而致血虚血寒,少腹冷痛者,可与阿胶、艾叶等补血止血、温经散寒药同用,如胶艾汤。此外,熟地黄炭能止血,可用于崩漏等血虚出血证。

用法用量:煎服,10~30g。

二十二、阿胶

本品是以驴皮为主要原料,放阿井之水而制成,阿胶原产于山东省古东阿县,佳者带琥珀色,透明,无臭味,亦称驴皮胶。

本品味甘,性平。归肺、肝、肾经。功能补血,滋阴,润肺,止血。

临床应用:

(1)血虚诸证:本品为血肉有情之品,甘平质润,为补血要药,多用治血虚诸证,尤以治疗出血而致血虚为佳。可单用本品即效;亦常配熟地、当归、芍药等同用,如阿胶四物汤。

(2)出血证:本品味甘质黏,为止血要药。可与熟地、当归、芍药等同用,治血虚血寒之崩漏下血等,如胶艾汤。

用法用量:5~15g。入汤剂宜烊化冲服。注意本品黏腻,有碍消化,故脾胃虚弱者慎用。

二十三、墨旱莲

本品为菊科植物鳢肠的全草,夏、秋季割取全草,洗净泥上,去除杂质,阴干或晒干。鲜用或随采随用。

本品味甘、酸,性寒。归肝、肾经。功能滋补肝肾,凉血止血。

临床应用：

（1）肝肾阴虚证：本品甘寒，能补益肝肾之阴，适用于肝肾阴虚或阴虚内热所致之证。单用或与滋养肝肾之品配伍。

（2）阴虚血热之失血证：本品长于补益肝肾之阴，又能凉血止血，故尤宜治阴虚血热之出血证。可单用或与生地黄、阿胶等滋阴凉血止血之品同用。

用法用量：水煎服，6~12g。脾肾虚寒者忌服。

（杨丽娟　朱云霞）

第十章

女性保健与调护

第一节 预防保健

一、妇女预防保健工作的意义

妇女预防与保健是我国卫生保健事业的重要组成部分。其工作主要是根据妇女各个时期的生理特点，运用医学理论及技术，采取直接和相关的防治措施及管理方法，保障妇女的生命健康。

女性一生在长达30余年的育龄期中，要经历月经、带下、妊娠、分娩、产褥、哺乳及围绝经期等特殊的生理变化，以及可能发生的相应疾病。随着社会经济的发展，参与社会工作的妇女也日益增多，影响妇女生理和心理的因素亦随之增加。因此，重视女性各时期的保健，对提高妇女身心健康与生活质量，对家庭幸福、子孙后代的健康、民族素质的提高都具有积极的意义。

二、妇女保健工作的任务

（一）青春期与月经期卫生

青春期是女性生殖功能从开始发育到逐渐成熟的过渡时期。这一时期身体及生殖器官发育迅速，第二性征形成，子宫发育成熟，开始出现月经。在行经期间，血海由满而溢，子宫泻而不藏，血室开放，机体气血变化急骤，此期若调摄不当，则易致病。故应该对青春期少女讲解生理卫生知识，使其了解月经生理和经期卫生，以防止妇科疾病的发生。

对青春期女性进行卫生宣教，使其了解女性生殖器官的解剖特点、生理卫生知识及月经等生理现象，亦是性教育的关键时期，使青少年认识到性的自然发展规律，并能自觉遵守社会关于性的道德规范和法制规范。通过科学的性教育加以引导，消除他们对性的神秘感，避免不良影视书刊的影响并自觉地注意个人卫生，增强营养，促进其身心健康的成长。

在月经期，注意保持外阴清洁，禁止盆浴、游泳、房事和阴道灌洗。经期一般不做妇科检查，如病情需要必须严格消毒外阴，用消毒手套，动作轻柔，勿用力挤压子宫。经期不宜参加剧烈运动和重体力劳动，以免导致月经过多和崩漏，也不宜久坐久卧，以免引起痛经或经期延长。经期要注意保暖，避免受寒及淋雨涉水，以免发生月经不调、痛经等疾病。不宜过食辛辣香燥及过食寒凉生冷之品，以免发生月经提前、月经过多、痛经等病症。月经期阴血偏虚，肝气偏旺，情绪容易波动，应保持心情舒畅，以免加重经期的不适或导致月经失调。

（二）新婚期卫生

男女双方的身心健康是家庭幸福美满的基础，婚期卫生保健是为保障婚配双方及其下一代健康所进行的一系列保健服务措施。首先应进行婚前检查，通过婚前检查可以发现一些先天发育异常情况和传染病遗传疾病。通过病史及家族史的询问，可以发现一些遗传病，有助于决定婚育的决策，减少不适当的婚配和遗传病儿的出生，提高人口素质。如发现生殖器官发育缺陷或疾病，还可得到及时的处理和治疗。婚前还应对男女双方进行性生理和性知识的教育，讲授有关孕育的生理知识。指导计划生育的安排及避孕方法的选择。同房前后要注意清洗外阴，防止感受外邪。欲受孕者，忌酒后同房。

（三）围生期保健

围生期保健是在近代围生医学发展的基础上建立的现代孕产期保健，它包括一次妊娠，从妊娠前、妊娠期、分娩期、产褥期（哺乳期）到新生儿期，对孕母和胎婴儿的健康所进行的一系列保健措施。

1. 孕前期保健

此期的保健目的是选择最佳的受孕时机。在双方身体状态较好，工作、生活、经济都较为适合的时期受孕，妊娠前保持情志舒畅，戒除不良嗜好，避免接触有害物质及放射线，有利于母儿身体健康。

2. 妊娠期卫生

妊娠以后，由于生理上的特殊情况，要注意摄生保健，以保障孕妇的健康和胎儿的正常发育，对优生优育及预防产科病证的发生都具有重要意义。不宜过度劳累或负重、攀高，慎防跌仆，以免伤胎。但也要适当活动，以免造成难产。要调畅情志，使血气流通，百脉和畅，胎气宁谧。饮食宜清淡富于营养易消化，勿过饥过饱，损伤脾胃。妊娠7个月后，饮食不宜过咸，以防出现子肿、子满。注意胎教，妇人妊娠期间，其思想、视听、言行，均应端正，保持愉悦心情。妊娠3个月以内和7个月以后，必须避免房事，以防导致流产或早产。如有流产史，尤其是反复自然流产史，整个孕期尤需禁房事。定期行产前检查,以及时发现和治疗妊娠合并症及胎儿发育异常如畸形等,并适时纠正异常胎位。指导孕妇乳头清洁护理方法。

3. 产褥期卫生

由于分娩时耗气伤血,以致阴血骤虚,营卫不固,故产后最易受邪;恶露排出,血室已开,胞脉空虚,此期的调护尤为重要。应注意休息,不宜过早及过度操劳,以免发生产后血崩、子宫脱垂等病症。但亦应适当活动,促进身体的复原。居室应注意保暖和空气流通,不可当风坐卧,衣着厚薄适中,以防感冒。夏季室温不宜过高或过加衣被,以防中暑。饮食要富于营养而易消化,慎食生冷、肥甘、辛辣之品。保持心情愉快,以免气结血滞,引起腹痛、缺乳等病变。保持局部卫生,勤换内裤和卫生巾,可用温开水擦洗外阴。产后汗出较多,要经常擦浴及换洗内衣。此期要严禁房事,避免感染及产后病的发生。产后42天时应进行较详细的询问,包括饮食、睡眠、大小便、全身感受等;检查体温、体重的变化,乳房、乳头的情况,以及生殖器官的恢复情况。及早防治有关乳房、会阴、剖宫产腹部伤口及子宫恢复等异常情况,以保证产妇健康的恢复。

4. 哺乳期卫生

哺乳期是指产妇用自己的乳汁喂养婴儿的时期。母乳营养较为丰富,最适合婴儿的营养、消化与吸收,且含多种免疫物质,能增强婴儿的抗病能力,故应鼓励母乳喂养,提倡科学哺乳。

正常分娩的健康产妇产后半小时即可哺乳。提倡按需哺乳。每次哺乳前产妇要洗手,并用温开水清洗乳房、乳头,以防止乳房疾病的发生。乳母要保持情志舒畅,睡眠充足,劳逸适度,饮食营养丰富,饮量充足,以保证乳汁正常分泌。乳汁不畅时可用吸奶器将乳汁吸空或热敷,以免壅积成痈。如已出现乳头皲裂或成痈,应及时处理。用药要慎重,避免有毒副反应的药物通过乳汁进入婴儿体内。此期要注意避孕,不宜服用避孕药物。哺乳期限通常以10个月至1年为宜,哺乳时间过长会耗伤精血,使乳母发生月经不调或闭经;或因乳汁不能满足婴儿发展需要而使婴儿生长发育受到影响。

(四)中年期卫生

女性在中年时期,思维能力日趋完善,知识积累较丰富,精力充沛,然而这个时期也是机体功能开始走向衰退的时期。故中年时期应对疾病防微杜渐,对月经稀发、闭经或月经量少,带下过少,阴道干涩者,应及早诊治,注意早发性卵巢功能不全(POI)的早诊断,早防治。

此期还需注意养生保健,起居有节,调摄饮食,可根据自身的体质、生活环境及季节合理调摄,如冬令季节适当地进服补品,固护元阴元阳,调理气血,重修生息。妇女从中年开始要注意补钙,早期预防妇女骨质疏松症。中医补肾壮骨、益气健脾是行之有效的治法。更要注意锻炼身体,定期进行体格检查,做到未病先防、有病早治和病后防变的"三级预防"。妇女在本时期多面临繁重的家庭及工作负担，容易发生焦虑和烦躁情绪，不良的情绪刺激可影响生理状态甚至导致疾病的发生。因而要保持良好的情绪和宽容的胸怀，培养积极乐观的生活态度。

（五）围绝经期与老年期卫生

1. 围绝经期卫生

围绝经期是指妇女接近绝经时至绝经1年内的期间，起点模糊，而终点明确。围绝经期保健的目标是延长妇女最大体能、最适精神状态和社会活性；尽可能早期发现如高血压、心脏病、糖尿病、癌症等慢性疾病，并帮助围绝经期妇女顺利渡过绝经期。

此期肾气渐衰，天癸将竭，冲任二脉虚惫，每可致阴阳不相协调。因此，围绝经期的调护应注意修身养性，调畅情志；劳逸结合，适度锻炼，饮食清淡，合理营养，起居有常，从而健康地进入老年期。要注意宣传绝经期卫生，使绝经妇女消除不必要的思想顾虑，提高生活质量。每年应进行妇科防癌为中心的普查普治及乳房和盆腔检查、液基细胞学及HPV-DNA检测等。积极参加适当的劳动和活动以锻炼身体，注意调节饮食，少食动物脂肪和内脏。并调整心态，勿使大怒，勿令忧思。节制房事，以养精神。

2. 老年期卫生

绝经后妇女经过十多年逐渐进入老年期（60～65岁为老年前期，65岁以后为老年期），此期整个机体均发生衰退变化，从体型、步态至生理功能、内部器官都逐渐衰老，妇女要了解和适应这些变化，注意卫生保健，防病治病，延缓衰老。饮食注意调理，多吃粗粮饮食。运动时要注意轻、慢、稳，避免碰撞发生骨折。定期进行健康普查，以便早期发现宫颈癌、子宫内膜癌等疾病。对发生阴道流血、异常带下等情况，要早诊断，早治疗。老年人要避免过度劳力。保持大便通畅，注意外阴清洁，防治阴道和泌尿系统感染。

三、性养生保健

性是人类的生理本能之一，亦是人类得以生存和繁衍的基础。中医学很重视性养生保健，古籍中有很多相关记载。妇科疾病与性传播疾病与"性盲"密切相关，妇科学以研究妇女生殖健康为核心，应宣教性养生保健知识。

（1）人类的性行为应符合社会道德规范并受其约束，适龄婚嫁亦是女性性养生保健、优生优育的重要环节。《褚氏遗书》中明确提倡晚婚有利于优生优育："女虽十四而天癸至，必二十而嫁。皆欲阴阳完实而交合，则交而孕，孕而育，育而为子，坚壮强寿。"夫妻房事应适度与和谐，要以保护和增进男女双方的身心健康和生育健康后代为最高准则。

（2）经期或产后42天内应严禁房事，此时血室正开，易受外邪，易发生崩漏、痛经、生殖系统炎症等。孕期宜节欲，以防伤胎而致胎漏堕胎之疾。此外，酗酒、七情内伤之后也应禁房事，唐代孙思邈《备急千金要方》中说："大喜大怒……皆不可合阴阳。人有所怒，气血未定，因而交合，令人发痈疽。"

（3）房事卫生可防病，夫妻房事不洁可致病，这是常识。尤其是各种性传播疾病均可导致外阴、阴道、胞宫、胞脉的损伤，从而发生妇科疾病。因此，应注意夫妻房事卫生，尤其应洁身自爱，杜绝性乱，积极预防各种妇科疾病的发生。

（周晓娜　阮　凤）

第二节　辨证调护

一、月经不调

（一）气虚

证候：经期提前，月经量多，色淡，质清稀，神疲乏力，气短懒言，面色无华，少腹有空坠感，纳少便溏，舌淡苔薄，脉细无力。

调护原则：健脾养心，补气摄血。

调护方法：

（1）生活护理：注意休息，避免重体力劳动或剧烈运动，不宜浸渍冷水和游泳；注意经期卫生。

（2）饮食调护：多食血肉有情之品或补血食品，如鸡蛋、牛奶、猪肝、鱼类、豆浆、菠菜、红枣、桂圆、黑木耳等。

（3）情志护理：月经期，部分患者情绪不稳定，烦躁易怒，医护人员要多关心、体贴患者，给予精神安慰，让患者安心治疗；同时让患者了解情志变化与疾病发生的关系，保持心情舒畅。

（二）阴虚血热

证候：经来先期，月经量少或量多，色红，质稠；颧红唇赤，手足心热，咽干口燥，舌红苔少，脉细数。

调护原则：养阴清热调经。

调护方法：

（1）生活护理：注意休息，避免重体力劳动或剧烈运动，不宜浸渍冷水和游泳；注意经期卫生。

（2）饮食调护：饮食宜清淡富含营养，忌食烟酒辛辣、温燥助阳之品。

（三）阳盛血热（实热）

证候：经来先期，量多，色深红或紫红，质黏稠，或夹有血块；伴心胸烦闷，面红口干，渴喜冷饮，大便燥结，小便短赤，舌红苔黄，脉滑数而有力。

调护原则：清热凉血调经。

调护方法：

（1）生活护理：注意休息，避免重体力劳动或剧烈运动，不宜浸渍冷水和游泳；注意经期卫生。

（2）饮食调护：饮食宜清淡富含营养，忌食烟酒辛辣、温燥助阳之品。

（四）肝郁血热

证候：月经提前，量或多或少，经色深红或紫红，质稠，或夹有瘀块，经行不畅；伴经前乳房、胸胁、少腹胀痛，烦躁易怒，口苦咽干，舌红或暗红，苔薄黄，脉弦数。

调护原则：疏肝清热，凉血调经。

调护方法：

（1）生活护理：注意休息，避免重体力劳动或剧烈运动，不宜浸渍冷水和游泳；注意经期卫生。

（2）情志护理：对患者态度和蔼，消除其忧郁心理，使患者保持最佳心理状态，避免愤郁暴怒。

（五）血虚

证候：经期错后，月经量少，色淡质稀，小腹空痛，面色苍白或萎黄，头晕眼花，心悸失眠，皮肤失润，舌淡，苔薄或少苔，脉细无力。

调护原则：补气养血调经。

调护方法：

（1）生活护理：注意休息，保证充足睡眠，避免重体力劳动或剧烈运动，不宜浸渍冷水和游泳；注意经期卫生；坐卧起立时，动作要缓慢，切忌过快过猛，防止眩晕跌仆。

（2）饮食调护：多食血肉有情之品，如鱼、肉、蛋、乳类；也可用补血类中药如当归、红枣、薏苡仁、龙眼等煮粥服，以补益气血。

（六）血寒

证候：月经后期而至，量少色暗，或夹瘀块，小腹冷痛，喜热喜按，形寒肢冷，腰酸乏力，面色苍白，舌质淡，苔薄白，脉沉迟或沉紧。

调护原则：温经散寒，养血调经。

调护方法：

（1）生活护理：注意保暖，随气温变化适时增减衣物，防止外邪侵袭，注意休息，避免过度劳累，不宜浸渍冷水和游泳；注意经期卫生。

（2）饮食调护：加强营养，多食鱼、肉、蛋、乳类和新鲜蔬菜，忌食生冷瓜果、凉拌菜及酸涩食物。

（七）气滞

证候：经期错后，月经量少、经色暗红，或有血块，精神抑郁，胸痞不舒，胸胁胀痛，小腹胀痛，舌质暗红，舌苔薄白或薄黄，脉弦。

调护原则：理气调经。

调护方法：

（1）生活护理：注意休息，避免重体力劳动或剧烈运动，不宜浸渍冷水和游泳；注意经期卫生。

（2）情志调护：注意患者情绪变化，劝慰患者保持心情舒畅，避免忿怒抑郁，使气血运行流畅。

（八）肝郁

证候：经期或先或后，经量或多或少，色暗红，有血块，或经行不畅，胸胁或少腹胀痛，精神抑郁不乐，时欲太息，嗳气食少，舌质暗，苔薄，脉弦。

调护原则：疏肝理气调经。

调护方法：

（1）生活护理：注意休息，避免重体力劳动或剧烈运动，不宜浸渍冷水和游泳；注意经期卫生。

（2）情志调护：注意患者情绪变化，劝慰患者保持心情舒畅，避免忿怒抑郁，使气血运行流畅。

（九）肾虚

证候：经行或先或后，量少色淡质稀，头晕耳鸣，腰酸腿软，小腹空坠感，夜尿频数，舌淡苔薄，脉沉细无力。

调护原则：补肾固经。

调护方法：

（1）生活护理：肾阳虚怕冷患者，应注意保暖，室温宜偏高，随气候变化而增减衣被，避免直接吹风；注意休息，避免重体力劳动或剧烈运动，不宜浸渍冷水和游泳；注意经期卫生。

（2）饮食调护：忌食生冷瓜果、凉拌菜及酸涩食物，可食用药膳粥温阳补肾或滋肾益阴。

（十）痰湿

证候：经期错后，月经量少，色淡质稀，形体肥胖，心悸气短、胸闷泛恶，带下量多，色白质黏，舌淡苔腻，脉滑。

调护原则：健脾利湿，调经。

调护方法：

（1）生活护理：保持环境整洁、舒适、安静，平时加强运动，控制体重，月经期注意休息，避免过度劳累，不宜浸渍冷水和游泳；注意经期卫生。

（2）饮食调护：应少食多餐，多食健脾利湿之品，忌荤腥油腻生冷之品。

二、痛经

（一）气滞血瘀

证候：经前或经期小腹胀痛或刺痛拒按，胸胁、乳房胀痛，经量少而淋漓不畅，经色紫黑或夹有瘀块，块下则疼痛减轻，舌质紫暗，或有瘀点，脉弦或弦涩有力。

调护原则：理气行滞，化瘀止痛。

调护方法：

（1）生活护理：保持环境整洁、舒适、安静，避免不良刺激；腹痛剧烈时应卧床休息，注意腹部保暖，可做腹部热敷。

（2）饮食调护：经期或经前期忌食生冷、寒凉、酸涩食物。

（3）情志护理：给予精神安慰，消除紧张、恐惧心理。

（二）寒湿凝滞

证候：经前或经期小腹冷痛或绞痛，得热痛减，月经推后，经血量少，色暗有血块，肢冷畏寒，面色青白，舌暗苔白腻，脉沉紧。

调护原则：温经散寒，化瘀止痛。

调护方法：

（1）生活护理：经期注意保暖，避免受凉加重病情；腹痛剧烈时应卧床休息；注意经期卫生，月经前后及经期，不宜游泳、接触冷水，不宜参加剧烈运动及重体力劳动。

（2）饮食调护：忌食生冷、寒凉、酸涩食物。

（三）湿热蕴结

证候：经前或经期小腹灼痛拒按，痛连腰骶，平时小腹疼痛，经前加剧；经血量多或经期长，经色紫红，质稠有块或夹有较多黏液，平素带下量多有臭味或伴低热起伏，小便黄赤，舌红苔黄腻，脉滑数或濡数。

调护原则：清热除湿，化瘀止痛。

调护方法：

（1）生活护理：腹痛剧烈时应卧床休息；注意经期卫生，月经前后及经期，不宜游泳、接触冷水，不宜参加剧烈运动及重体力劳动。

（2）饮食调护：饮食宜清淡易消化，忌食肥甘厚味、辛辣刺激之品。

（四）气血虚弱

证候：经期或经后小腹隐隐作痛，喜按或小腹及阴部空坠不适；月经量少，色淡质稀，腰膝酸软，面色苍白，神疲乏力，头晕心悸，舌质淡，边有齿痕，苔薄，脉细弱无力。

调护原则：益气养血，调经止痛。

调护方法：

（1）生活护理：经期注意腹部保暖，月经前后及经期，不宜游泳、下冷水，亦不宜参加剧烈运动或重体力劳动。小腹冷痛者，可热熨小腹部以缓急止痛。

（2）饮食调护：加强营养，多食肉、鱼、蛋、乳制品，以及新鲜蔬菜、水果；忌食生冷寒凉、酸涩食物。

（五）肝肾亏损

证候：经期或经后，小腹绵绵作痛，伴腰骶酸痛，月经量少，色淡质稀薄，头晕耳鸣，面色晦暗，腰膝酸软，健忘失眠，舌淡苔薄，脉沉细。

调护原则：补养肝肾，调经止痛。

调护方法：注意腹部保暖，月经前后及经期，不宜游泳、下冷水，亦不宜参加剧烈运动或重体力劳动。小腹冷痛者，可热熨小腹部以缓急止痛。

三、带下病

（一）脾虚

证候：带下量多，色白或淡黄，质稀薄，或如涕如唾，无臭味，绵绵不断；神疲倦怠，四肢不温或两足浮肿，面色苍白或萎黄，纳少，小腹坠胀，便溏，舌淡胖，苔白腻，脉细缓。

调护原则：健脾益气，升阳除湿止带。

调护方法：

（1）生活护理：保持外阴清洁，每日早、晚用温水冲洗外阴；内裤宜棉质、宽松，每日更换，并保持清洁。指导患者使用阴道栓剂的方法。

（2）饮食调护：多食健脾祛湿食物，饮食宜清淡富含营养，忌食肥甘厚腻生冷食品。

（二）肾虚

证候：带下量多，绵绵不断，色白清冷，稀薄如水；面色晦暗，头晕耳鸣，腰膝酸软，畏寒肢冷，小腹冷感，小便清长，夜尿频多，大便溏薄，舌淡苔白润，脉沉迟。

调护原则：温肾培元，固涩止带。

调护方法：

（1）生活护理：注意休息，保暖防寒，保持外阴清洁，不宜参加重体力劳动或剧烈运动。

（2）饮食调护：平时多食健脾补肾，温补食品，如肉、蛋、鱼、山药、白果等。

（三）湿热

证候：带下量多，色黄或赤白相兼，质稠或呈脓性，有臭味，或带下色白质黏，呈豆渣样，伴阴部瘙痒；胸闷纳呆，小便短黄，舌红苔黄腻，脉濡数。

调护原则：清热利湿，佐以解毒杀虫。

调护方法：

（1）生活护理：保持外阴清洁，局部瘙痒者，可用中药煎汤坐浴熏洗；内裤宜柔软宽松，每日更换，并清洁消毒；患者的洗涤用具要专用，切忌盆浴；指导患者使用阴道栓剂的方法。

（2）饮食调护：忌食辛辣、肥甘厚味之品。饮食宜清利下焦湿热，清淡性凉的食物。

（四）湿毒

证候：带下量多，色黄绿如脓，黏稠，或赤白相兼，或五色杂下，状如米泔，臭秽难闻，阴部瘙痒，小腹疼痛，口苦咽干，小便短赤，舌红苔黄腻，脉滑数。

调护原则：清热解毒，利湿止带。

调护方法：

（1）生活护理：保持外阴清洁，局部瘙痒者，可用清热解毒利湿中药煎汤坐浴熏洗；内裤宜柔软宽松，每日更换，并清洁消毒；患者的洗涤用具要专用，切忌盆浴；指导患者使用阴道栓剂的方法。

（2）饮食调护：忌食辛辣香燥之品，饮食宜清淡富含营养。

四、妊娠恶阻

（一）脾胃虚弱

证候：妊娠早期，恶心呕吐不食，甚则食入即吐，口淡，呕吐清涎，脘腹胀闷，不思饮食，头晕体倦，懒言嗜睡，舌淡苔白，脉缓滑无力。

调护原则：健脾和胃，降逆止呕。

调护方法：

（1）生活护理：保持环境整洁，空气新鲜，避免异味刺激；呕吐剧烈、频繁者，应卧床休息；保持口腔清洁卫生，每次呕吐后，用淡盐水漱口，并及时清除呕吐物。

（2）饮食调护：饮食宜清淡，易于消化，少食多餐，经常更换饮食品种。

（3）情志护理：患者因精神紧张，或顾忌妊娠呕吐会影响胎儿发育等心理负担，会加重妊娠呕吐，因此，医护人员要关心、理解患者，了解其思想状况，积极消除其紧张情绪。

（二）肝胃不和

证候：妊娠早期，呕吐酸水或苦水，恶闻油腻，胸闷胁胀，嗳气叹息，头晕目眩，精神抑郁，烦渴口苦，便秘溲赤，舌红苔黄，脉弦滑数。

调护原则：清肝和胃，降逆止呕。

调护方法：

（1）生活护理：环境应安静、整洁，室内空气流通、清新，避免异味刺激；呕吐剧烈、频繁者，应卧床休息；保持口腔清洁卫生，每次呕吐后，用淡盐水漱口，并及时清除呕吐物。

（2）饮食调护：呕吐剧烈者可暂停进食，给予静脉输液，呕吐好转后，可试进少量流质饮食。

（3）情志护理：耐心安慰患者，解除思想顾虑，使其保持心情舒畅。疏导患者思想，多参加娱乐活动，转移注意力等。

（三）痰湿阻滞

证候：妊娠早期，呕吐痰涎，清晨空腹尤甚，胸膈满闷，心悸气短，不欲饮食，口中淡腻，头晕目眩，舌淡胖，苔白腻，脉滑。

调护原则：健脾除湿，化痰止呕。

调护方法：

（1）生活护理：饮食宜清淡，多食粗粮，不宜过咸，避免异味异物刺激。做好口腔护理，保持良好的口腔卫生。

（2）情志护理：耐心安慰患者，解除思想顾虑，使其保持心情舒畅。疏导患者思想，转移注意力等。

五、胎动不安

（一）肾气亏虚

证候：妊娠期间，腰酸腹痛，胎动下坠，阴道少量流血，色淡暗，头晕耳鸣，两膝酸软，小便频数，夜间尤甚，或曾屡孕屡堕，眼眶黯黑，舌淡暗，苔白，脉沉细滑尺脉弱。

调护原则：补肾健脾，益气安胎。

调护方法：

（1）生活护理：卧床休息，出血停止3～5天后，方可下床适当活动，避免过劳，严禁房事，戒烟戒酒。

（2）情志护理：针对胎动不安的因素，向患者做好耐心解释工作，消除思想顾虑，避免情绪紧张，以静心养胎。也可让患者放松心情，通过看书、看电视、听音乐来转移注意力，保持情绪安定。

（二）气血虚弱

证候：妊娠期间，胎动下坠，阴道少量流血，色淡质稀。腰酸腹痛，小腹空坠，精神倦怠，头晕目眩，心悸气短，面色无华，舌淡苔薄白，脉细滑无力。

调护原则：补气养血，固肾安胎。

调护方法：

（1）生活护理：卧床休息，避免劳累。坐卧起立时，动作要缓慢，谨防跌仆损伤。

（2）饮食调护：多食补益气血的膳食，多吃粗纤维食物，以防便秘。

（3）情志护理：针对胎动不安的因素，向患者做好耐心解释工作，消除思想顾虑，避免情绪紧张，以静心养胎。也可让患者放松心情，通过看书、看电视、听音乐来转移注意力，保持情绪安定。

（三）血热

证候：妊娠期，腰酸腹痛，胎动下坠，或阴道少量流血，血色深红或鲜红，质稠，心烦少寐，口干，咽燥，渴喜冷饮，便结溺黄，舌红苔薄黄而干，脉滑数或弦滑数。

调护原则：清热凉血，养血安胎。

调护方法：

（1）生活护理：卧床休息，避免劳累，严禁房事，戒烟戒酒，出血停止3～5天以后，方可下床活动。

（2）饮食护理：饮食宜清淡富含营养，多吃粗纤维食品以防便秘。

（3）情志护理：针对胎动不安的因素，向患者做好耐心解释工作，消除思想顾虑，避免情绪紧张，以静心养胎。也可让患者放松心情，通过看书、看电视、听音乐来转移注意力，保持情绪安定。

（四）外伤

证候：妊娠期，跌仆闪挫，或劳力过度，继发腰腹疼痛，胎动下坠，或伴阴道流血，精神倦怠，脉滑无力。

调护原则：调气和血安胎。

调护方法：

（1）生活护理：卧床休息。注意观察阴道出血量，加强监护。

（2）情志护理：注意疼痛护理，遵医嘱适当给予镇静止痛，减少精神痛苦及焦虑不安，避免各种不良刺激。

六、产后发热

（一）感染邪毒

证候：产后高热寒战，热势不退，小腹疼痛拒按，恶露量多或少，色紫暗，气味臭秽，心烦口渴，小便短赤，大便燥结，舌红苔黄，脉数有力。

调护原则：清热解毒，凉血化瘀。

调护方法：

（1）生活护理：保持室内空气流通，清新，湿度适宜。患者卧床休息，恶露未尽者取半卧位，以利恶露排出；密切观察体温、出汗、腹痛，以及恶露性状、颜色、气味等。

（2）饮食调护：宜营养丰富，易消化、清淡饮食，忌油腻辛辣之品。

（3）情志护理：患者高热，多躁动不安，医护人员要多关心、安慰患者，创造安静舒适的环境。

（二）外感风寒

证候：产后恶寒发热，鼻塞流清涕，头身疼痛，肢体酸痛，无汗，苔薄白，脉浮紧。

调护原则：养血祛风，疏解表邪。

调护方法：卧床休息，避风保暖；恶露未尽者取半卧位，以利恶露排出；服用解表药后宜多饮热开水、热汤、热粥，以助汗出，驱邪外出。

（三）血虚

证候：产后低热不退，腹痛绵绵，喜温喜按，自汗，恶露或多或少，色淡质稀，头晕眼花，心悸少寐，小腹隐痛，舌质淡红，苔薄白，脉细弱。

调护原则：补血益气，和营退热。

调护方法：

（1）生活护理：卧床休息，避风保暖；恶露未尽者取半卧位，以利恶露排出；汗出较多者切忌汗出当风，应及时更换衣被，谨防受寒感冒。

（2）饮食调护：饮食宜营养丰富，给予高热量、高蛋白、高维生素、易消化食物；忌食油腻辛辣及生冷之品。

（四）血瘀

证候：产后寒热往来，恶露不下或下之甚少，血色紫暗，夹有瘀块，小腹疼痛拒按，舌质紫暗有瘀点，脉弦涩。

调护原则：活血化瘀，和营退热。

调护方法：

（1）生活调护：卧床休息，避风保暖；恶露未尽者取半卧位，以利恶露排出；汗出较多者切忌汗出当风，应及时更换衣被，谨防受寒感冒。

（2）饮食调护：饮食宜清淡易消化，忌食油腻辛辣及生冷之品。

七、恶露不绝

（一）气虚

证候：产后恶露过期不止，淋漓不断，量多，色淡红，质稀，无臭味，面色㿠白无华，小腹空坠，神疲懒言，舌淡苔薄白，脉缓弱。

调护原则：补气摄血固冲。

调护方法：注意休息，下血量多时宜卧床休息，取半卧位，以利恶露排出，密切观察恶露的量、色、质、气味的变化；保持外阴清洁、忌盆浴，戒房事。

（二）血热

证候：产后恶露过期不止，量较多，色紫红，质黏稠，气臭秽，口燥咽干，面色潮红，舌质红苔少，脉细数。

调护原则：养阴清热止血。

调护方法：

（1）生活护理：注意休息，下血量多时宜卧床休息，取半卧位，以利恶露排出，保持外阴清洁，忌盆浴，戒房事；高热患者，宜多饮水，暂停哺乳，定时吸空乳房；便秘者适当给予润肠通便的中药口服或外用，保持大便通畅。

（2）饮食调护：忌食辛辣香燥之品，饮食宜清淡宜消化，多食粗纤维食品。

（三）血瘀

证候：恶露过期不止，量时少时多，色暗有块，小腹疼痛拒按，舌紫暗有瘀点，脉弦涩。

调护原则：活血化瘀止血。

调护方法：

（1）生活护理：注意卧床休息，取半卧位，以利恶露排出；保持外阴清洁、忌盆浴，戒房事。

（2）饮食护理：饮食宜清淡富含营养；忌食生冷之品。

八、缺乳

（一）气血虚弱

证候：产后乳少甚或全无，乳汁清稀，乳房柔软，无胀满感，神疲食少，面色无华，舌淡苔少，脉细弱。

调护原则：补气养血，佐以通乳。

调护方法：

（1）生活护理：产后虚弱，应注意休息，避免吹风受凉；加强饮食护理，多吃健脾、补益气血的食品；加强乳房护理，保持乳房清洁卫生，可用热水或中药水热敷乳房，或行乳房按摩，以促进乳汁排出。

（2）饮食调护：可选用补气血，健脾胃，通络下乳中药煲汤服用。

（二）肝郁气滞

证候：产后情志不畅，乳汁涩少，浓稠，或乳汁不下，乳房胀硬疼痛，胸胁满闷，脘腹胀满食少，舌质正常，苔薄白，脉弦细或弦数。

调护原则：疏肝解郁，通络下乳。

调护方法：

（1）生活护理：消除不良情绪因素刺激，创造一个温馨、舒适、协调的环境；指导患者正确地应用中药或外敷药物；加强乳房护理，保持乳房清洁卫生，可用热水或中药水热敷乳房，或行乳房按摩，以促进乳汁排出。

（2）饮食调护：可选用通络下乳或疏肝解郁中药煲汤服用。

（3）情志调护：肝气郁结、气血瘀滞，乳络不通是缺乳的重要原因之一。应做好精神护理，哺乳期妇女应有一个良好的家庭环境，保持心情舒畅，消除不良精神刺激，有利于乳汁的产生和分泌。

（周晓娜　阮　凤）

下篇·各论

第十一章

妇科常见症状

第一节 阴道流血

一、概念

阴道流血是临床上最常见的妇科症状之一，指女性生殖系统在月经以外所出现的不规则流血症状，主要表现为经期延长、出血量增多、出现血性白带等。常见的流血部位为阴道、子宫、输卵管、外阴及子宫颈等，但以来自子宫者为最多。其次，卵巢的功能障碍将导致月经失调，从而导致阴道的不规则流血。引起阴道流血的病因较多，一般宫腔内病变及妊娠因素是常见病因。该类患者应及时就诊，避免因就诊不及时导致病情延误。阴道出血量多可以危及患者生命，但如良性疾病所致者预后良好；而出血量少的，也可能是恶性肿瘤的最早症状，如忽视反而延误治疗引起不良后果。

二、病因

（1）生殖道损伤：如阴道外伤、宫颈裂伤、子宫破裂等疾病。

（2）生殖器官感染：如急性阴道炎或急慢性子宫内膜炎、子宫颈炎、盆腔炎等。

（3）生殖器官肿瘤：如宫颈癌、子宫内膜癌、滋养细胞肿瘤、子宫肌瘤、卵巢肿瘤等。

（4）异常妊娠：如宫颈妊娠、宫角妊娠、输卵管妊娠等。

（5）妊娠相关疾病：如先兆流产、葡萄胎、前置胎盘、胎盘早剥、产褥期流血等。

（6）因下丘脑－垂体－卵巢轴功能失调引起的异常子宫出血，如功能失调性子宫出血。

（7）激素药物滥用、宫内节育环或异物引起的异常子宫出血。

（8）全身系统性疾病等。

三、鉴别

阴道流血临床上可单独出现，也可伴随其他症状出现。不同的疾病伴随症状也不同，故临床上应根据伴随症状及理化检查进行鉴别。

（1）器质性病变引起：如子宫肌瘤、子宫颈癌、子宫内膜癌等。这些患者除有阴道流血异常外，常伴有原发性疾病症状，如子宫肌瘤较大者腹部可扪及包块，并有膀胱、直肠压迫症状，部分子宫肌瘤患者由于长期月经过多，经期延长，可继发贫血，合并感染者伴下腹疼痛、白带增多。宫颈癌患者早期表现为少量血性白带及接触性阴道出血，患者常因性交或排便后有少量阴道流血前来就诊。宫颈癌阴道流血往往极不规则，一般是先少后多，时多时少。对绝经后出现阴道流血者，应注意寻找原因。

（2）神经内分泌紊乱引起者，称为功能性子宫出血。青春期功能失调性子宫出血是由于神经内分泌调节功能不完善，引起生殖内分泌紊乱而造成的子宫异常出血。主要是下丘脑－垂体－卵巢轴激素间的反馈调节机制未臻完善，特别是卵巢分泌的雌激素对下丘脑－垂体的正反馈反应存在缺陷，无法诱导垂体 FSH、LH 峰性分泌，造成卵泡发育不全或虽然发育良好却无法排卵，从而导致青春期功能失调性子宫出血。常表现为月经周期失去正常规律，经量较多，经期延长，甚至不规则阴道流血。经检查内外生殖器无明显器质性病变。

（3）与妊娠有关的出血：妊娠早期主要有自然流产、异位妊娠、葡萄胎等。自然流产有下列四个临床分型：①先兆流产：指妊娠 28 周以前，出现阴道流血或下腹痛，腰痛或下坠感，有希望继续妊娠；②难免流产：指流产不可避免，流血增多，腹痛加重，宫口已扩张，有时在宫口可见羊膜囊堵塞；③不全流产：指部分妊娠物已经排出体外，尚有部分残留在子宫腔，子宫不能很好收缩，以致流血不止，甚至因出血过多致休克；④完全流产：妊娠物全部排出，阴道流血逐渐停止，腹痛消失。异位妊娠是妇科常见病，根据患者有停经史，腹痛及阴道出血者，HCG 化验阳性，B 超检查宫腔内无胚囊而附件区可见不均质包块，后穹窿穿刺抽出不凝血液，基本上可诊断为异位妊娠。异位妊娠所致阴道流血，色深褐，量少，一般不超过月经量，淋漓不净，待病灶消除后出血方停止，随同阴道流血可排出蜕膜或碎片。葡萄胎所致阴道流血常不规则，量多少不定，时断时续，中间可有反复大量出血，多数患者有贫血现象，偶可在血中发现水泡状物。妊娠晚期的阴道流血常需鉴别胎盘早剥、前置胎盘等。

四、中医论治

阴道出血主要与脾肾气虚、或气血失调有关，中医从以下几方面进行论治。

（1）脾虚：阴道流血或多或少，色淡质稀，神疲肢倦，面色萎黄，气短懒言，小腹空坠，纳少便溏，舌淡红，苔薄白，脉缓弱。

治法：补脾益气，固冲调经。

主方：方选补中益气汤、大补元煎或固本止崩汤加减。

（2）肾虚：阴道流血量少，色淡暗，质清稀，腰酸腿软，头晕耳鸣，小便频数，面色晦暗或有黯斑，舌淡暗，苔薄白，脉沉细。

治法：补肾益气，固冲调经。

主方：方选固阴煎加减。

（3）血热：阴道流血或多或少，色红质稠，伴见心烦口渴、手足心热、小便黄、大便干，舌红，苔黄或少，脉细弦数。

治法：养阴清热降火，凉血调经。

主方：清经散、两地汤或丹栀逍遥散加减。

（4）血寒：阴道流血量少，色淡质稀或夹血块，小腹隐痛喜热喜按，或冷痛拒按，畏寒肢冷，腰酸无力，小便清长，面色㿠白，舌暗淡，苔白，脉沉迟。

治法：温经散寒，养血调经。

主方：方选温经汤加减。

（5）气滞：阴道流血量少，经色暗红或有血块，小腹胀痛，精神抑郁，胸闷不舒，舌象正常，脉弦。

治法：理气行滞，活血调经。

主方：方选乌药汤加减。

（6）血瘀：阴道流血量多，色紫暗，有血块；经行腹痛，或平时小腹刺痛；舌紫暗或有瘀点，脉涩。

治法：活血化瘀止血。

主方：方选失笑散或桃红四物汤加减。

（钱艳平　杨　岚）

第二节　下腹痛

一、概念

下腹痛是妇科临床极其常见的症状，也是促使患者就诊的重要原因。下腹痛多数由盆腔脏器疾病引起，但盆腔外疾病及全身性疾病也可引起，病变的性质可为器质性，也可能是功能性。有些疾病引起的下腹痛来势急骤而剧烈，有些则起病缓慢而疼痛轻微。下腹痛在中医古籍中又称"少腹痛"，出自《素问·藏气法时论》。小腹位于脐以下部位，为至阴之位，厥阴所属，中医称少腹。少腹痛应辨别气、血、寒、热、虚、实施治。对于女性，一旦出现下腹痛，应考虑到女性所特有的生理及病理因素，明确病因以求及时得到治疗。

二、病因

下腹痛为妇女常见的症状，多由妇科疾病所致。寻找下腹痛的病因，临床上应根据下腹痛的起病缓急、部位、性质、时间及伴随症状来考虑各种不同的妇科情况，但下腹痛来自内生殖器以外的疾病也并不少见，应注意鉴别。

（1）炎症刺激：如急慢性盆腔炎、盆腔积液、阑尾炎、子宫内膜炎、附件炎、宫腔积脓、宫颈管或子宫内口粘连、术后盆腔粘连等病变。

（2）内膜异位病灶受周期性卵巢激素影响：如子宫内膜异位症、子宫腺肌症，临床表现为周期性下腹痛。

（3）盆腔占位性病变压迫：如恶性肿瘤、卵巢囊肿蒂扭转或破裂、子宫浆膜下肌瘤蒂扭转等病变。

（4）妊娠异常：如先兆流产、异位妊娠流产或破裂、胎盘早剥、前置胎盘等疾病。

三、鉴别

下腹痛在妇科疾病中常单独出现，也可伴随其他症状同时出现。临床上不同的疾病常可同时表现有下腹痛，主要根据疼痛产生的原因、性质、部位、时间等进行鉴别。

（1）生殖系统感染：以盆腔炎、子宫内膜炎、输卵管积脓或积水多见。除下腹痛症状外，多伴有白带量多，或阴道流血等症，白带常规检查可发现有白细胞，B超检查可能伴随盆腔积液。

（2）生殖系器质性病变：以异位妊娠、卵巢囊肿蒂扭转或破裂、子宫内膜异位症多见。发生异位妊娠或卵巢囊肿扭转，破裂时常表现为剧烈的一侧腹痛，伴随不同程度的阴道流血；而子宫内膜异位症的疼痛常为周期性的与月经有关的慢性腹痛。

（3）功能性痛经：以青春期女性多见。表现为伴随月经出现周期性腹痛，B超检查无器质性病变。

（4）妊娠异常：如先兆流产、异位妊娠流产或破裂、胎盘早剥、前置胎盘等疾病。可表现为少腹隐痛、坠痛，或撕裂样疼痛等。

（5）子宫收缩因素：常见于产后数日，中医称"儿枕痛"。分娩后，由于子宫收缩而引起的下腹疼痛或产时失血较多所致，常伴有恶露不下。

四、中医论治

少腹痛与湿热、寒凝、气滞、血瘀、气血虚弱有关，实证多虚证少，中医从以下几方面论治。

（1）湿热瘀结证：少腹部隐痛，或疼痛拒按，痛连腰骶，低热起伏，经行或劳累时加重，带下量多，色黄，质黏稠；胸闷纳呆，口干不欲饮，大便溏，或秘结，小便黄赤，舌体胖大，色红，苔黄腻，脉弦数或滑数。

治法：清热利湿，化瘀止痛。

主方：银甲丸或当归芍药散加丹参、毛冬青、忍冬藤、田七片。

（2）气滞血瘀证：少腹部胀痛或刺痛，经行腰腹疼痛加剧，经血量多有块，瘀块排出则痛减，带下量多，婚久不孕；经前情志抑郁，乳房胀痛，舌体紫暗，有瘀斑、瘀点，苔薄，脉弦涩。

治法：活血化瘀，理气止痛。

主方：膈下逐瘀汤。

（3）寒湿凝滞证：小腹冷痛，或坠胀疼痛，经行腹痛加重，喜热恶寒，得热痛减，经行错后，经血量少，色暗，带下淋漓；神疲乏力，腰骶冷痛，小便频数，婚久不孕，舌暗红，苔白腻，脉沉迟。

治法：祛寒除湿，活血化瘀。

主方：少腹逐瘀汤。

（4）气虚血瘀证：下腹部疼痛结块，缠绵日久，痛连腰骶，经行加重，经行量多有块，带下量多；精神不振，疲乏无力，食少纳呆，舌体暗红，有瘀斑、瘀点，苔白，脉弦涩无力。

治法：益气健脾，化瘀散结。

主方：理冲汤。

（钱艳平　杨　岚）

第三节　盆腔包块

一、概念

盆腔包块是妇科患者就医时的常见主诉。肿块可能是患者本人或家属无意发现，或因下腹痛或阴道流血等症做妇科检查或行 B 超检查盆腔时发现。根据包块质地不同，分为囊性和实性。囊性包块多为良性病变，如卵巢囊肿、输卵管囊肿、输卵管积水等。实性包块除妊娠子宫、子宫肌瘤、卵巢纤维瘤、盆腔炎性包块、成熟性畸胎瘤等为良性外,其他实性包块均应首先考虑为恶性肿瘤。

二、病因

(1) 生殖系统感染:由于正常妇女阴道内存在大量细菌,菌属种类繁多,在机体抵抗力下降或与有感染者性接触后,易发生感染,上行引起生殖器的各种炎症,如子宫内膜炎、宫腔积血、宫腔积脓、急性盆腔结缔组织炎、输卵管积水、积脓、卵巢炎等,重者发展成为盆腔腹膜炎、盆腔脓肿。又因妇女内生殖器官位于腹腔的最低处,炎症吸收慢,易迁延致慢性炎症或导致盆腔炎性包块形成。

(2) 盆腔占位性病变:如子宫肌瘤、卵巢囊肿、子宫腺肌症、输卵管系膜囊肿及卵巢癌等改变盆腔内部器官的正常位置,妇科检查或B超检查即可发现。

(3) 生殖器官先天性发育异常:其症状于青春期中期以后出现,常见的是处女膜、阴道闭锁和残角子宫。该类患者往往因经血引流不畅出现宫腔积血,继而经血逆流至输卵管、盆腔而形成输卵管血肿,发生盆腔子宫内膜异位症。在生殖道发育异常者中,处女膜闭锁为常见的一种发育异常。

(4) 病理妊娠:如异位妊娠、葡萄胎等病变。

三、鉴别

(一) 子宫增大

(1) 妊娠子宫:妊娠时子宫增大、变软,尿妊娠实验阳性,B超探及宫内妊娠囊;如出现异位妊娠或葡萄胎等妊娠相关疾病时,宫体也可相应增大,需进一步鉴别。

(2) 子宫肌瘤:宫体增大,妇科检查可见宫体形态不规则,多发性子宫肌瘤者宫体表面凹凸不平,其典型症状为月经过多与继发贫血,也有一些患者可无自觉症状。肌瘤的症状一般与肌瘤生长部位、大小有密切关系。

(3) 子宫腺肌症:子宫均匀增大,质地变硬,多伴有继发性、进行性加重的痛经。

(4) 宫内积血或积脓:积血多见于处女膜闭锁、阴道闭锁、宫颈口粘连,伴有周期性腹痛。积脓者多为感染造成或子宫颈癌放疗多年后。

(5) 子宫恶性肿瘤:子宫增大,外形多不规则,伴有阴道流血可能为子宫绒毛膜癌;绝经后子宫不萎缩反增大,伴有不规则阴道流血可能为子宫内膜癌。

(二) 附件包块

(1) 附件炎性包块:多为双侧,位于子宫两旁,压痛明显,可伴有发热、腹痛剧烈等急性炎症症状,慢性炎症多伴见慢性反复性下腹隐痛、不孕症。

（2）输卵管妊娠：附件一侧包块，伴有停经、腹痛及阴道流血病史，腹痛多为一侧附件区疼痛，多与包块同侧，包块未破裂时疼痛多不明显，如发生破裂则肿块压痛明显，伴有腹腔内出血时伴有宫颈举摇痛。

（3）良性卵巢肿瘤：卵巢良性肿瘤早期多无症状，常在妇科检查时被发现，或待肿瘤长大后有并发症时才被患者觉察。①腹部肿块：患者自觉下腹肿块逐渐增大或在腹部触及包块，或在妇科检查时发现包块。②压迫症状：巨大的卵巢良性肿瘤可产生压迫症状。如压迫横膈引起呼吸困难；由于腹内压增加，影响下肢静脉回流，可引起两下肢水肿；膀胱受压时可引起尿频、排尿困难或尿潴留；位于子宫直肠陷凹的肿瘤可压迫直肠引起下坠感或排便困难；压迫胃肠道还可出现上腹不适，食欲减退等。③腹痛：良性卵巢肿瘤一般无腹痛，当出现腹痛尤其是突然发生者，多系卵巢肿瘤蒂扭转所致，偶为肿瘤破裂、出血或感染。

（4）恶性卵巢肿瘤：卵巢癌早期多无症状，或伴有食欲不振、腹胀等消化道症状，常被忽视。晚期出现腹部增大、腹痛及腹部肿物，或原有的卵巢囊肿迅速长大，不规则阴道流血及消瘦、贫血等恶病质。

四、中医论治

辨证要点是按包块的性质、大小、部位、病程的长短、兼症和月经情况辨其在气在血，属痰湿还是热毒。治疗大法以活血化瘀，轻坚散结为主，佐以行气化痰，兼调寒热。但又必须根据患者体质强弱、病之久暂，酌用攻补，或先攻后补，或先补后攻，或攻补兼施等法，随证施治，不可一味地猛攻峻伐，以免损伤元气。诊断明确的内生殖系统肿瘤，可施行中西医结合治疗。

（1）气滞证：小腹有包块，积块不坚，推之可移，时聚时散，或上或下，时感疼痛，痛无定处，小腹胀满，胸闷不舒，精神抑郁，月经不调，舌红，苔薄，脉沉弦。

治法：疏肝解郁，行气散结。

主方：方选香棱丸加减。

（2）血瘀证：小腹有包块，积块坚硬，固定不移，疼痛拒按，肌肤少泽，口干不欲饮，月经延后或淋漓不断，面色晦暗，舌紫暗，苔厚而干，脉沉涩有力。

治法：活血破瘀，散结消癥。

主方：方选桂枝茯苓丸加减。

（3）痰湿证：小腹有包块，按之不坚，或时作痛，带下量多，色白质黏稠，胸脘痞闷，时欲呕恶，经行愆期，甚或闭而不行，舌淡胖，苔白腻，脉弦滑。

治法：除湿化痰，散结消癥。

主方：方选散聚汤加减。

（4）湿热证：小腹有包块拒按，下腹及腰骶疼痛，带下量多，色黄或五色杂下，可伴经期提前或延长，经血量多，经前腹痛加重，烦躁易怒，发热口渴，便秘溲黄，舌红，苔黄腻，脉弦滑数。

治法：解毒除湿，破瘀消癥。

主方：方选银花蕺菜饮加减。

（钱艳平　王埔如）

第四节　带下量多

一、概念

中医的"带下"有广义和狭义之分，广义泛指妇科疾病，狭义则专指白带的量、色、质、气、味发生异常的疾病。正常白带由前庭大腺分泌物、阴道黏膜渗出物、宫颈及子宫内膜腺体分泌物等混合形成。正常白带呈白色黏液状或蛋清样，量少，无异味，称生理性白带。造成白带增多，也就是病理性白带的原因很多，多数白带异常为感染或炎症引起，如滴虫性阴道炎、念珠菌性阴道炎、老年性阴道炎、子宫颈柱状上皮异位、子宫内膜炎，也有部分由于宫内节育器、子宫颈息肉、宫颈癌等其他疾病引起。临床表现常见白带增多、或赤白相兼，或五色杂下，或脓浊样，有臭气等。

二、病因

带下量多是妇科疾病的常见临床症状，其病因主要有：

（1）生殖道急、慢性炎症：如阴道炎、子宫颈炎、盆腔炎等病变。其中阴道炎主要包括滴虫性阴道炎、外阴阴道假丝酵母菌病、细菌性阴道病、婴幼儿外阴阴道炎及萎缩性阴道炎。

（2）生殖道肿瘤：如外阴阴道肿瘤、子宫颈肿瘤、子宫肿瘤、卵巢肿瘤及输卵管肿瘤等。子宫颈肿瘤主要为子宫颈癌，子宫肿瘤则为子宫内膜癌、绒毛膜癌输卵管肿瘤常见为输卵管癌。

（3）生殖道损伤或异物：如阴道损伤、阴道内异物、放置宫内节育器等。

（4）全身疾病及药物所致：如糖尿病、不规律口服避孕药、雌孕激素使用不当、长期服用抗生素及激素等。

三、鉴别

带下量多临床很少单独出现，一般多伴随其他症状。不同的疾病伴随症状也不同，故临床上根据伴随症状及理化检查进行鉴别。

（1）生殖道急、慢性炎症：以阴道炎（如念珠菌性阴道炎、滴虫性阴道炎、细菌性阴道病等）、盆腔炎、宫颈炎多见。盆腔炎除白带增多外，伴有下腹疼痛，尤其是急性期症状更为明显。宫颈炎通过妇科检查可以直观地观察到宫颈柱状上皮异位、宫颈腺体囊肿、宫颈息肉等宫颈炎的表现，但宫颈炎的诊断不可只简单地以临床表现和妇科检查作为可靠依据，需与宫颈癌等妇科恶性病变加以鉴别。

（2）盆腔占位性病变：以生殖道肿瘤多见，妇科检查可在不同解剖部位出现肿块，如外阴、阴道、子宫颈、宫腔、输卵管、卵巢等。B超可协助诊断，宫腹腔镜可进一步诊断，病理检查则可明确诊断。

1）宫颈癌：阴道出血及白带增多是其主要症状。最早表现为性交后和双合诊后接触性出血。任何不规则阴道出血，特别是在绝经期后，都必须引起注意。白带呈水样，黄色或白色，有腥臭味。晚期癌则出血甚多，白带稀脓样，有恶臭。

2）子宫体癌：可出现宫腔内持续排液，临床上患者可能以带下量多，质地清稀为就诊主诉。

（3）生殖道损伤或异物：患者有外伤、手术史既往或放置过宫内节育器。

（4）全身疾病及药物所致：详细询问病史，如有糖尿病病史，有服用避孕药、雌孕激素、抗生素及激素病史，并排除其他病因，即可诊断。

四、中医论治

中医认为带下量多的主要病机是湿邪伤及任带二脉，使任脉不固，带脉失约。湿邪是导致本病的主要原因。本病病位主要在前阴、胞宫；任脉损伤，带脉失约是带下病的核心机制。本病治疗以除湿为主，辅以健脾固肾、清热利湿，并配合外治法。

（一）内治法

（1）脾阳虚证：带下量多，色白或淡黄，质稀薄，无臭气，绵绵不断，神疲倦怠，四肢不温，纳少便溏，两足跗肿，面色㿠白，舌质淡，苔白腻，脉缓弱。

治法：健脾益气，升阳除湿。

主方：方选完带汤加减。

（2）肾阳虚证：带下量多，色白清冷，稀薄如水，淋漓不断，头晕耳鸣，腰痛如折，畏寒肢冷，小腹冷感，小便频数，夜间尤甚，大便溏薄，面色晦暗，舌淡润，苔薄白，脉沉细而迟。

治法：温肾助阳，涩精止带。

主方：方选内补丸加减。

（3）阴虚夹湿证：带下量不甚多，色黄或赤白相兼，质稠或有臭气，阴部干涩不适，或有灼热感，腰膝酸软，头晕耳鸣，颧赤唇红，五心烦热，失眠多梦，舌红，苔少或黄腻，脉细数。

治法：滋阴益肾，清热祛湿。

主方：方选知柏地黄丸加减。

（4）湿热下注证：带下量多，色黄，黏稠，有臭气，或伴阴部瘙痒，胸闷心烦，口苦咽干，纳食较差，小腹或少腹作痛，小便短赤，舌红，苔黄腻，脉濡数。

治法：清热利湿止带。

主方：方选止带方加减。

（5）湿毒蕴结证：带下量多，黄绿如脓，或赤白相兼，或五色杂下，状如米泔，臭秽难闻，小腹疼痛，腰骶酸痛，口苦咽干，小便短赤，舌红，苔黄腻，脉滑数。

治法：清热解毒除湿。

主方：方选五味消毒饮加减。

（二）外治法

本病外治法常以外洗法及阴道纳药为主。外洗主要用蛇床子散（蛇床子、川椒、明矾、苦参、百部）或川柏止痒洗液、苦参洗液等局部清洗或坐浴。阴道纳药常根据病种不同选择不同的栓剂，常用的有硝呋太尔制霉菌素阴道软胶囊、双唑泰泡腾片、甲硝唑泡腾片等制剂。

（钱艳平　王堉如）

第五节　外阴瘙痒

一、概念

外阴瘙痒是由多种原因引起的一种症状，是妇科疾病中常见的症状之一。瘙痒的部位常在阴蒂、小阴唇、大阴唇、会阴及肛门周围。各年龄的妇女及幼女均有发生，瘙痒程度不一，严重者坐卧不安，以致影响工作和生活。

二、病因

1. 局部病因

（1）特殊感染：外阴阴道假丝酵母菌病和滴虫性阴道炎是引起外阴瘙痒最常见的原因。阴虱、疥疮也可导致发痒。饶虫病引起的幼女肛门周围及外阴瘙痒以夜间为甚，常影响其睡眠。

（2）外阴鳞状上皮细胞增生：以奇痒为主要症状，伴有外阴皮肤增厚、粗糙，颜色发白。

(3) 药物过敏或化学品刺激：肥皂、避孕套、苯扎溴铵等可因直接刺激过敏而引起接触性过敏性皮炎，出现外阴瘙痒症状。

(4) 不良卫生习惯：不注意外阴局部清洁，皮脂、汗液、经血、阴道分泌物长期刺激，或尿、粪浸渍，可引起外阴瘙痒；经期用卫生巾，平时穿不透气化纤内裤均可诱发瘙痒。

(5) 其他皮肤病：擦伤、寻常疣、疱疹、湿疹、肿瘤等均可引起外阴瘙痒。

2. 全身性原因

糖尿病患者由于尿糖对外阴皮肤的刺激，特别是伴发假丝酵母菌外阴炎时，外阴瘙痒特别严重。不少患者均是先因外阴瘙痒和发红而就医，经进一步检查才确诊为糖尿病。黄疸，维生素 A、B 缺乏，贫血，白血病等慢性病患者出现外阴瘙痒，常为全身瘙痒的一部分。妊娠期肝内胆汁淤积症亦可出现包括外阴在内的全身皮肤瘙痒。妊娠期和经前期外阴部充血，偶可导致外阴瘙痒不适。部分患者外阴瘙痒十分严重，甚至萌发自杀念头，但找不到明显的全身或局部原因，目前有学者认为其发病可能与精神或心理方面因素有关。

三、鉴别

外阴瘙痒不是独立疾病，而是妇科疾病中较常见的症状，常在一定病变的基础上开始，因此鉴别的要点是根据外阴瘙痒的表现及局部特征，结合实验室检查进行病因学诊断。

(1) 外阴鳞状上皮增生：可发生在任何年龄，多见于 50 岁以前的中年妇女，亦可发生在老年期。主要症状为瘙痒难以耐受。由于反复搔抓致皮肤损伤日趋严重，瘙痒更剧。病损范围不一，主要累及大阴唇、阴唇间沟、阴蒂包皮、阴唇后联合等处，常呈对称性。早期病变较轻时，皮肤颜色为暗红或灰白，角化过度部位则呈现白色。由于长期搔抓和摩擦，皮肤增厚似皮革，色素增加，皮肤纹理变得明显突出，皮嵴隆起，呈多数小多角性扁平丘疹，并群集成片，出现苔藓样变。严重者可因搔抓引起表皮破损、裂隙、溃疡。如溃疡长期不愈，特别是有结节隆起时，应警惕局部癌变的可能。一般无萎缩或粘连。病理活组织检查是唯一确诊手段。

(2) 外阴硬化性苔藓：是以外阴、肛周皮肤萎缩变薄为主的皮肤疾病。病变主要侵犯阴蒂及其包皮、小阴唇、阴唇后联合及肛周，是最常见的外阴白色病变。本病以皮肤萎缩为特征，至今皮肤科医师仍称此病为"硬化萎缩性苔藓"。临床表现为外阴瘙痒、性交痛及烧灼样感或疼痛。

(3) 外阴湿疹：有原发性皮肤损害，且全身其他部位可有类似病变。皮肤病变分布呈对称性，境界明显，易反复发作，食鱼腥虾蟹往往使病情加重，且可发生于全身任何部位。

（4）神经性皮炎：有皮疹，与正常皮肤境界明显，病理检查有特定病理改变。

（5）股癣：皮肤真菌所致的体癣，发生于股内侧及会阴部者称为股癣，病灶边缘呈堤状，清晰可见，表面有鳞屑，有明显的炎症改变。阴痒则无明显的堤状边缘病灶。但股癣为原发病，也可伴阴痒。

（6）外阴炎：外阴皮肤瘙痒、疼痛或灼热感。白带多、脓性。局部发红、肿胀。重者可发生溃疡，导致双侧小阴唇粘连，引起排尿疼痛或困难。有时也可引起体温升高及白细胞增多。

（7）阴道炎：滴虫性阴道炎主要症状为白带增多，分泌物刺激外阴皮肤可引起瘙痒。外阴阴道假丝酵母菌病以外阴瘙痒或灼痛为主要症状，急性期白带增多，呈乳凝块或豆腐渣样。

（8）外阴癌：病变初起时常伴外阴瘙痒，局部出现硬结，逐渐发展成肿块或形成质硬的溃疡。晚期癌常有继发感染、疼痛及血性恶臭的分泌物。癌可侵入尿道和阴道，易发生淋巴转移，首先到达腹股沟浅淋巴结和股淋巴结，可经腹股沟韧带的股管淋巴结到达盆腔淋巴结，再向上可发生主动脉淋巴结转移。

四、中医论治

外阴瘙痒应根据阴部瘙痒情况，带下的量、色、质、气味，以及全身症状进行辨证。阴部干涩、灼热，或皮肤变白、增厚或萎缩，甚至皲裂，夜间痒甚者，为肝肾阴虚；阴痒伴带下量多，色黄如脓，稠黏臭秽，多为肝经湿热；阴部瘙痒，如蚁行状，甚则奇痒难忍，灼热疼痛，伴有带下量多，色黄如泡沫状，或如豆渣状，臭秽，多为湿虫滋生。治疗着重调理肾、肝、脾胃的功能。故要注意"治外必本诸内"的原则，采用内服与外治，整体与局部相结合进行施治。

（一）内治法

（1）肝肾阴虚证：阴部干涩，奇痒难忍，或阴部皮肤变白、增厚或萎缩，皲裂溃破，头晕目眩，五心烦热，时有烘热汗出，口干不欲饮，腰酸耳鸣，舌红少苔，脉细数无力。

治法：滋阴降火，调补肝肾。

主方：方选知柏地黄汤加减。

（2）肝经湿热证：阴痒，甚则痒痛，灼热难忍，坐卧不安；带下量多，色黄如脓，或黄白、黄赤相兼，或呈腐渣样，多有臭气。头晕目眩，心烦不宁，口苦口干，胸闷不适，纳欠佳，便秘溲赤，舌红或边红，苔黄，脉弦数。

治法：泻肝清热，除湿止痒。

主方：方选龙胆泻肝汤加减。

（3）虫滋生证：阴部瘙痒，如虫行状，甚则奇痒难忍，灼热疼痛，带下量多，色黄，呈泡沫状，或色白如豆渣状，臭秽，心烦少寐，胸闷呃逆，口苦咽干，小便赤黄，舌红，苔黄腻，脉滑数。

治法：清热利湿，解毒杀虫。

主方：方选萆薢渗湿汤加减。

（二）外治法

可根据阴痒的病因进行个性化治疗，一般分为外阴病变及阴道炎。

（1）若是外阴病变引起的瘙痒除常规的外洗方外，还要配合使用激素类药物局部涂擦，常用的有丙酸睾酮油膏、黄体酮油膏、雌三醇乳膏、糖皮质激素等。

（2）若是白带异常引起的瘙痒，可参照带下量多的外治法进行治疗。

（钱艳平　张亚嘉）

第六节　乳房疼痛结块

一、概念

乳房疼痛结块是指单侧或双侧乳房疼痛、肿块，或伴有体温升高、乳房局部皮色改变、皮温升高、乳房结节压痛或不痛，是女性乳腺疾病的常见临床症状。

二、病因

引起乳房疼痛、结块的常见原因有以下几个方面：

（1）乳腺增生：包括乳腺单纯性增生症和乳腺囊性增生病，前者属于生理变化范围，后者属于病理变化，并有癌前病变可能。

（2）炎症刺激：如急性乳腺炎、浆细胞性乳腺炎、炎性乳腺癌等炎性病变。

（3）乳腺良、恶性肿瘤。

三、鉴别

引起乳房疼痛结块的疾病较多，临床上根据疼痛、结块的性质、伴随症状及理化检查予以鉴别。

（1）乳房炎症：以急性乳腺炎多见。除乳房疼痛结块外，多有表面皮肤发红、皮温升高，可伴有体温升高等全身症状。血常规检查可发现白细胞计数明显增高及核左移，超声检查可确诊。

（2）乳房局部占位性病变：以乳房小叶增生及乳房肿瘤多见。乳腺小叶增生常单侧或双侧乳房胀痛，病程长，多数患者疼痛与月经周期有关，常于月经前疼痛加重，月经来潮后减轻或消失，B超检查可确诊。乳房肿瘤中以乳腺纤维腺瘤、乳腺癌、乳管内乳头状瘤多见。乳腺纤维腺瘤的乳房肿块，多为单侧单发，好发于乳房外上象限，肿块多为圆形或卵圆形，边界清，活动度大，质地韧实，一般无乳房疼痛，或仅有经期轻度的乳房隐痛，无触痛，好发年龄多在18～25岁。乳腺癌的乳房肿块，多为单侧单发，肿块呈圆形、卵圆形或不规则，活动度差，质地坚硬，与周围组织及皮肤粘连，可在短时间内迅速增大。一般无乳房疼痛，少数出现轻度隐痛、胀痛、刺痛。晚期乳腺癌肿瘤破溃坏死形成溃疡，出现持续性烧灼样疼痛。炎性乳腺癌局部皮肤出现红、肿、热、痛，压痛明显。好发于中老年女性。钼靶X线片表现为肿块影、细小钙化点、异常血管影及毛刺等；乳管内乳头状瘤多见于40～50岁女性，3/4的病例发生在大乳管近乳头的膨大部分。瘤体甚小，带蒂并有许多绒毛，血管丰富且壁薄、质脆，极易出血。其临床特点是乳头血性溢液，通常为鲜红色。多在偶然中发现内衣血迹而就医；如在乳晕区内扪到数毫米大小、质软、可被推动的肿块，轻按可从乳头排出血性溢液，则诊断多可确定。患乳一般无疼痛，偶可因肿瘤阻塞乳管而出现疼痛，一旦积血排出，疼痛可消失，这种情况可反复出现。通常认为，乳管内乳头状瘤属良性疾病，但6%～8%的病例可发生恶变，故应早期手术治疗。

四、中医论治

中医认为乳房疼痛结块多与肝郁有关，情志不畅，肝郁气滞；脾失健运，痰浊内生，气血瘀滞，瘀血痰凝阻滞乳络，日久结为肿块。主要有以下证型：

（1）肝郁气滞证：乳房结块，胀痛或刺痛，伴胁胀胸闷，善郁易怒，失眠多梦，舌红，苔薄黄，脉弦。

治法：疏肝解郁为主。

主方：方选逍遥散等加减。

（2）血瘀痰凝证：乳房结块或疼痛，伴胸脘痞闷，舌体胖大，有瘀斑、瘀点，苔白腻，脉弦滑。

治法：健脾化痰，活血化瘀。

主方：方选苍附导痰汤合桂枝茯苓丸等加减。

（3）冲任失调证：乳房肿块或胀痛，经前加重，经后缓减；伴腰酸乏力，神疲倦怠，头晕，月经先后失调，量少色淡，甚或经闭，舌淡，苔白，脉沉细。

治法：调摄冲任。

主方：方选加味二仙汤加减。

（钱艳平　陈冬琼　张亚嘉）

第十二章

月 经 病

第一节 功能失调性子宫出血（功血）

一、概述

正常月经的周期为21～35天，经期持续3～7天，平均失血量为20～60ml。凡不符合上述标准者均属异常子宫出血。功能失调性子宫出血是一种常见的妇科疾病，是指排除全身或生殖道器质性病变，而由于生殖内分泌轴功能失调引起的异常子宫出血，分为无排卵型功能失调性子宫出血及有排卵型功能失调性子宫出血。

本病根据症状偏重不同归属于中医崩漏、月经先期、月经过多、经期延长、月经先后无定期等疾病范畴进行论治。

二、病因病机

中医认为，功能失调性子宫出血与多种因素引起肾－天癸－冲任－胞宫轴严重失调有关，其主要的病因病机是各种因素导致冲任不固，不能制约经血，子宫藏泻失常。导致本病的常见病因主要有以下四个方面：素体脾虚，或劳倦思虑、饮食不节损伤脾气，脾失统摄，冲任不固，不能制约经血；先天肾气不足，或房劳多产损伤肾气，或七七之年肾气渐衰，致冲任不固，不能制约经血；素体阳盛血热或阴虚内热，热伤冲任，迫血妄行；七情内伤，或寒凝、热灼、虚滞致气滞血瘀，瘀阻冲任，血不归经而妄行。

三、辨病

（一）症状

1. 有排卵型功能失调性子宫出血

（1）月经过多：周期规则，经量过多（>80ml）。
（2）经期延长：周期规则，经期延长（>7日）。
（3）月经不规则：周期不规则，时或提前时或延后7天以上，但经期正常。
（4）月经过频：月经频发，周期缩短，<21日。

2. 无排卵型功能失调性子宫出血

无排卵型功能失调性子宫出血表现为阴道不规则流血，量多或淋漓日久不净，或月经停闭数月后出现阴道流血不止。

（二）体征

功能失调性子宫出血一般无体征，若出血量多，可呈贫血貌，若急性大量出血，可出现失血性休克。

（三）辅助检查

1. 诊断性刮宫

其目的是止血和明确子宫内膜病理诊断。年龄>35岁、药物治疗无效或存在子宫内膜癌高危因素的异常子宫出血已婚患者，应行诊刮明确子宫内膜有无病变。

2. 超声检查

经阴道B超检查可了解子宫大小、形状、子宫内膜厚度及回声异常排除宫腔内病变等。

3. 宫腔镜检查

在宫腔镜直视下，选择病变区取材活检并可止血；可排除各种宫腔内病变，如子宫内膜息肉、子宫黏膜下肌瘤、子宫内膜癌等。

四、类病辨别

在诊断功能失调性子宫出血前，必须排除生殖器官病变或全身性疾病所导致的生殖道出血，需注意鉴别的有：

（1）异常妊娠或妊娠并发症：如流产、异位妊娠、葡萄胎、子宫复旧不良、胎盘残留等。常可通过仔细询问病史、血或尿HCG测定、B超检查等协助诊断。
（2）生殖器官肿瘤：如子宫内膜癌、宫颈癌、滋养细胞肿瘤、子宫肌瘤、卵巢肿瘤等。一般通过盆腔检查、B超、诊刮及相关特殊检查等鉴别。

（3）生殖器官感染：如急性或慢性子宫内膜炎、子宫肌炎和生殖道淋病双球菌、支原体和衣原体感染等。妇科检查常有宫体压痛或附件区压痛等，检测病原菌可确诊。

（4）生殖道损伤：如阴道裂伤出血，妇科检查即可确诊。

（5）激素类药物使用不当及宫内节育器或异物引起的子宫不规则出血。

（6）全身性疾病：如血液病、肝肾衰竭、甲状腺功能亢进症和减退症等。可以通过血常规、凝血功能、肝肾功能及根据甲状腺病变的临床表现和甲状腺激素的测定进行鉴别诊断。

五、中医论治

（一）治疗原则

急则治其标，缓则治其本，灵活运用塞流、澄源、复旧三法。

（二）分证论治

1. 出血期（塞流、澄源为主）

（1）脾虚证：经血非时暴下不止，或淋漓日久不尽，血色淡，质清稀；面色㿠白，神疲气短，或面浮肢肿，小腹空坠，四肢不温，纳呆便溏；舌质淡胖，边有齿印，苔白，脉沉弱。

治法：补气摄血，固冲止崩。

处方：固本止崩汤（人参、黄芪、白术、熟地、当归、黑姜）。

加减：若出现气随血脱，加用独参汤；亡阳者，加用参附汤。

（2）肾虚证

1）肾气虚证：经乱无期，出血量多势急如崩，或淋沥日久不净，或由崩而淋，由淋而崩反复发作，色淡红或淡暗，质清稀；面色晦暗，眼眶黯，小腹空坠，腰脊酸软，舌质淡暗，苔白润，脉沉弱。

治法：补肾益气，固冲止血。

处方：加减苁蓉菟丝子丸（肉苁蓉、菟丝子、覆盆子、熟地、艾叶、枸杞子、桑寄生、当归）加党参、黄芪、阿胶。

2）肾阳虚证：经乱无期，出血量多或淋漓不尽，或停经数月后又暴下不止。血色淡红或淡暗质稀；面色晦暗，肢冷畏寒，腰膝酸软，小便清长，夜尿多，眼眶黯，舌淡暗，苔白润，脉沉细无力。

治法：温肾益气，固冲止血。

处方：右归丸（制附子、肉桂、熟地、山药、山萸肉、枸杞、菟丝子、鹿角胶、当归、杜仲）加党参、黄芪、三七。

3）肾阴虚证：经乱无期，出血量少淋漓累月不止，或停闭数月后又突然暴崩下血，经色鲜红，质稍稠；头晕耳鸣，腰膝酸软，五心烦热，夜寐不宁，舌红，少苔或有裂纹，脉细数。

治法：滋肾益阴，固冲止血。

处方：左归丸合二至丸（熟地、山药、枸杞、山萸肉、菟丝子、鹿角胶、龟板胶、川牛膝、女贞子、旱莲草）或滋阴固气汤（菟丝子、山萸肉、党参、黄芪、白术、炙甘草、阿胶、鹿角霜、何首乌、白芍、续断）。

（3）血热证

1）虚热证：经来无期，量少淋漓不尽或量多势急，血色鲜红；面颊潮红，烦热少寐，咽干口燥，便结，舌红，少苔，脉细数。

治法：养阴清热，固冲止血。

处方：上下相资汤（人参、沙参、玄参、麦冬、玉竹、五味子、熟地、山萸肉、车前子、牛膝）。

2）实热证：经来无期，经血突然暴崩如注，或淋漓日久难止，血色深红，质稠；口渴烦热，便秘溺黄，舌红，苔黄，脉滑数。

治法：清热凉血，固冲止血。

处方：清热固经汤（黄芩、焦栀子、生地、地骨皮、地榆、生藕节、阿胶、陈棕炭、龟板、牡蛎、生甘草）。

（4）血瘀证：经血非时而下，量时多时少，时出时止，或淋漓不断，或停闭数月又突然崩中，继之漏下，经色暗有血块；小腹疼痛或胀痛，舌质紫暗或尖边有瘀点，脉弦细或涩。

治法：活血化瘀，固冲止血。

处方：逐瘀止血汤（生地、大黄、赤芍、丹皮、当归尾、枳壳、龟板、桃仁）或将军斩关汤（蒲黄炭、炒五灵脂、熟军炭、炮姜炭、茜草、益母草、仙鹤草、桑螵蛸、三七粉、萆薢、薏苡仁、黄柏、茯苓、丹皮、泽泻、通草、滑石）。

2. 止血后治疗（以复旧为主，结合澄源）

对青春期患者，应调整月经周期，并建立排卵功能以防复发；或只调整月经周期，不强调排卵，让机体在自然状态下逐渐去健全排卵功能；对生育期患者，要解决调经种子问题；对绝经期患者，应解决体虚贫血和防止复发。常用方法如下：

（1）辨证论治：针对病因病机辨证论治，可参照出血期各证型辨证论治，并配合补血以纠正贫血。

（2）按年龄阶段论治

1）青春期及生育期，以调整肾－天癸－冲任－胞宫轴为主。可采用以补肾为主的中药人工周期疗法：经前期平补阴阳，经期活血化瘀通经，经后期滋阴养血，经间期补肾活血促排卵，进行序贯治疗，常需连用3个月经周期以上，可建立正常的月经周期并恢复排卵功能。

2）围绝经期患者，在排除器质性病变后，以健脾养血善后为主。

（三）中医特色治疗

1. 专方专药

（1）宫崩口服液：人参、麦冬、北五味子、女贞子、补骨脂、乌贼骨、赤石脂、茜草根、甘草等，治疗气阴两亏崩漏。（四川名中医刘敏如教授经验方。谢克蓉.宫崩口服液止血作用的临床与实验观察及机理初探.新中医，1993）

（2）止崩Ⅰ号：炙黄芪30g，党参15g，白术10g，怀山药15g，炙升麻10g，白芍15g，熟地20g，阿胶20g，海螵蛸12g，赤石脂12g，芡实15g，续断15g，益母草15g，甘草5g。（云南名中医张良英教授经验方）

（3）芪断固崩汤：黄芪30g，续断15g，熟地15g，山茱萸10g，枸杞15g，杭芍15g，白术15g，骨碎补15g，茜草15g，生三七粉10g。（云南名中医易修珍主任医师经验方）

（4）止崩基本方：黄芪、益母草、党参、白术、茜草、红花、升麻、贯众炭、旱莲草、生地榆、三七、炙甘草，随症加减运用。（河南褚玉霞主任医师经验方。郭兰春.褚玉霞教授治疗崩漏经验介绍.新中医，2008）

（5）功能失调性子宫出血饮：补骨脂、白花蛇舌草、党参各30g，续断20g，蒲黄12g，三七末3g，治疗肾虚血瘀夹湿热型崩漏。连续服药4周，月经期不停药。（广东名中医欧阳惠卿教授经验方。李坤寅等.欧阳惠卿教授治疗崩漏经验介绍.新中医，2005）

（6）育阴止崩汤：生地20g，山药、山茱萸、桑寄生各15g，川断20g，杜仲15g，海螵蛸30g，阿胶15g，煅牡蛎30g，炒地榆40g，炒蒲黄15g。（黑龙江韩百灵教授经验方。衣长喜.育阴止崩汤治疗崩漏的临床体会.辽宁中医杂志，2005）

（7）中成药

1）功能失调性子宫出血宁胶囊：适用于实热证。口服，一次2粒，一日3次。

2）葆宫止血颗粒：适用于虚热证。开水冲服，一次1袋，一日2次。

3）龙血竭肠溶片、云南白药胶囊：用于血瘀证。龙血竭肠溶片：口服，一次4～6粒，一日3次；云南白药胶囊：用酒送服，一次1～2粒，一日4次。

4）复方大红袍止血胶囊：收敛止血，用于各类血证。口服，一次3～4粒，一日3次。

2. 名中医经验

（1）李春华经验（已故云南名中医）：李氏认为崩漏之疾，多见于功能性子宫出血、子宫肌瘤出血、放环后出血、不规范用性激素引起的出血，或盆腔炎症所致出血等。由于疾病谱的改变，当以实多虚少，力主痰瘀崩漏、湿热崩漏二端，重在肝脾二脏，治拟标本兼顾，化痰祛瘀止血，或清热利湿化瘀止血。具体辨治如下：

1）痰瘀崩漏：经血骤下甚多，或暴崩下血后淋漓不净，时多时少，而血止则数月不复行，如此相互交替而作；月经血色紫暗，夹血块，或夹黏稠带浊之物，小腹下坠疼痛；伴见气短乏力，头眩，胸闷痰多，恶心纳呆，四肢欠温，大便多溏；平素带下量多，如涕如唾，甚则绵绵不绝；形体肥胖，面目虚浮，或面色紫暗；舌质胖嫩或淡暗，边有齿痕，或有瘀斑瘀点，舌苔厚腻或薄腻而滑，脉弦涩或滑，或沉细等。治以化痰祛瘀止血，验方祛痰浚血汤：黄芪30g，苍术15g，白术15g，茯苓15g，香附12g，陈皮10g，法半夏10g，枳壳10g，蒲黄10g，五灵脂10g，仙鹤草30g，仙桃草30g，茜草15g。

2）湿热崩漏：骤然血崩或淋漓不断，血色鲜红或暗红，夹血块，腥臭；经前少腹疼痛拒按，有灼热感，腰骶胀痛，行经少腹疼痛加剧；伴见发热恶寒，或低热起伏，或身热不扬，面赤烘热，头沉而胀，精神郁闷，烦躁易怒，纳谷不馨，口腻或口苦或干，小便短赤，大便干结，或便溏臭秽，肛门灼热；平素白带量多，色黄质稠，味臭秽，舌质红或边尖红、苔黄腻或白腻少津，脉滑或弦或濡数。治以清热利湿，化瘀止血，验方四妙二仙汤：苍术15g，黄柏15g，薏苡仁30g，川牛膝15g，蒲公英15g，败酱草30g，马齿苋30g，地榆15g，蒲黄10g，五灵脂10g，贯众15g，仙鹤草30g，仙桃草30g。

（2）班秀文经验（首届国医大师）：五子衍宗丸原用于治疗男子不育症，班秀文活用以治疗少女崩漏屡获良效。少女崩漏的致病原因，是由于肾气未充，冲、任二脉发育未全，血海不固所致。因而在治疗上，应以补养肾气，调摄冲任为原则。五子衍宗丸由菟丝子、覆盆子、五味子、枸杞子、车前子所组成。方中菟丝子辛甘平，能固精主髓，补阳益阴，是温补之佳品；覆盆子甘酸微温，能补能敛，益肾固精，酸收止血；五味子五味俱备而偏于酸温，温则能升，酸则能敛，是滋肾涩精，升降兼备之品；枸杞子甘平，能生精助阳；车前子甘寒，是渗利之品，与补肾药同用，能强阴益精。综合全方，能补益肝肾，调治阴阳，滋阴生精，固摄止漏，是平补阴阳之良剂。若阴道出血量多，则减去车前子之滑利，以金樱子或桑螵蛸之温涩代之；兼脾虚气弱者，加入健脾益气之黄芪、党参、怀山药之类；兼血虚者，加入当归、白芍；阴虚者加入女贞子、旱莲草、北沙参、麦门冬；血瘀则加入鸡血藤、丹参、泽兰、苏木、益母草以治之。总之，以五子衍宗丸调养冲任，燮理阴阳，使肾充本固，则漏可愈。

（3）夏桂成经验（江苏名中医）：夏氏喜用四草汤（鹿衔草、马鞭草、茜草、益母草）合加味失笑散治疗更年期崩漏的肾阴虚夹瘀热证，他认为，此型患者常有心肝郁火，治疗心肝郁火和瘀血是主要的。而对于阳虚夹瘀浊证患者，常是素体脾肾不足，主张用补气固经丸、震灵丹等方剂。更年期崩漏患者反复发作常表现上为心肝郁火，下为脾肾虚寒的上热下寒证。治当清上温下，并加入化瘀止血之品，如淫羊藿、补骨脂、黄柏、钩藤、牡丹皮、五灵脂、茜草等。（钱菁.夏桂成教授治疗崩漏的经验.南京中医药大学学报，1996）

（4）蔡小荪经验（上海蔡氏女科传人，国家名中医）：蔡氏认为，青春期功能失调性子宫出血，病因有肝肾阴虚，虚热内生，扰及冲任，血海不宁；脾肾阳虚，统摄无权，封藏失职；瘀血阻滞，血不归经三种。临床用食疗法：①参枣煎：红枣250g，红糖125g，人参9g，水煎服，每日1剂，连服数日，有补气养血、固涩冲任之功。适用于气虚血崩。②乌贼骨炖鸡：鸡肉90g，乌贼骨12g。鸡肉洗净切块，乌贼骨打碎，将鸡肉、乌贼骨装在瓷罐内加水500ml，精盐适量，上蒸笼蒸熟，吃时加味精。每日2次，服3～5天可见效。有益气补精、补虚温中、收涩止血之功。适用于脾虚崩漏。③玉米须炖猪肉：玉米须30g，猪瘦肉120g。将玉米须洗净，猪瘦肉切成薄片，一起放入陶罐内加水500ml，上蒸笼，加盖清蒸至瘦肉熟透，加精盐、味精即成。适用于血热崩漏。

（5）王渭川经验（原成都中医学院附属医院妇科主任医师）：王氏治疗崩漏，以益气固脱为主，急用独参汤加童便急救，或重用党参、黄芪、仙鹤草、陈棕炭、贯众炭等，以固气防脱，塞流应急。如治疗青年血崩，注重柔肝解郁，凉血安神。老年血崩其病机特点是冲气虚弱，脾失其统，肝失其藏。故老年血崩力主滋肾为首，调气运脾为辅。胎前崩漏多因肝肾郁热，血热妄行所致。治疗首重澄源，澄源即是安胎，其次才是塞流止血。产后崩漏多因调养失宜或劳力太过，或房事不慎所致。急宜调气固脾，急塞其流，总以肝、脾、肾为主。（沈中林.王渭川治疗崩漏六法.四川中医，1991）

3. 针灸

（1）体针：选择中极、关元、石门、三阴交、足三里等穴，隐白穴需重灸30分钟，可达到止血目的。

（2）耳针：选内生殖器、皮质下、内分泌、肾、肝、脾。毫针刺用中等刺激，或用埋针法，左右两耳交替使用。

4. 推拿

（1）取穴：中脘、神阙、气海、关元、归来、中极、章门、期门、膈俞、肝俞、脾俞、胃俞、肾俞、八髎、合谷、血海、足三里、丰隆、三阴交、太溪、行间、隐白、涌泉。

（2）手法：一指禅推法、按揉法、攘法、擦法、平推法、叩法、摩法、拨法。

（3）辨证加减

1）气血亏虚证：用拇指按揉合谷、血海、足三里、三阴交穴各约1分钟；用拇指推法或掌平推法从膈俞推至胃俞，约2分钟。

2）寒凝血瘀证：用拇指按揉中脘、神阙、关元三穴各约2分钟；用拇指推法或掌平推法从膈俞推至八髎穴，约2分钟。

3）血热妄行证：用拇指按揉行间、隐白、血海、三阴交穴各约1分钟；轻叩脊柱两侧膀胱经，约2分钟。

4）肝郁气滞证：用拇指按揉合谷、章门、期门、肝俞、膈俞等穴各约1分钟；以掌擦两胁，以透热为度。

5）肾精亏虚证：用拇指按揉气海、关元、三阴交、太溪、肾俞穴各约1分钟；

用拇指或掌根平推督脉或脊柱两侧膀胱经,约3分钟;用拇指按揉涌泉穴,约3分钟。

5. 食疗

(1) 芹菜汁:鲜芹菜、白糖适量。将芹菜洗净榨汁加白糖调味即可,经常饮服。清热凉血,止血调经。适用于实热型崩漏。

(2) 乌鸡黄芪汤:乌骨鸡250g,黄芪60g。两味加适量水煮烂熟,调味后服食。每日一次,连服3~5天。补气摄血,适用于气虚型崩漏。

六、西医治疗

(一)治疗原则

祛除病因、迅速止血、调整月经周期、恢复排卵功能和避免复发等方面。

(二)常用方法

1. 一般性治疗

贫血者应补充铁剂、维生素C和蛋白质,严重贫血者需输血。流血时间长者给予抗生素预防感染。出血期间应加强营养,避免过度劳累,保证充分休息。

2. 药物治疗

功能失调性子宫出血的一线治疗是药物治疗。青春期及生育期无排卵型功能失调性子宫出血以止血、调整月经周期、促排卵为主;绝经过渡期功能失调性子宫出血以止血、调整月经周期、减少经量,防止子宫内膜病变为治疗原则。常采用激素止血和调整月经周期。出血期可辅以促进凝血和抗纤溶药物,促进止血。

3. 手术治疗

(1) 刮宫术:适用于急性大出血或存在子宫内膜癌高危因素的功能失调性子宫出血患者。

(2) 子宫内膜切除术:利用宫腔镜下电切割或激光切除子宫内膜,或采用滚动球电凝或热疗等方法,使子宫内膜凝固或坏死。适用于经量多的绝经过渡期功能失调性子宫出血和经激素治疗无效且无生育要求,要求保留子宫的生育年龄功能失调性子宫出血。

(3) 子宫切除术:因功能失调性子宫出血而行子宫切除术约占子宫切除术的20%。患者经各种治疗效果不佳,可由患者和家属知情同意选择接受子宫切除。

七、预防调护

(1) 重视经期卫生,避免经期受凉、过度劳累,避免经期同房,避免经期饮食不当,避免感染。

（2）适当锻炼，注意饮食，加强营养。
（3）调畅情志，避免不良情绪刺激，防止情绪波动过大。

八、疗效判断标准

参照《中医病证诊断疗效标准》（2012 版）：

治愈：经量、经期、周期恢复正常，能维持 3 个月经周期以上。或更年期妇女血止绝经者。

好转：经量、经期、周期虽恢复正常，但不能维持 3 个月经周期。或经量减少，或经期缩短。

未愈：阴道出血无变化。

（杨廷仙　周　靖）

第二节　闭经

一、概述

月经是生殖系统解剖正常和生殖功能成熟的表现。月经停闭是多种原因导致的生理或病理变化的外在表现，仅是一种症状而并非一疾病。妊娠期、哺乳期、绝经后的闭经及少女初潮后 1 年以内有闭经者，称生理性闭经。病理性闭经则根据既往有无月经来潮，分为原发性闭经和继发性闭经。原发性闭经指年龄超过 16 周岁、第二性征已发育或年龄超过 14 周岁、第二性征未发育，月经还未来潮者。继发性闭经是指正常月经建立后月经停止 6 个月，或按自身原有月经周期计算停止 3 个周期以上者。

二、病因病机

中医认为该病的发生是肾－天癸－冲任－胞宫失调，使血海不能按时满溢。究其病因，有虚有实，虚者多为肾、肝、脾虚弱，精、气、血不足，血海空虚，经血无源以下；实者多因气滞、血瘀、寒湿、痰浊等阻滞，胞脉不通，经血不得下行。

三、辨病

（一）症状

女子年龄超过 16 周岁月经从未来潮，或正常月经建立后月经停止 6 个月，或按自身原有月经周期计算停止3个周期以上,可伴有不孕、溢乳、烘热出汗等症状。

(二)体征

原发性闭经多为器质性病变所致,先天发育不良者,可见子宫体细小、畸形第二性征阴毛、腋毛稀少双乳发育不良。继发性闭经多由功能性疾病引发,可有肥胖、多毛黑棘皮征等。注意有无结核病、糖尿病、慢性消耗性疾病的相关体征。

(三)辅助检查

1. 孕激素试验

此系检测内源性雌激素水平,以评价体内雌激素水平及生殖道的完整性。单独用孕激素做试验,方法:黄体酮20mg,每日肌内注射一次,连续5天;或口服磺酸羟甲孕酮10mg,每日一次,连服5天,观察有无撤药性出血。用药后2~7天出现撤药性阴道出血者为阳性反应,表示生殖道发育正常,子宫内膜的功能存在,已受雌激素充分作用,因而对黄体酮能产生分泌期变化。同时说明"性腺轴"的功能基本上存在。阴性反应不能除外子宫及生殖道异常,需做雌-孕激素试验,以进一步明确诊断。

2. 雌孕激素序贯试验

孕激素试验阴性者,可能系内源性雌激素水平不足,内膜受雌激素刺激生长不够所致。可每日口服妊马雌酮1.25mg,连服21天,最后10天加用醋酸甲羟孕酮,每日口服10mg;也可用苯甲酸雌二醇,每3天肌内注射2mg,连用7次,最后5天肌内注射黄体酮每天20mg。撤退性出血者为阳性,提示子宫内膜功能正常,引起闭经的原因是内源性雌激素水平不足,病变多在卵巢部位以上,需进一步寻找病因。停药后无出血者可能为子宫性闭经。

3. 垂体促性腺激素测定

雌激素撤药出血试验阳性者,示体内雌激素水平低下,应进一步区分系因卵巢本身受抑或因下丘脑-垂体功能障碍所致。可用放免法或生物法测定促性腺激素(FSH、LN)的水平。LH低下(<5U/L)或认为系促性腺激素合成分泌不足,病因可能在垂体或下丘脑。FSH上升(>40U/L)则多与卵巢功能衰退有关。FSH值在5~30U/L者,提示卵巢有滤泡存在。

4. 垂体兴奋试剂

如促性腺激素低于正常或在正常低限范围内,应辨别病变是在垂体还是在下丘脑。可用促性腺激素释放激素(GnRH)做垂体兴奋试验来加以区分。方法:试验前测LH,然后静脉滴注LHRH 100μg 4小时,每15、30、60及120分钟各抽血测LH。下丘脑功能障碍者,在滴注30~45分钟时LH上升,60~90分钟时下降,2~4小时内可有第二次上升,并能维持约4小时。垂体功能有缺陷时,LH虽有第一次上升,但不能维持很久,即使继续用药,也不出现第二次上升现象,说明垂体合成 LH 的功能受到限制。如因下丘脑受损而垂体有惰性时，开始滴药时可无反应，但在 2 小时左右可出现延迟反应。

5. 盆腔 B 型超声检查

检查盆腔有无子宫，子宫形态、大小及内膜厚度，卵巢形态，始基卵泡数目等。

6. 性激素测定

（1）血甾体激素测定：包括雌二醇、孕酮及睾酮测定。血孕酮水平升高，提示排卵；雌激素水平低，提示卵巢功能不正常或衰竭；睾酮水平高，提示可能为多囊卵巢综合征或卵巢支持－间质细胞瘤等。

（2）催乳激素及垂体促性腺激素测定：PRL > 25μg/L 时称为高催乳激素血症。PRL 升高者测定 TSH，TSH 升高为甲状腺功能减退；TSH 正常，而 PRL > 100μg/L，应行头颅 MRI 或 CT 检查，排除垂体肿瘤。PRL 正常应测定垂体促性腺激素。月经周期中 FSH 正常值为 5～20U/L，LH 为 5～25 U/L。若两次测定 FSH > 25～40 U/L，为高促性腺激素性腺功能减退，提示卵巢功能衰竭；若 LH > 25U/L 或 LH/FSH 比例 > 3 时，应高度怀疑多囊卵巢综合征；若 FSH、LH 均 < 5U/L，为低促性腺激素性腺功能减退，提示垂体功能减退，病变可能在垂体或下丘脑。

（3）肥胖、多毛、痤疮患者还需测定胰岛素、雄激素（血睾酮、硫酸脱氢表雄酮，尿 17- 酮等），以确定是否存在胰岛素抵抗、高雄激素血症或先天性 21- 羟化酶功能缺陷等。

四、类病辨别

（一）育龄期妇女停经

生育妇女正常月经周期停闭 6 个月以上者，或根据自身月经周期停闭 3 个月经周期以上者，需与正常妊娠及妊娠相关疾病相鉴别。常可通过仔细询问病史及血或尿 HCG 测定、B 超检查等协助诊断。

（二）围绝经期停经

围绝经期是妇女自生殖年龄过渡到无生育年龄的生命阶段，一般在 45～55 岁，常见临床表现如停经、烘热汗出、心烦心悸、失眠、腰背及四肢疼痛等症状，可通过内分泌激素水平测定、B 超等多种检查等协助诊断。

五、中医论治

（一）治疗原则

虚者补而通之，实者泻而通之，虚实夹杂者当补中有通，攻中有养。

（二）分证论治

（1）气血虚弱证：经血量少，伴月经延后，逐至月经停闭达6个月未来潮，头晕眼花，心悸气短，神疲肢倦，或食欲不振，毛发不华，舌淡，苔薄，脉沉细。

治法：补气养血通经。

处方：人参养荣汤（人参、白术、黄芪、茯苓、远志、当归、白芍、熟地、桂心、炙甘草）。

（2）肝肾亏虚证：月经初潮延迟至15周岁仍未来潮，或来潮后，6个月未再行经，兼见头晕耳鸣，腰膝酸软，第二性征发育不良，或阴道干涩，阴毛稀疏甚至脱落；形体消瘦，肌肤不荣，夜尿频多，舌淡，苔薄，脉沉细。

治法：滋阴养肝，养血通经。

处方：归肾丸（熟地、枸杞、山茱萸、茯苓、当归、杜仲、菟丝子）。

（3）阴虚血燥证：月经由少渐至停闭，五心烦热，潮热汗出，两颧潮红，或骨蒸劳热，或干咳，咯血，舌红少津，苔少，脉细数。

治法：滋阴养血，通络调经。

处方：加减一阴煎（生地、熟地、白芍、麦冬、知母、地骨皮、炙甘草）。

（4）气滞血瘀证：月经停闭，胸胁、乳房胀痛，精神抑郁，烦躁易怒，胸胁胀满，少腹胀痛拒按；或周期性下腹疼痛，舌质紫暗，或夹瘀，苔薄，脉沉弦。

治法：行气活血，祛瘀调经。

处方：血府逐瘀汤（当归、川芎、生地、赤芍、桃仁、红花、柴胡、枳壳、桔梗、牛膝）。

（5）痰湿阻滞证：月经停闭数月，或开始为月经后期，量少，渐至月经停闭，神疲倦怠，形体肥胖，呕恶痰多，嗜睡懒言，胸胁满闷，带下量多，色白质稠，舌淡，苔腻，脉滑。

治法：健脾除湿化痰，活血通经。

处方：四君子汤（人参、炙甘草、茯苓、白术）合苍附导痰丸（茯苓、法半夏、陈皮、甘草、苍术、香附、南星、枳壳、生姜、神曲）。

（三）中医特色治疗

1. 专方专药

（1）调元通经汤：淫羊藿15g，仙茅10g，制首乌12g，当归10g，黄芪10g，鹿角霜10g，桂枝10g，白芍10g，茯苓10g。（湖北名中医朱祥麟主任医师经验方。陈新胜.朱祥麟治疗闭经经验.湖北中医杂志，2008）

（2）逍遥补肾汤：柴胡12g，杭芍15g，当归20g，熟地12g，茯苓15g，白术12g，香附12g，女贞子12g，菟丝子20g，甘草10g。（云南名中医熊辅信主任医师经验方。陈彩云等.导师熊辅信治疗少经闭经的经验.云南中医中药杂志，

2004）

（3）扶命培土汤：肉桂6g，熟附片9g，黄精9g，锁阳9g，党参30g，黄芪30g，菟丝子30g，山药20g，枸杞子20g，淫羊藿15g，肉苁蓉12g，巴戟天12g，专治卵巢早衰闭经。（湖北省全国首批师带徒指导老师刘云鹏主任医师经验方。王敏．刘云鹏治疗闭经验案拾萃．湖北中医杂志，2007）

（4）傅青主之益经汤加味：西洋参片10g，炒白术20g，白芍10g，怀山15g，柴胡10g，熟地30g，当归10g，杜仲15g，生枣仁15g，沙参10g，丹皮10g，肉苁蓉30g，火麻仁20g，治疗人工流产术后闭经。（湖南名中医熊继柏教授经验。刘朝圣．熊继柏教授辨治继发性闭经验案举隅．湖南中医杂志，2010）

（5）中成药

1）定坤丹：适用于气血两虚兼有瘀滞证。口服，一次半丸至1丸，一日2次，温开水送服。

2）逍遥丸：适用于肝郁气滞证。口服，一次9g，一日2次。

3）暖宫孕子丸：适用于血虚气滞证。口服，一次8丸，一日3次。

4）调经促孕丸：适用于脾肾阳虚证。口服，一次1袋，一日2次。自月经周期第5天起连服20天；无周期者每月连服20天。

5）血府逐瘀丸：适用于气滞血瘀证。口服，一次1～2丸，一日2次。

6）右归丸：适用于肾虚证。口服，一次1丸，一日3次。

7）龙胆泻肝丸：适用于肝经郁热证。口服，一次3～6g，一日2次。

2. 名中医经验

（1）宋光济经验（浙江宁波宋氏妇科世家）：闭经，临床辨证常见气滞血瘀、气血虚弱、肝肾不足、痰湿阻滞四型。宋氏对本病的辨证，则重在辨血枯还是血瘀，创立"胃火烁血型闭经"观点，认为胃火炽盛，一则可以消烁津血，二则也可导致热灼血结而致闭经。因为"此证之初，非苦寒不足以清热，非甘寒不足以救阴，非活血不足以通经闭，方书多言温通，此方可谓凉通矣"。其治疗闭经，匠心独具。（冯得平．宋光济教授治疗月经病经验．浙江中医学院院报，1996）

（2）王辉萍经验（上海浦东王氏医家传人）：王辉萍认为闭经的成因与肾气、天癸、冲任的盛衰及胞宫的营养发育情况直接相关，并与脏腑功能失调有密切联系，临床上多见肝肾不足、气血虚亏及气滞血瘀的类型。诊病首重辨证，注意问诊，注重气血同治，攻补兼施，阴阳并补的治则。闭经患者以青春少女较多，尤其以高中阶段的学生为常见。除主诉闭经外，患者可感到胸闷、胁胀、多思忧愁、注意力不集中、寐少等症。在辨证上则以气滞肝郁为主。治疗闭经，调血必理气，气血同治。临组方配伍时，明确补泻对立统一，实者祛邪，攻中有守，维护正气，祛邪而不伤正；虚者扶正，补中有通，调畅气血，补而勿滞。实证为主的闭经，亦不纯用攻逐之法，养血不忘益气健脾，化瘀不忘行气疏肝。调治闭经，养血活血是主法，行气疏肝常左右行使，丹参、香附、桃红四物汤为主方，其变化在于虚者重以补，实者主以攻。

理血之品有攻补之分，为治疗闭经的主要药物，其中有养血、活血、祛瘀、破癥之别。正确应用理血药物是最为关键的，常需根据患者的年龄、体质、气血盈亏情况，灵活应用。攻补之品，有时先补后攻，有时攻补兼施。（李建荣．王辉萍治疗闭经经验．四川中医，1996）

（3）哈荔田经验（河北省保定人，著名中医妇科专家、教育家）：哈氏治疗闭经一病，无论血枯、血滞，常常加入活血化瘀药物。在血枯初治时，可于大量补益之品中酌情加少量作用较平缓的和血之品，如当归、赤芍、丹参、鸡血藤等以使补而不滞，促进血行。亦可初治不予活血，待治疗一段时间，血海渐充，气血渐复时，少佐和血、活血之剂如当归、赤芍、刘寄奴、牛膝等，可促进经通血行，月事早日得潮。经通之后，无论原属血枯、血滞，都应不同程度地予以滋阴养血生津之品，使经水之源头充盛，进而取得远期疗效，而非一通即止。常用药如女贞子、鸡血藤、旱莲草、杭白芍、天花粉、麦冬等。

（4）姚克敏经验（云南姚氏妇科传人）：姚氏提出闭经的群体表现是以虚为主，虚实相兼为其主要病机。临床以精、气、血虚为本，兼顾夹杂因素论治。并提出"补益"为主，"补充疏导"同用的治疗法则。闭经之兼夹因素多为气滞、瘀阻、郁热、寒湿等。分别运用理气行滞、活血化瘀、解郁清热、温经散寒，疏之导之，而忌用攻、破、清凉温燥之重剂，以免伤及精、气、血之本源，是为舍本而治标也。新加五子汤为主方，女贞子、菟丝子、覆盆子、车前子、茺蔚子补益精血，滋养肝肾，但补而不腻。配合四物、逍遥养血柔肝，调和疏导。而不论补益或疏导，特别强调冲任二脉的调畅，故用药时桑寄生、川断、杜仲、鹿角霜、牛膝等常灵活配用。精气重损者加二仙、肉苁蓉、巴戟天、参、芪、枸杞子之属，而壮阳辛温之品未尝轻用。姚氏认为"阳之为动，其本在精，若无精血之基础，妄助阳浮，则无异于无油剔灯，一闪而灭也"。（姚克懿．姚克敏老师用补益疏导法治疗闭经经验．云南中医药杂志，1993）

（5）易修珍经验（云南省名中医）：中医认为本病的发生，大致分为虚实两大类，但临床虽有虚实之分，但往往虚实夹杂多并存，并存中有所侧重，或虚多实少，或实多虚少，最终均易致瘀阻胞宫。治疗重视辨证与辨病，专方专药运用，结合病机所在，顺应月经周期及经前征兆，进行辨证施治。强调注意从"阳中求阴"，代表药物有海马，该药甘温入肾经命门，勃兴阳道，尤如画龙点睛，使肾气充旺，气血通畅；并注意宣泄厥阴之气郁，酌加柴胡、郁金、藁本；而祛瘀通经调经的药物莪术、丹参等1~2味贯穿始终，其结果，既能使滋阴药物不过于滋腻，又能使诸药"动而不守"起到寓攻于补的作用。临床上除经验方益经汤外，还根据辨证不同，分别选择黄芪建中汤、左归饮、逍遥散等方，但配伍原则不变。个别顽固性闭经患者主张短期采用中西医结合治疗。方用经验方益经汤：潞党参15g，炙黄芪30g，当归15g，熟地15g，山茱萸12g，菟丝子15g，枸杞15g，淫羊藿15g，丹参15g，三七粉10g，甘草10g。加减：闭经伴溢乳者加炒麦芽50g以下气回乳；由多囊卵巢引起者加牙皂6~10g以祛痰；伴随有癥瘕者，加莪术6g，牡蛎20g以祛瘀散结消癥。

3. 针灸

主穴：关元（补）、三阴交（泻）、合谷（补）。常规手法针刺，每日1次。气虚血瘀型：治以活血化瘀，理气通经，取太冲、中极、归来，均泻法；阴虚血燥型：治以养阴清热调经，加血海、足三里、肾俞、脾俞；痰湿阻滞型：治以燥湿健脾，活血豁痰，行气通经，灸方加足三里、丰隆、水分，均用泻法；气血虚弱型：治以益气补血，养心调经，针灸取穴肾俞、脾俞、血海，均用补法。

4. 推拿

（1）取穴：中脘、神阙、气海、关元、归来、中极、章门、期门、膈俞、肝俞、脾俞、胃俞、肾俞、八髎、合谷、血海、足三里、丰隆、三阴交、太溪、行间、隐白、涌泉。

（2）手法：一指禅推法、按揉法、攘法、擦法、平推法、叩法、摩法、拨法。

（3）辨证加减

1）气血亏虚证：用拇指按揉合谷、血海、足三里、三阴交穴各约1分钟；用拇指推法或掌平推法从膈俞推至胃俞，约2分钟。

2）寒凝血瘀证：用拇指按揉中脘、神阙、关元三穴各约2分钟；用拇指推法或掌平推法从膈俞推至八髎穴，约2分钟。

3）血热妄行证：用拇指按揉行间、隐白、血海、三阴交穴各约1分钟；轻叩脊柱两侧膀胱经，约2分钟。

4）肝郁气滞证：用拇指按揉合谷、章门、期门、肝俞、膈俞等穴各约1分钟；以掌擦两胁，以透热为度。

5）肾精亏虚证：用拇指按揉气海、关元、三阴交、太溪、肾俞穴各约1分钟；用拇指或掌根平推督脉或脊柱两侧膀胱经，约3分钟；用拇指按揉涌泉穴，约3分钟。

5. 外治

侯爱贞以采用自拟紫鹿通经汤加减保留灌肠进行治疗。方药组成：紫石英15g，鹿角片10g，淫羊藿10g，怀山药30g，川断10g，花椒1.5g，生山楂30g，丹皮10g，丹参30g，皂刺20g，熟大黄10g，柴胡10g，怀牛膝10g，清半夏10g，橘红10g。每日1剂，浓煎至150ml，药温为39～41℃时保留灌肠，21天为1个疗程，连续3～6个疗程。注意：经期停止治疗。

6. 食疗

（1）八珍汤加菟丝子10g，杜仲20g，怀山药20g，黄芪20g，煎服，日服1剂。每日用鲜鲍鱼2只，瘦肉2两，生姜3片，炖汤1碗，让患者饮汤食渣。适用于脾肾虚弱，气血不足者。

（2）金荞麦煮鸡肉：金荞麦1000g，黑肉白毛鸡500g，生姜适量。制作：将金荞麦煎成液过滤，鸡肉放入锅中，加入备好的金荞麦液、生姜、食盐煮熟后即可。功效应用：清热解毒，活血散瘀，健脾利湿，适用于闭经、痛经、白带多等症。

(3) 党参枸杞子胎盘汤：枸杞子 20g，党参 30g，甘草 3g，胎盘 1/4 个，瘦猪肉 100g，生姜 2 片。将胎盘、猪肉分别洗净，切成小块，党参、枸杞子、甘草洗净，把全部用料一起放入锅内，加清水适量，武火煮沸后，文火煮 2 小时，调味即可，随量饮用。

六、西医治疗

（一）治疗原则

闭经的治疗应按发病机制做针对性治疗，虽激素类药物为治疗的重要手段，但从生殖健康出发，应对机体的整体健康、心理状况和环境因素做全面的处理。

（二）常用方法

1. 药物治疗

主要为激素药物治疗，明确病变环节及病因后，给予相应激素治疗以补充机体激素不足或拮抗其过多，达到治疗目的。

（1）激素的替代治疗

1）雌激素补充治疗：适用于无子宫者。妊马雌酮 0.625mg/d 或微粒化 17-β 雌二醇 1mg/d，连用 21 日，停药 1 周后重复给药。

2）雌、孕激素人工周期疗法：适用于有子宫者。上述雌激素连服 21 日，最后 10 日同时给予醋酸甲羟孕酮 6~10mg/d。

3）孕激素疗法：适用于体内有一定内源性雌激素水平的 I 度闭经患者，可于月经周期后半期（或撤药性出血第 16~25 日）口服醋酸甲羟孕酮 6~10mg，共 10 日。

（2）促排卵：适用于有生育要求的患者。常用氯米芬、促性腺激素、促性腺激素释放激素、来曲唑片。

（3）甲磺酸溴隐亭：适用于 PRL 过高所致闭经，通过与垂体多巴胺受体结合直接抑制垂体 PRL 分泌，恢复排卵；还可直接抑制垂体分泌 PRL 肿瘤细胞生长。单纯高 PRL 血症患者，每日 2.5~5mg 一般在服药的第 5~6 周能使月经恢复。垂体催乳激素瘤患者，每日 5~7.5mg，敏感者在服药 3 个月后肿瘤明显缩小，较少采用手术。

2. 手术治疗

针对各种器质性病因，如垂体腺病引起者可采用相应的手术治疗。

七、预防调护

（1）注意精神调摄，保持情绪稳定，避免暴怒、过度紧张和压力过大。

（2）饮食有节，注意营养，少食辛辣、油炸、油腻肥厚之品。
（3）经行之际，避免冒雨涉水，忌食生冷。
（4）采取有效避孕措施，避免多次人工流产或刮宫。
（5）避免长期服用避孕药、减肥药等药物。

八、疗效判断标准

参照《中医病证诊断疗效标准》（2012版）：
治愈：月经来潮，连续3次以上正常行经。
好转：月经恢复来潮，但月经周期未正常。
未愈：月经仍未来潮。

（胡红娟　周　靖）

第三节　痛经

一、概述

痛经为妇科常见病，是指行经前后或月经期出现周期性下腹疼痛、坠胀，伴有腰酸或其他不适，症状严重影响生活质量者。痛经分原发性和继发性两类，原发性痛经为痉挛性无盆腔器质性病变的痛经，占痛经的90%以上；继发性痛经是指盆腔器质性疾病引起的痛经。

二、病因病机

中医认为该病的发生主要与肝肾亏虚、气滞血瘀有关。痛经病位在子宫、冲任，以"不荣则痛"或"不通则痛"为主要病机。虚者多为气血、肝肾亏虚，胞脉失去濡养，不荣则痛；实者多为气滞、寒凝、血瘀，阻滞胞宫，气血运行不畅，不通则痛。

三、辨病

（一）症状

（1）原发性痛经在青春期多见，常在初潮后1~2年内发病。
（2）疼痛多自月经来潮后开始，最早出现在经前12小时，以行经第1日疼痛最为剧烈，持续2~3日后缓解，疼痛常呈痉挛性，通常位于下腹部耻骨上，可放射至腰骶部和大腿内侧。

（3）可伴有恶心、呕吐、腹泻、头晕、乏力等症状，严重时面色发白、出冷汗、甚至晕厥。

（二）体征

原发性痛经妇科检查无异常发现，继发性痛经可因病变的不同而发现相应的体征。

（三）辅助检查

1. B超

超声检查以了解盆腔内有无器质性病变如子宫内膜异位症、子宫肌瘤、卵巢囊肿、盆腔炎症等。

2. 腹腔镜检查

确定病变的部位与程度如盆腔炎症、子宫内膜异位症、单角子宫、残角子宫、双角子宫等；鉴别盆腔肿块如炎性包块、子宫肌瘤及卵巢肿瘤等。

3. 宫腔镜检查

可诊断黏膜下肌瘤、宫腔粘连、宫内节育器嵌顿及内膜息肉、溃疡及炎症等。

四、类病辨别

（1）行经前后的急性阑尾炎、结肠炎、膀胱炎等鉴别：此类疾病可有腹痛、二便异常表现，通过体格检查及血尿常规、C反应蛋白及B超等相关辅助检查可助鉴别。

（2）妊娠期腹痛：应与先兆流产、难免流产、异位妊娠等妊娠相关疾病相鉴别，妊娠相关疾病可有停经史，腹痛及阴道流血临床表现，通过血尿HCG、B超等相关辅助检查可助鉴别。

（3）盆腔炎性疾病：常见症状为下腹疼痛、阴道分泌物增多，活动或性交后加重。通过妇科检查、白带化验、病原微生物检查及B超等可助鉴别。

五、中医论治

（一）治疗原则

经期调血止痛治标，平时辨证求因治本。

（二）分证论治

（1）气滞血瘀证：经前或经期小腹胀痛拒按；经血量少，行而不畅，血色紫暗有块，块下则痛减；乳房胀痛，胸闷不舒，舌质紫暗或有瘀点，脉弦。

治法：理气行滞，化瘀止痛。

处方：膈下逐瘀汤（红花、桃仁、赤芍、川芎、当归、丹皮、乌药、枳壳、香附、甘草、五灵脂、延胡索）。

加减：痛而恶心呕吐者，加吴茱萸、法半夏、陈皮和胃降逆；小腹胀坠或前后阴坠胀不适，加柴胡、升麻行气升阳；心烦口苦，加栀子、郁金、夏枯草。

（2）寒凝血瘀证：经前或经期小腹冷痛拒按，得热痛减；月经或见推后，量少，经色暗而有瘀块；面色青白，肢冷畏寒，舌暗，苔白，脉沉紧。

治法：温经散寒，化瘀止痛。

处方：少腹逐瘀汤（肉桂、小茴香、干姜、当归、川芎、赤芍、蒲黄、五灵脂、延胡索、没药）或温经散寒汤（当归、川芎、赤芍、白术、紫石英、胡芦巴、五灵脂、金铃子、延胡索、制香附、小茴香、艾叶）。

加减：寒凝痛甚而厥，四肢冰冷，加附子、细辛、巴戟天回阳散寒；冷痛甚者，加艾叶、吴茱萸；痛而胀者，加乌药、香附、九香虫；肢体酸重不适者，加苍术、茯苓、薏苡仁、羌活。

（3）湿热瘀阻证：经前或经期小腹疼痛或胀痛不适，有灼热感，或痛连腰骶，或平时小腹疼痛，经前加剧；经血量多或经期长，色暗红，质稠或夹较多黏液；平素带下量多，色黄质稠有臭味；或伴有低热起伏，小便黄赤，舌质红，苔黄腻，脉滑数或弦数。

治法：清热除湿，化瘀止痛。

处方：清热调血汤（生地、当归、川芎、白芍、桃仁、红花、牡丹皮、黄连、香附、莪术、延胡索）加车前子、苡仁、败酱草或银甲丸（金银花、连翘、升麻、红藤、蒲公英、生鳖甲、紫花地丁、生蒲黄、椿根皮、大青叶、茵陈、琥珀末、桔梗）。

（4）气血虚弱证：经期或经后小腹隐隐作痛，喜按或小腹及阴部空坠不适；月经量少，色淡、质清稀；面色无华，头晕心悸，神疲乏力，舌质淡，苔薄，脉细无力。

治法：益气养血，调经止痛。

处方：圣愈汤（党参、黄芪、熟地、当归、川芎、白芍）或黄芪建中汤（黄芪、当归、白芍、生姜、大枣、炙甘草、饴糖）或养血和血汤（当归、白芍、川芎、枸杞、香附、甘草）。

加减：可酌加鸡血藤、香附、艾叶、炙甘草养血缓痛；腰酸不适者加菟丝子、杜仲、台乌。

（5）肝肾亏虚证：经后小腹隐痛，经来色淡，量少，伴腰骶酸痛；经色暗淡，量少质稀薄；头晕耳鸣，健忘失眠，潮热，舌质淡红，苔薄，脉沉或细。

治法：补养肝肾，调经止痛。

处方：益肾调经汤（巴戟天、杜仲、续断、乌药、艾叶、当归、熟地、白芍、益母草）或调肝汤（当归、白芍、山茱萸、巴戟天、阿胶、山药、甘草）。

（三）中医特色治疗

1. 专方专药

（1）止痛方：丹参20g，土鳖虫10g，水蛭5g，血竭粉5g(冲服)，生山楂15g，生大黄5g(后下)，青皮10g，橘核15g，路路通10g，荔核15g，三棱15g，台乌药10g，甘草5g。（湖南名中医尤昭玲教授经验方。程丽.尤昭玲教授治疗子宫内膜异位症经验.光明中医，2010）

（2）痛经Ⅰ号：当归15g，川芎10g，杭芍15g，丹参15g，延胡15g，炒小茴10g，五灵脂10g，枳壳10g，台乌10g，槟榔10g，甘草6g。（云南名中医张良英教授经验方）

（3）少腹逐瘀汤加减：当归、川芎、赤芍药、肉桂、小茴香、蒲黄、五灵脂、没药、干姜、延胡索，寒凝甚者加吴茱萸、艾叶等；气滞血瘀者加乌药、香附、枳壳、桃仁、红花、三棱、莪术等；湿热瘀结者合四逆散、生薏苡仁等；兼肾精不足者加枸杞子、菟丝子、巴戟天、鹿角霜、山茱萸、紫河车、熟地黄等血肉有情之品。于经前3天即服上方，服至月经干净。（河北名老中医药专家学术经验继承工作指导老师孙光周主任医师经验方。扈有芹.孙光周老师治疗原发性痛经经验.湖北中医，2011）

（4）失笑散加味：蒲黄、五灵脂、延胡索、乌药、乳香、没药、三棱、莪术、海螵蛸、赤芍、茜根炭。（浙江名中医何嘉琳主任医师经验方。邢恺.何嘉琳治子宫腺肌症经验.江西中医药，2009）

（5）温经汤加减：肉桂3g，川芎8g，当归10g，党参20g，莪术10g，丹参15g，牛膝15g，白芍10g，延胡10g，炙甘草6g，于经前2～3天或经行当天开始服用，每日1剂温服，连服7天，同时给予辛芥散（细辛、白芥子、芒硝各30g，研碎，混合）装入纱布袋，用微波炉加至温热或蒸热。于经前2～3天或经行当天开始外敷下腹，连用7天。（广州医学院第一附属医院中医科经验）

（6）中成药

1）元胡止痛片：适用于气滞血瘀证。口服，一次4～6片，一日3次，经前7～10天开始服，服至月经来潮，3个月为1个疗程。

2）八珍益母丸：适用于气血虚弱证。口服，一次6g，一日2次，经前7～10天开始服，服至月经来潮，3个月为1个疗程。

3）少腹逐瘀颗粒：用于寒凝血瘀证。温开水冲服，一次1袋，一日3次，经前7～10天开始服，服至月经来潮，3个月为1个疗程。

4）定坤丹：适用于气血两虚兼有瘀滞证。口服，一次半丸至1丸，一日2次，温开水送服，经前7～10天开始服，服至月经来潮，3个月为1个疗程。

2. 名中医经验

（1）李春华经验：李氏认为治疗痛经，重在疏理气机、以"通"为其首要，盖

"通则不痛"。故常以逍遥散为其主方，进行随证加减。防病重于治病，痛经之治疗，应在疼痛未发之前，进行治疗，则病可除，为正值经行疼痛之时，治之仅可缓解于一时，非治本之法也。故临证治病中，常嘱患者在经前1周就诊，经前3天开始服药，连续治疗3个周期。痛经分气滞血瘀、寒凝湿滞、湿热蕴结，为实证；气血虚弱、肝肾不足，为虚证，而以实证多见，特别是气滞、血瘀相伴，治疗以理气和活血化瘀为主。逍遥散功能舒肝解郁，养血健脾，调和肝脾，调和气血，使气血调畅，在此方基础上，气滞者加木香、香附、荔枝核、川楝子、九香虫以行气止痛；血瘀者加五灵脂、蒲黄、延胡索、没药、䗪虫化瘀止痛；湿热蕴结者加败酱草、金荞麦清热除湿。

（2）王绵之经验（著名中医学家、国医大师）：王氏认为痛经最常见的原因为肝气不疏，故调经止痛，首当疏肝。在具体用药上，王老亦独具特色，虽以疏肝为主，但方中疏肝药仅用1～2味，且用量亦小，如柴胡仅用3～5g，而当归、白芍用量则较大，其意在顺肝体阴用阳之性，以大量养血之品养其体，少量疏肝脉之药以顺其性，则肝血充，肝气条达而月经调畅，痛自愈。曾治一例患者，贺某，21岁，患痛经数载。主诉经前2天即出现心烦易怒，胸胁胀满，乳房胀痛，月经来潮的第1～2天，经行不畅，腹痛难忍，经色暗红有块，痛剧则伴呕吐，腹泻并伴腰痛，每次均需服用止痛片方能略缓解。曾服中药汤剂治疗效不显。舌质淡红，苔薄白，脉细而弦。诊断为肝郁血虚型痛经，治拟养血疏肝，调经止痛。处方：柴胡3g、炒白芍18g、当归18g、制香附12g、桑寄生18g、怀牛膝10g、川断6g、杜仲9g、茺蔚子12g、川楝子9g、制半夏12g、生姜5片，7剂，水煎服，每日1剂。于经前5天开始服用。并忌生冷、辛辣。患者服药第6天，月经来潮。经行通畅，未见腹痛。原方又服5剂，嘱患者服至月经结束。至此以后，痛经消失，随访至今未复发。

（3）何少山经验（国家级名中医）：何氏认为痛经之病，临床上虽以实证多见，但纯实不多，虚寒型亦不鲜见。因妇女生理特点是气有余，血不足。若血海不盈，冲任失于濡养，常致"不荣而痛"。这类患者虽腹痛不剧，但持续时间长，经期、经后下腹绵绵作痛，其苦难言。根据妇女以血为本，以肝为先天，且肝为藏血之脏，欲以通之，不如充之的理论依据，对虚寒型痛经，以温通气血为法则，以圣愈汤为基本方。临证以参芪补气，四物充血，艾叶、制香附温经理气。并结合形气禀质兼而辨之，随证加减。若气血调和，冲任通盛，则痛止痛除。

（4）蔡小荪经验：蔡氏认为痛经大多系经血排出障碍，瘀滞不畅引发疼痛。对此，蔡氏以《素问·调经论》"病在脉，调之血；病在血，调之络"为原则，治以"通法"为主，以当归、牛膝、香附、延胡索、丹参、白芍各9g，川芎、红花各4.5g为基本方。以养血通络为大法，养血以四物汤温养，使血得温而行；通络以牛膝、香附、丹参、红花理气活血，使瘀血去而新血生。蔡氏指出，当归、川芎养血活血，可通血中之结；更喜加桂枝辛温通散以增药力。香附为气中血药，合延胡索为理气行血止痛之品，可通气分之郁，此乃借鉴古人"治血病必然理气"和"调经以理气为先"之说。蔡氏还强调指出，痛经之证病虽在血分，但调血诸法，皆当以调气为先导、为枢纽。

故对痛经之治,常用香附、乌药、延胡索、郁金、路路通、川楝子等以理气通达。

3. 针灸

(1)体针:中极、关元、足三里、三阴交,实证用泻法,留针15～20分钟。或灸气海、至阴、足三里等,每次15～30分钟,经前1周开始,每日1次。

(2)耳针:取穴子宫、内分泌、卵巢、皮质下等,留针15～20分钟,每日1次。或用耳穴按压法,用王不留行籽贴于子宫、卵巢、下角端,每穴每次按压1分钟,每日5次,两耳交替,每隔6天更换1次,5次为1个疗程。

(3)电针:主穴中极、关元、血海、三阴交,配穴足三里、低级、太冲、商丘、合谷。针刺后接6805治疗机或双频针麻治疗仪,电频率控制在200次/分,每日1次,每次30分钟,每次经前治疗3～4次。

(4)梅花针:胸背、腰背、骶部、腹股沟、气海、三阴交处中度或重度刺激,痛经前1周开始,隔日1次,7天为1个疗程。

4. 推拿

(1)取穴:大椎、中脘、气海、关元、章门、期门、带脉、命门、肝俞、胆俞、膈俞、脾俞、胃俞、肾俞、大肠俞、小肠俞、八髎、足三里、血海、三阴交、阴陵泉、涌泉、丰隆。

(2)手法:一指禅推法、摩法、揉法、扳法、擦法。

(3)辨证加减

1)肾虚血少证:用拇指按揉章门、期门、血海、足三里、涌泉穴各约1分钟;直擦督脉、命门,以透热为度。

2)气滞血瘀证:用拇指按揉肝俞、胆俞、膈俞、章门、期门、血海、三阴交穴各约1分钟;重点擦腰骶部,以透热为度。

3)寒湿凝滞证:用拇指按揉血海、三阴交、阴陵泉、足三里穴各约1分钟;直擦督脉、命门,以透热为度。

4)湿热蕴结证:用拇指按揉大椎、血海、丰隆穴各约1分钟;重点擦腰骶部,以透热为度。

5. 外治

刘辉等采用手指点击三阴交、次髎、中极、足三里、关元穴,强力刺激3分钟,然后外贴刘氏消瘀膏(药物组成:防风、白芷各50g,桃仁、红花、苏子、麻黄、延胡索、莱菔子、三棱、莪术、香附、乌药各40g,细辛、干姜、土鳖、杏仁、法夏、冰片各30g),15分钟后,小腹疼痛消失。穴位外贴刘氏消瘀膏以温经散结,破瘀生新,化瘀通闭。用药7天痊愈。随访至今未复发。

6. 食疗

(1)血虚型:乌鸡1只,当归100g,黄芪30g,生姜5片,共炖汤。加盐及调味料,吃肉饮汤。

（2）气滞型：白萝卜200g，枳实50g，香附30g一起炖汤，加盐及调味品，吃萝卜饮汤。分2次服。

（3）血瘀型：猪排骨500g，藏红花10g，丹参100g，川芎100g，红糖60g，一起炖，熟后加红糖，吃肉喝汤。

（4）寒湿凝滞、气滞血瘀型：马鞭草30g，猪蹄2只，黄酒、生油各30g。猪蹄取1/4块，马鞭草下锅煸炒，再加入黄酒炒一下，起锅装入陶罐内，加入猪蹄和冷水用文火炖至猪蹄熟为度，食之。

六、西医治疗

（一）治疗原则

应重视精神心理治疗，阐明月经时轻度不适是生理反应，消除紧张和顾虑有缓解效果。疼痛不能忍受时可辅以药物治疗。

（二）常用方法

1. 药物治疗

（1）前列腺素合成酶抑制剂：月经来潮开始服用，连服2～3日，常用药有布洛芬200～400mg，每日3～4次，或酮洛芬50mg，每日3次。

（2）口服避孕药：适用于要求避孕的痛经妇女，疗效达90%以上（如去氧孕烯炔雌醇片、达因35）。

（3）长效甲羟孕酮避孕针剂。

（4）放置曼月乐环（含左炔诺孕酮）。

2. 手术治疗

手术治疗适用于生殖系统先天性畸形、难治性痛经等患者。

七、预防调护

（1）经期注意合理安排作息时间，注意保暖，避免剧烈运动及体力劳动，避免受寒，忌食生冷食物，避免盆浴及同房。

（2）保持情绪舒畅。

（3）注意经期、产后卫生，避免感染。

八、疗效判断标准

参照《中医病证诊断疗效标准》（2012版）：

治愈：疼痛消失，连续 3 个月经周期未见复发。
好转：疼痛减轻或疼痛消失，但不能维持 3 个月以上。
未愈：疼痛未见改善。

（郑　娜　金凤丽）

第四节　经前期综合征

一、概述

经前期综合征是指反复在经前出现周期性以情感、行为障碍和躯体症状为特征的综合征，影响正常工作和学习，月经来潮后症状自然消失。

本病归属于中医月经前后诸证范畴进行论治。

二、病因病机

中医认为，该病的发生主要与肝、脾、气血有关。妇女经、孕、产、乳等数伤于血，使妇女处于血不足，气偏盛的状态，成为该病发病的内在条件。行经之前，阴血下注冲任胞宫，血海满盈，而全身阴血相对不足，脏腑功能失调，气血失和，从而出现一系列证候。月经以血为本，同时与肝、肾、脾关系密切。肝、脾、肾功能失调，气血、经络受阻是导致该病的重要因素。肝郁气滞则胁肋、乳房胀痛；肝火上扰或肝肾阴虚，清窍失养，则头晕头痛、烦躁失眠；阴虚火旺则经行发热、口糜、便血；气血虚弱则经脉失养，经行一身疼痛，酸楚麻木；血虚生风，则经行风疹块；脾肾阳虚则水湿停聚，泛于肌肤则水肿，水湿下注则经行泄泻。

三、辨病

（一）症状

多见于 25～45 岁妇女，症状出现于月经前 1～2 周，月经来潮后迅速减轻直至消失，周期性反复出现为其临床表现特点，主要表现为：

（1）躯体症状：头痛、背痛、乳房胀痛、腹部胀满、便秘、肢体浮肿、体重增加、运动协调功能减退。

（2）精神症状：易怒、焦虑、抑郁、情绪不稳定、疲乏，以及饮食、睡眠、性欲改变。

（3）行为改变：注意力不集中、工作效率低、记忆力减退、神经质、易激动等。

（二）体征

肢体可见轻度浮肿。

（三）辅助检查

必要时可记录基础体温，以了解症状出现与卵巢功能的关系。

四、类病辨别

（1）轻度精神障碍：经前期综合征与月经相关，并周期性出现，而轻度精神障碍发作与月经周期无关联，严重程度也缺乏规律性。

（2）围绝经期综合征：围绝经期妇女常出现如停经、烘热汗出、心烦、心悸、失眠、腰背、四肢疼痛等症状，可通过内分泌激素水平测定、B超等检查协助诊断。

五、中医论治

（一）治疗原则

审因论治，重在补肾、温脾、疏肝、理气、和血、祛瘀。

（二）辨证论治

（1）肝郁气滞证：经前乳房、乳头胀痛，胸闷胁胀，精神抑郁，头晕目眩，烦躁易怒，或少腹胀痛；舌红，或紫暗，脉弦。

治法：疏肝解郁，理气止痛。

处方：柴胡疏肝散（柴胡、枳壳、炙甘草、白芍、川芎、香附、陈皮）。

加减：乳房胀痛有结节者，加橘核、王不留行；胸胁胀满甚者，加川楝、郁金；心烦易怒、口苦咽干、目赤、尿黄便干者，用丹栀逍遥散。

（2）肝肾阴虚证：经前、经期头晕头痛，烦躁失眠，口干不欲饮，烘热汗出，腰膝腿软，肢体麻木，口舌糜烂，舌红少苔，脉细数。

治法：滋肾养肝，清热降火。

处方：知柏地黄丸（熟地、山茱萸、山药、泽泻、茯苓、丹皮、知母、黄柏）。

加减：若潮热汗出，加龟板。

（3）脾肾阳虚证：经前、经期面目四肢浮肿，经行泄泻，腰腿酸软，身倦无力，形寒肢冷，舌淡，苔白滑，脉沉缓。

治法：健脾温肾。

处方：健固汤合四神丸（人参、茯苓、白术、巴戟天、薏苡仁、补骨脂、吴茱萸、肉豆蔻、五味子）。

（4）心脾气虚证：经行或经后发热，形寒，自汗，神疲肢软，少气懒言，心悸怔忡，失眠多梦，经行感冒，或风疹，舌淡苔薄，脉弱无力。

治法：健脾升阳，益气固表。

处方：归脾汤（人参、黄芪、白术、茯神、酸枣仁、龙眼肉、木香、炙甘草、当归、远志、生姜、大枣）。

加减：若经行风疹块，去龙眼肉、生姜，加生地、白蒺藜；经行感冒，去当归、龙眼肉、枣仁，加防风、荆芥。

（5）瘀血阻滞证：经前、经期身痛，腰膝关节酸痛，得热痛减，经行量少，色暗，或有血块，巅顶胀痛，舌红苔白，脉沉紧或沉涩。

治法：温经通络，活血散瘀。

处方：趁痛散（当归、黄芪、白术、炙甘草、肉桂、独活、牛膝、生姜、薤白）。

（三）中医特色治疗

1. 专方专药

（1）平胃散合柴胡疏肝散加减：苍术、柴胡、香附、厚朴、川芎、陈皮、枳壳、芍药、甘草。（邱二娟等.李京枝教授治疗经前期综合征的临床经验.中国中医药现代远程教育，2010）

（2）中成药

1）逍遥丸：适用于肝郁气滞证。口服，一次9g，一日2次。

2）丹栀逍遥丸：适用于心肝火旺证。口服，一次6~9g，一日2次。

3）红花逍遥片、血府逐瘀胶囊：用于气滞血瘀证。红花逍遥片：口服，一次2~4片，一日3次。血府逐瘀胶囊：口服，一次6粒，一日2次。

4）杞菊地黄丸：适用于肝肾阴虚证。口服，一次8丸，一日3次。

5）右归丸：适用于脾肾阳虚证。口服，一次9g，一日3次。

2. 名中医经验

（1）沈仲理经验（上海市名中医）：经期乳房胀痛，乳头痛证，一般在经前，两侧乳房胀痛，甚则结块，兼有乳头痛，或乳头作痒，经后消失，周而复始。从经络的循行，乳房属胃，乳头属肝。如因血脉不和，或肝血不足，则肝气不得疏泄下达冲任，而反上逆，故于经期前乳房腹痛或乳头痛。治以和胃通络，疏肝理气，则其痛自除。可用逍遥散为主方加减。如见乳房肿胀甚者加全瓜蒌、蒲公英、薜荔果、路路通之品；乳头痛或刺痛不能近衣者，加丹皮、王不留行、地龙；乳头作痒者加用龙胆泻肝丸有效。其中薜荔果即木馒头，本品酸平有温阳补精，活血消肿和通乳的作用，故有直通乳房，消散胀痛的特效。

（2）裘笑梅经验（国家级名中医）：有关经前期紧张综合征的发病机制，中医辨证有属肝气郁结者，有属肝胆火旺者，有属心脾两虚者等。裘氏认为，本病与肝郁气滞、木火偏亢的关系最为密切，而心血不足、神不安藏，或脾胃虚弱、运化不健者亦不少见。在治疗上，对肝郁气滞而致经前情绪沉闷，抑郁寡欢，胸闷乳胀，或腹胁胀痛者，常用逍遥散、柴胡疏肝散或蕤麦散随证化裁；对肝郁化火而致经前烦躁易怒，甚则神志失常，舌红，脉弦数者，则以龙胆泻肝汤为主，其或当归龙荟丸；对心脾两虚而致经行头痛，精神倦怠，失眠，心悸纳差者，习用归脾汤化裁；或心悸、怔忡、失眠失眠较剧，则用二齿安神汤[紫贝齿15g，青龙齿15g，灵磁石30g，辰砂1.2g，琥珀1.2～1.5g（冲服），紫丹参15g，九节菖蒲2.4g，仙半夏6g]养血宁心，重镇安神；若见哭笑无常之脏躁表现者，每取甘麦大枣汤合二齿安神汤化裁；对经前浮肿，属脾虚水停者，仿叶天士木香调胃汤，常能得心应手；经前泄泻，多系脾虚运化不健所致，用六君子汤、参苓白术散之类配合调理冲任，亦有效验。

（3）朱小南经验（中医学家）：该病证属肝木郁结，阴虚火动者，治以养血解郁兼清内热法，处方如下：甘松香9g，石斛9g，制首乌9g，白芍6g，制香附9g，炒枣仁9g，合欢皮9g，枸杞子9g，橹豆9g，青蒿9g。首推甘松香作为主药。王好古谓能"理元气去郁"。其味芳香，又能醒脾悦胃。近人以甘松香配陈皮，医治妇人脏躁，亦颇见效。复以生地、石斛、白芍养阴，香附疏肝理气；合欢皮蠲忿息怒，益神增智；炒枣仁养心益肝，安神滋养；枸杞子养肝益精，滋肾助气；青蒿退虚热；橹豆衣性甘平，能养阴以清肝风，又能清虚热以解烦，所以对阴虚火动的征象，颇为适应。

（4）肖承悰经验（北京中医药大学东直门医院资深妇科专家）：经前期综合征在育龄期的女性发病率较高，尤其是事业型女性。本病影响生活质量，症状严重者，甚至可在经前出现不理智行为，造成家庭和社会的不安宁，故对经前期综合征必须予以重视。经前紧张诸证，虽然临床表现复杂，但其病机却不外血虚肝旺、虚火上扰或肝郁气滞、经脉不畅；或脾肾阳虚、水湿停留诸端。尤其在病情尚不严重时，服用中药治疗可使病情明显好转或痊愈。经验方经前宁（丹参15g，白芍15g，茯苓15g，薏苡仁15g，生地12g，枸杞12g，郁金10g，合欢皮12g，续断12g），随症施药、略加变通即可，临床效果显著。本方养血调肝健脾，行气通络止痛；治之以本，随证化裁，诸症可除。方以丹参、白芍、生地、枸杞养血活血柔肝，郁金、合欢皮行气解郁安神，茯苓、薏苡仁健脾利湿，续断补肝肾、调血脉。诸药合用，肝脾肾同治，气血双调，动静结合，补而不滞，经前不适诸症，多可缓解或消除，使经前得以安宁。但应注意辨证施药，此亦至关重要，不可忽视。另外，本病绝不能忽视心理疏导。患者自身也要正确对待，既不要忍耐对付，也不要恐惧，要积极治疗，保持良好的心态及乐观的情绪，注意调护。

3. 针灸

取穴：心俞、神门、大陵（泻法）；少商、肝俞、劳宫、风府（泻法）。

4. 推拿

（1）取穴：前额部、胁肋部、脊柱两侧膀胱经、神庭、头维、率谷、风池、天柱、期门、天枢、气海、关元、肩中俞、天宗、膈俞、肝俞、脾俞、胃俞、肾俞、气海俞、关元俞、合谷、血海、足三里、丰隆、三阴交、太溪。

（2）手法：一指禅推法、按揉法、滚法、擦法、平推法、拨法。

（3）辨证加减

1）气血不足证：用拇指按揉合谷、血海、足三里、三阴交穴各约1分钟；用拇指推法或掌推法平推，从膈俞至胃俞穴，反复5～8遍。

2）肝肾阴虚证：用拇指按揉三阴交、太溪穴各约2分钟；用拇指推法或掌推法从肝俞穴推至八髎穴，反复操作约2分钟。

3）痰浊上扰证：用拇指按揉风池、天柱穴各约1分钟；用掌平推法从足三里推至丰隆穴，约2分钟。

4）气滞血瘀证：用拇指按揉合谷、期门、血海、三阴交、膈俞穴各约1分钟；以掌擦两胁及背腰部膀胱经，以透热为度。

5. 食疗

薏仁米60g，芡实90g，米适量，煮粥常服。健脾祛痰，适用于痰火上扰型。

六、西医治疗

（一）治疗原则

主要是对症治疗，强调个体化原则。

（二）常用方法

1. 心理治疗

帮助患者调整心理状态，给予心理安慰与疏导，让其放松精神，有助于减轻症状。患者症状重者可进行心理治疗。

2. 调整生活状态

合理膳食，培养良好生活习惯。戒烟，限制盐及咖啡摄入。适当增加体育锻炼，可协助患者缓解紧张及焦虑。

3. 药物治疗

（1）抗忧郁症药：适用于重度经前期综合征患者。给药时间为月经开始前14天至月经来潮或经后停药，也可全月经周期连续服药，连续给药可能优于间断给药，常用药物有氟西汀、帕罗西汀、舍曲林。

（2）抗焦虑药：适用于有明显焦虑的患者。阿普唑仑经前给药，0.25mg，每日2～3次口服，逐渐增量，最大剂量为每日4mg，于经前开始用至月经来潮第2～3

日；由于药物依赖性，通常作为二线用药。

（3）醛固酮受体的竞争性抑制剂：螺内酯 20～40mg，每日 2～3 次口服。

（4）维生素 B_6：10～20mg，每日 3 次口服，可改善症状。

（5）口服避孕药：抑制排卵，缓解症状，连用 4～6 个周期。

七、预防调护

（1）平素适当锻炼，保持身心健康。

（2）经前避免精神刺激及过度疲劳，保持精神愉快。

（3）经期要注意合理安排作息时间，避免剧烈运动与体力劳动，做到劳逸结合。

八、疗效判断标准

参照《中药新药临床研究指导原则》（郑筱萸主编，中国中医药出版社，2002 年版：2）及《常见疾病的诊断与疗效判定标准》（吴少祯等主编，中国中医药出版社，1999 年版：548）

治愈：主要症状消失，次要症状大部分消失或明显减轻。

显效：主要症状明显好转，次要症状部分消失或明显减轻。

有效：主要症状得到控制，次要症状存在。

无效：症状无明显改善。

（彭强丽　金凤丽）

第五节　绝经综合征

一、概述

绝经综合征是指妇女绝经前后出现性激素波动或减少所致的一系列躯体及精神心理症状。绝经分为自然绝经和人工绝经。自然绝经指卵巢内卵泡生理性耗竭所致的绝经；人工绝经指两侧卵巢经手术切除或放射线照射等所致的绝经。人工绝经者更易发生绝经综合征。

本病归属于中医绝经前后诸证范畴进行论治。

二、病因病机

中医认为，本病的发生主要与肾阴阳失调有关。肾气为五脏六腑之本，也是维持阴阳之根本。妇女进入围绝经期，肾气渐衰，天癸将竭，冲任二脉虚损，精血不足，气血失调，脏腑功能紊乱，肾阴阳失和，或偏于肾阴虚，或为肾阳虚，甚则阴阳俱虚。肾阴虚则阳失潜藏，水火不济则心肾不交；肾阳虚致脏腑失于温煦，冲任失养；肾阴阳俱虚，则不能推动机体的正常生理活动而致诸症丛生。

三、辨病

（一）症状

（1）月经紊乱：表现为月经周期不规则，经期持续时间长及经量减少或增多。

（2）血管舒缩症状：即潮红、出汗等症状，发作次数不等，持续数秒钟至数分钟。

（3）自主神经失调症状：常出现如心悸、眩晕、头痛、失眠、耳鸣等自主神经失调症状。

（4）精神神经症状：表现为激动易怒、焦虑不安或情绪低落、抑郁、不能自我控制等情绪症状，记忆力减退也较常见。

（5）泌尿生殖道症状：主要表现为泌尿生殖道萎缩症状，出现阴道干燥、性交困难及反复阴道感染，排尿困难、尿痛、尿急等反复发生的尿路感染。

（6）骨质疏松：50岁以上妇女半数以上会发生绝经后患骨质疏松，最常发生在椎体。

（7）心血管病变：绝经后妇女动脉硬化、冠心病较绝经前明显增加。

（二）辅助检查

（1）血清FSH值及E_2值测定：绝经过渡期FSH>10U/L，提示卵巢储备功能下降。FSH>40U/L且E_2<10～20pg/ml，提示卵巢功能衰竭。

（2）氯米芬兴奋试验：月经第5天起开始服用，每日50mg，共5日，停药第1日测血清FSH>12U/L，提示卵巢储备功能降低。

四、类病辨别

（1）甲状腺疾病：此类疾病也可出现相类似症状，通过甲状腺B超及激素测定可排除。

（2）精神疾病：患者既往有精神疾病症状，而卵巢功能测定正常。

（3）女性在围绝经期易发生高血压、冠心病、肿瘤等，因此必须排除心血管疾病、泌尿生殖道器官的器质性病变。

五、中医论治

（一）治疗原则

滋肾益阴，佐以扶阳，调养冲任，充养天癸，平补肾之阴阳。

（二）辨证论治

（1）肾阴虚证：月经紊乱，经色鲜红，经量或多或少；头晕耳鸣，心烦易怒；潮热汗出，五心烦热，腰膝酸软，皮肤瘙痒或如蚁行，阴道干涩，尿少色黄，舌红少苔，脉细数。

治法：滋阴养肾，佐以潜阳。

处方：左归饮（熟地、山药、枸杞、山茱萸、茯苓、甘草）。

加减：经断前后腰膝酸软，头晕头痛，烦躁易怒，双目干涩等，治宜滋肾柔肝，育阴潜阳，方用本方合二至丸加龟板；症见心悸怔忡，失眠多梦，健忘，甚或情志失常，方用六味地黄丸合黄连阿胶汤加减（熟地、山药、山茱萸、茯苓、泽泻、丹皮、黄连、阿胶、五味子、莲子心、百合、炙远志）。

（2）肾阳虚证：月经紊乱，或崩中，或漏下，或闭经，白带清冷；精神委靡，形寒肢冷，面色晦暗，舌淡，苔薄，脉沉细无力。

治法：温肾扶阳。

处方：右归丸加减（熟地、山药、山茱萸、枸杞、鹿角胶、菟丝子、杜仲、当归、肉桂、制附子）。

加减：便溏者去当归、鹿角胶加肉豆蔻；浮肿者，加茯苓、泽泻；月经量多，崩中漏下者，加补骨脂、赤石脂、鹿角霜。

（3）肾阴阳两虚证：绝经前后，月经紊乱，头晕耳鸣，健忘，乍寒乍热，颜面烘热，汗出恶风，腰背冷痛，舌质淡，苔薄白，脉沉细。

治法：育阴扶阳。

处方：二仙汤合二至丸（仙茅、仙灵脾、白芍、巴戟、黄柏、知母、女贞子、旱莲草）。

加减：偏阴虚者加熟地；偏阳虚者加鹿角胶。

（三）中医特色治疗

1. 专方专药

（1）更年Ⅰ号：太子参15g，熟地20g，当归15g，白芍15g，枸杞15g，女贞子15g，山茱萸10g，鳖甲15g，制首乌15g，怀山药15g，麦冬15g，甘草6g。（云南省名中医张良英教授经验方）

（2）安年汤：熟地20g，枸杞子20g，菟丝子30g，白术15g，当归15g，川芎10g，白芍20g，仙灵脾15g，巴戟天15g，山茱萸20g，五味子15g，生龙骨30g，生牡蛎30g。（广西防城港市中医院院内制剂。黄志略.Clinical analysis of treating menopausal syndrome with Annian decoction.Clinical Journal of Chinese Medicine，2010）

（3）更年健汤：熟地黄15g，地骨皮12g，淫羊藿10g，紫草15g，栀子10g，当归10g，酸枣仁15g，百合10g，炙甘草6g。（陕西中医学院附属医院侯秀环主任医师经验方。冯华等.候秀环主任医师治疗围绝经期综合症的临床经验.陕西中医学院学报，2007）

（4）中成药

1）坤泰胶囊：适用于心肾不交证。口服，一次4粒，一日3次。

2）六味地黄丸：适用于肾阴虚证。口服，一次8丸，一日3次。

3）杞菊地黄丸：适用于肝肾阴虚证。口服，一次8丸，一日3次。

4）知柏地黄丸：适用于肝肾阴虚、虚火上炎证。口服，一次8丸，一日3次。

2. 名中医经验

（1）刘奉五经验（中医妇科专家）：刘氏认为本病可分为阴虚肝旺和脾肾不足两型，后者较为多见。发生在绝经前期者是由于肝热上冲，热随血上，或经血内结，肝阳亦甚。所以在治疗时应当滋补肾阴，清热平肝，养血活血调经。常用经验方清眩平肝汤，方中当归、川芎、白芍、生地、红花、牛膝养血活血，引血下行以调经；女贞子、旱莲草滋补肝肾以培本；黄芩清肝热；桑叶、菊花清热平肝以治标。本方标本兼顾，补肾而不呆滞，清肝热而不伤正，清上引下，重点突出。经临床使用，不但能够改善症状，而且对于血压高的患者，降压效果也较为明显。

（2）夏桂成经验：夏氏认为滋肾清心、调理子宫冲任，是本病的主要治法。但临证体会到在调治心肾、子宫的同时，必须注意脾胃的变化。前人提出"天癸既绝，治在太阴（脾）"，对调理脾胃不能忽视。故夏氏喜用滋肾清心汤（药物组成为：钩藤、丹皮、紫贝齿、怀山药、山茱萸、茯苓、莲子心、紫草、合欢皮、浮小麦）中酌情加入六君子汤、理中汤、越鞠二陈汤等，保护后天生化之源，取得了较好的疗效。此外，在内服药的同时，心理治疗、气功疗法应该结合使用，特别是对更年期抑郁症，更是治疗措施中的主导方法。

（3）易修珍经验：认为绝经前后诸证是由于肾之阴阳亏虚所致，多累及肝（胆）、心、脾（胃）等脏腑，临床证候复杂，或虚实夹杂，或寒热错杂，或上热下寒，故临证需辨证施治，并注重滋补肝肾之阴阳。具体：①本虚在肾，注意调治肝胆；②重视调养后天脾胃，以充其源；③对于进入更年期的妇女，提倡长期服少量具有祛瘀生新作用的生三七粉，以改善全身微循环，起到辅助治疗的作用；④强调对45岁左右进入更年期的妇女出现的月经紊乱，可按照月经病进行辨治，但不要求恢复正常的月经周期。总之，易氏治疗绝经前后诸证主要通过协调各脏腑功能，逐渐使绝经前后诸证得到改善，从而使患者顺利渡过此期。

（4）班秀文经验：班老认为，更年期综合征与肾气衰弱、阴阳不和、冲任亏损有关。

肾为先天，系生殖之本，经血之源，人体生长衰弱之根源。肾气旺盛，则天癸按时而至，冲脉能主血海，任脉能主诸阴，经行依时而下。七七之年，则肾气衰退，阴亏血少，冲任失养，阴阳失调，而出现绝经前后诸证。肾气的盛衰，对五脏都有影响，尤其对肝的影响最大，母病及子，导致肝肾两虚，疏泄固藏失职而经水失调。班老临床治疗以滋养肝肾、燮理阴阳、宁心安神、养血活络为本。其推崇清代名医唐容川"既是离经之血，虽清血鲜血，亦是瘀血"的观点，主张治兼以行血，使络通相火得以潜藏，阴能涵阳，以利收经。血亏须养，精亏宜滋，喜以四物汤补养，配以鸡血藤、泽兰、益母草、丹参等化瘀通络之品，可防止离经之血停滞经隧，留瘀遗患。

3. 针灸

针刺疗法：以双侧合谷、太冲为主穴，根据证型，辨证取穴，随症加减。肝气郁结型：针泻气海、三阴交（双）；肝阳上亢型：针补太溪（双），针泻百会、风池（双）；痰热中阻型：针泻膻中、中脘、阴陵泉（双）、丰隆（双）；心肾不交型：针补心俞、脾俞、肾俞、三阴交（双）；心脾两虚型：针补心俞、脾俞、神门、足三里（双）、三阴交（双）；脾胃虚弱型：针补脾俞、胃俞、中脘、足三里（双）；肝肾亏损型：针补肝俞、肾俞、关元、足三里（双）、照海（双）。

4. 推拿

（1）取穴：百会、风池、太阳、天突、膻中、期门、神阙、气海、关元、心俞、肝俞、脾俞、胃俞、肾俞、命门、八髎、合谷、内关、血海、足三里、阴陵泉、丰隆、三阴交、太溪、太冲、涌泉。

（2）手法：一指禅推法、按揉法、摩法、揉法、扱法、擦法、拨法、推法。

（3）辨证加减

1）心肾不交证：用拇指按揉合谷、内关、足三里、三阴交、太溪、涌泉穴各约1分钟；用拇指推法或掌推法平推，从心俞至肾俞穴，约2分钟。

2）肝肾阴虚证：用拇指按揉血海、阴陵泉、三阴交、太溪、太冲穴各约1分钟；以神阙为中心，用掌摩法顺时针、逆时针方向摩腹各3分钟；用拇指推三阴交、太溪穴各约1分钟。

3）脾肾阳虚证：用拇指按揉血海、阴陵泉、丰隆、三阴交、太溪穴各约1分钟；用掌横擦命门、八髎穴，以透热为度。

4）气郁痰结证：用拇指按揉天突、膻中、期门、气海、关元、足三里、阴陵泉、丰隆穴各约1分钟；横擦八髎穴，以透热为度。

5. 食疗

（1）甘麦大枣汤：浮小麦30g，红枣10枚，甘草10g，煎汤代茶饮。用于治疗心烦不寐，多梦、哭笑无常、胆怯易惊、心悸、多汗等症。

（2）金橘萝卜饮：将金橘5个洗净后去籽，捣烂。萝卜半个洗净。切丝榨汁。将金橘泥萝卜汁混匀，放入蜂蜜，调匀即可食用。用于肝气郁结证。

（3）桂圆莲子粥：将桂圆、莲子肉各15g，红枣5枚，糯米50g一起放入沙锅，加水 5 碗，煮至烂熟成粥，加入白糖适量搅匀即可食用。用于痰湿阻滞证。

（4）猪蹄黄豆汤：将黄豆 100g 用水泡胀，滤起，再将猪蹄 1 只刮洗干净，再加水同炖至猪蹄黄豆酥烂，打入鸡蛋 1 个，煮熟即可食用。用于阴虚火旺证。

六、西医治疗

（一）治疗原则

治疗目的：缓解近期症状，并能早期发现、有效预防骨质疏松、动脉硬化等老年性疾病。

（二）常用方法

1. 一般治疗

围绝经期精神症状可因神经类型不稳定或精神状态不健全而加剧，故应进行心理治疗。必要时可选用适量的镇静药以助睡眠，如夜晚服用艾司唑仑 2.5mg。谷维素有助于调节自主神经功能，口服 20mg，每日 3 次。受体阻滞剂可乐定 0.15mg，每日 2～3 次，用以治疗潮热症状。为预防骨质疏松，老年妇女应坚持体格锻炼，增加日晒时间，摄入足量蛋白质及含钙丰富食物，并补充钙剂。

2. 激素治疗

现主张雌、孕激素联合治疗以预防诱发子宫内膜增生过长和子宫内膜癌。

（1）周期联合治疗：雌激素于周期第 1～25 日应用；孕激素于周期第 16～25 日应用，每周期停用 4～6 日。模拟自然月经周期，可预测撤药性出血。

（2）序贯联合治疗：雌激素每日给予；月经后半期孕激素每月给予 10～14 日。孕激素用药结束后发生撤药性出血。

（3）连续联合治疗：雌激素每日给予；孕激素每日给予。不发生撤药性出血，但可发生不规则淋漓出血。适用于绝经多年的妇女。

（4）无对抗单一雌激素治疗：适用于已行子宫切除术的妇女。

七、预防调护

（1）注意劳逸结合，适当锻炼，生活规律，增强体质，调节阴阳气血；调畅情志，避免情绪波动过大。

（2）维持适度的性生活，防止心理早衰。

（3）定期进行妇科检查。

八、疗效判断标准

参照《中医病证诊断疗效标准》（2012 版）：

治愈:烘热汗出、情志异常等症状消除。
好转:诸症减轻。
未愈:诸症无变化。

(万茜茜 罗福兰)

第六节 高催乳素血症

一、概述

各种原因导致血清催乳素(PRL)异常升高 [>1.14nmol/L(25μg/L)],称为高催乳素血症。轻度升高可为多种应激效应的结果,应重复测定。常伴继发闭经或偶见原发闭经,故亦称闭经泌乳综合征。

本病根据症状表现不同归属于中医闭经、月经过少、不孕等病范畴进行论治。

二、病因病机

中医认为该病病因多端,病机复杂,主要与是肝、脾、肾功能失常有关。先天禀赋不足,冲任失养,血海空虚,导致月经稀少,闭经,甚至不孕;肝肾亏虚,肝失所养,疏泄失职则气机逆乱,上逆乳房,出现溢乳。情志抑郁,肝气郁结,冲任失调,出现月经失调或闭经;气血逆乱,不循常经反随肝气上入乳房,化为乳汁。素体肥胖,或恣食膏粱厚味,或饮食失节制,或思虑劳倦,损伤脾胃,脾虚痰湿内生,痰阻气机,经脉受阻,冲任失调,出现月经后期,闭经,甚则不孕;脾虚不能摄血归经,气血逆乱,不得下注冲任,上逆乳房化为乳汁,出现溢乳。

三、辨病

(一)症状

(1)月经紊乱及不育:85%以上患者有月经紊乱。育龄患者可不排卵或黄体期缩短,表现为月经少,稀发甚至闭经。青春期女性可出现原发性闭经,生育期后多为继发性闭经。

(2)溢乳:为本病特征之一。通常表现为双乳流出或可挤出非血性乳白色或透明液体。闭经-溢乳综合征患者中约有2/3存在高催乳素血症,其中1/3患垂体微腺瘤。

(3)头痛、眼花及视觉障碍:垂体腺瘤增大明显时,由于脑脊液回流障碍及周围脑组织和视神经受压,可出现头痛、眼花、呕吐、视野缺损及动眼神经麻痹等症状。

(4）性功能改变：由于垂体LH与FSH分泌受抑制，出现低雌激素状态，表现为阴道壁变薄或萎缩，分泌物减少，性欲减退。

（二）体征

双乳流出或可挤出非血性乳白色或透明液体。

（三）辅助检查

（1）血液学检查：血清催乳激素 >1.14nmol/L(25μg/L) 可确诊为高催乳素血症。检测时间最好在上午9～12时。

（2）影像学检查：当血清催乳素 >4.55nmol/L(100μg/L) 时，应行垂体MRI检查，明确是否存在垂体微腺瘤或腺瘤。

（3）眼底检查：眼底、视野检查有助于确定垂体腺瘤的大小及部位，尤其适用于孕妇。

四、类病辨别

（1）与生理状态相鉴别：如妊娠、哺乳、夜间睡眠、长期刺激乳头乳房、性交、过饱或饥饿、运动和精神应激等，可致泌乳素轻度升高。

（2）与器质性病变相鉴别：通过MRI或CT排除垂体病变，明确是否存在垂体微腺瘤或腺瘤等器质性病变。

五、中医论治

（一）治疗原则

滋肾养肝，健脾化痰，调经。

（二）辨证论治

（1）肝肾亏损证：月经稀发或闭经，溢乳，不孕，头晕耳鸣，精神不振，腰膝酸软，舌红，苔少，脉细。

治法：滋补肝肾，养血调经。

处方：归肾丸加鸡血藤、首乌、麦芽（熟地、山药、山茱萸、茯苓、当归、枸杞子、杜仲、菟丝子）。

加减：五心烦热，咽干口燥者，去当归、熟地、杜仲，加生地、女贞子、墨旱莲、龟板、地骨皮。

（2）肝气郁结证：闭经或月经稀少，乳汁自溢或挤压而出，精神抑郁，喜叹息，胸胁、乳房胀满疼痛，或少腹胀痛，舌苔薄白，脉弦。

治法：疏肝解郁，理气调经。

处方：柴胡疏肝散加莪术、牛膝、麦芽（柴胡、枳壳、香附、川芎、白芍、甘草、陈皮）。

加减：乳房胀痛者，加青皮、夏枯草、荔枝核、橘核；肝郁化火，心烦易怒，口渴咽干，选用丹栀逍遥散（丹皮、栀子、当归、白芍、柴胡、白术、茯苓、甘草、薄荷、煨姜）。

（3）脾虚痰阻证：形态肥胖，月经稀发或闭经，不孕，乳汁自出或挤压而出，胸闷腹胀，纳呆，大便溏，舌淡胖，苔薄白或白腻，脉滑或缓滑。

治法：健脾燥湿，豁痰调经。

处方：苍附导痰丸加石菖蒲、白术、麦芽（苍术、香附、陈皮、半夏、茯苓、甘草、枳壳、胆南星、生姜、神曲）。

加减：闭经者，加川芎、当归、鸡血藤。

（三）中医特色治疗

1. 专方专药

（1）罗氏调经种子丸：熟地黄15g、柴胡10g、菟丝子15g、当归10g、白芍15g、山药15g、茯苓15g、荆芥穗10g、女贞子15g、春砂仁6g、甘草6g。（全国名中医罗元恺教授经验方。骆世存等. 罗氏调经种子丸治疗高催乳素血症临床研究. 现代中西医结合杂志，2006）

（2）逍遥散加减：柴胡10g，当归15g，白术15g，云苓15g，枳壳15g，丝瓜络15g，白芍15g，香附12g，麦芽60g，炙甘草6g。（天津市北辰中医医院专方。刘晓萍. 逍遥散加减治疗高催乳素血症81例. 陕西中医，2006）

（3）中成药

1）逍遥丸：适用于肝郁气滞证。口服，一次9g，一日2次。

2）红花逍遥片、血府逐瘀胶囊：用于气滞血瘀证。红花逍遥片：口服，一次2～4片，一日3次。血府逐瘀胶囊：口服，一次6粒，一日2次。

3）杞菊地黄丸：适用于肝肾阴虚证。口服，一次8丸，一日3次。

4）右归丸：适用于脾肾阳虚证。口服，一次9g，一日3次。

2. 名中医经验

（1）李春华经验：该多因肾精虚弱或肝血不足，导致肝木失于濡养，不能条达疏泄，气血失和。血不能下注胞宫为月经，反而上逆为乳汁而见闭经溢乳，属于本虚标实之症，本虚以肾虚（阴、阳、精、气）、脾虚、肝肾阴虚、脾肾阳虚为主；标实以肝郁为主，并表现出痰、湿、郁、瘀阻滞胞脉。临床上往往虚实相兼。治以益肾生髓，养血调肝，健脾行气，化瘀通经，祛痰通络。

辨证论治：

1）肝郁气滞证：闭经或月经失调，伴溢乳，不孕，白带减少，或带少色黄，胸闷胁胀，经前乳胀或乳头疼痛，口干心烦，舌苔薄白，脉细弦。治宜疏肝理气，活血调经。药用柴胡、当归、白芍、川芎、白术、茯苓、牛膝、鸡血藤膏、山楂、麦芽、生甘草。

2）肾阳虚肝郁证：月经不行或经期后延，或溢乳，不孕，白带减少，性欲减退，记忆力减退，手足欠温、经前烦躁易怒，体重有增加趋势，脉沉细或细弦。治宜补肾疏肝。药用柴胡、白芍、枳壳、当归、仙茅、淫羊藿、鹿角胶、巴戟天、菟丝子、肉苁蓉、生甘草。

3）肾阴虚肝郁证：闭经或月经量少，不孕，白带少，头晕耳鸣，腰膝酸软，手足心热，或伴溢乳，烦躁易怒，寐差，舌质偏红，苔薄白，脉细略数。治宜滋阴疏肝，养血通经。药用柴胡、白芍、枳壳、生甘草、山楂、熟地、山茱萸、怀山药、丹皮、地骨皮、女贞子、旱莲草、龟板。

4）脾肾阳虚伴痰湿阻滞证：闭经、月经稀发，体重增加，反应迟钝，带少，或无带，不孕，便溏，小便清长，泛恶纳差，舌质淡苔薄白，或白腻，脉沉滑或濡缓。治宜温肾健脾，燥湿化痰。药用白术、茯苓、生甘草、陈皮、法半夏、苍术、香附、青阳参、石菖蒲、木香、砂仁、菟丝子、补骨脂、鹿角霜。

5）脾虚血瘀证：闭经、不孕、月经延后、经量少，夹血块，行经时小腹隐痛，经行便溏，舌质紫暗或边尖有瘀点，苔薄白，脉细涩。治宜健脾化瘀。药用党参、白术、茯苓、生甘草、丹参、当归、白芍、川芎、鸡血藤、牛膝、卷柏。加减：溢乳明显者可酌选莲须、金樱子、芡实、覆盆子、五味子、麦芽、白芍、生甘草、牡蛎等2～3味。CT诊断为垂体腺瘤者需加用化痰祛瘀药，如白芥子、王不留行、夏枯草、海藻、昆布、生甘草、地鳖虫、水蛭等，并可加用如白附子、魔芋、天南星等。（孙跃农等.中医辨证治疗高泌乳素血症36例临床分析.云南中医中药杂志，2000）

（2）陈丽霞经验：采用补肾疏肝法治疗，药用熟地黄、菟丝子、白芍、山药、茯苓、女贞子各15g，柴胡、当归各10g。其中熟地味甘，性微温，归肝、肾经，为滋肾阴之主药；柴胡苦辛，微寒，归肝、胆经，能调达肝气而疏肝解郁，两药结合，共为君药，一重浊一轻扬，使滋阴而不腻滞，理气而不伤阴。菟丝子为臣药，既补肾阳又补肾阴，有补阳而不燥、补阴而不腻的特点；白芍补血又滋阴，养血又柔肝；酌加健脾祛湿的怀山药、茯苓，使气血生化有源，共奏补肾疏肝健脾、益精养血、调经种子之功。对于肾虚肝郁型患者乳胀、烦躁易怒、腰膝酸痛、梦多、性欲下降、不孕的临床症状亦有所改善。经研究显示，补肾疏肝法治疗可显著降低高催乳素血症患者的PRL水平，疗效优于溴隐亭，从而减轻高水平PRL对卵泡发育的抑制。（陈丽霞.补肾疏肝法治疗肾虚肝郁型高催乳素血症疗效观察.山西中医，2008）

（3）李秀然经验：《傅青主女科》云："经水出诸肾""肾为先天之本"。该病病因之一是肾虚，而乳房属胃，乳头属肝，月经乳汁均为气血所化生。《胎产心法》云："肝经郁火上冲，乳胀而溢。"故高催乳素血症亦与肝脾二脏有密切关系。因此笔者从肾肝立论，采用疏肝滋肾，调和冲任的方法，组成：柴胡 9g、香附 9g、山茱萸 10g、枸杞子 15g、淫羊藿 15g、白芍 10g、麦芽 30g、山楂 15g、女贞子 15g、甘草 6g。其中柴胡、白芍、香附、麦芽疏肝解郁，调畅气机，以通为用。其中柴胡疏肝解郁，白芍养血柔肝敛阴，方中重用麦芽，其虽为脾胃之药，而实善疏肝气，配柴胡大大增强疏肝解郁之力。山茱萸、枸杞子、淫羊藿、女贞子滋补肝肾，填精补髓，促使性腺轴分泌功能恢复。麦芽、山楂是传统回乳药物，用于敛乳。诸药配伍，共奏滋肾解郁、调理肝脾之功，使功能恢复，本能自施。现代药理学研究表明，麦芽中含有麦角类物质，具有拟多巴胺激动剂样的作用，可通过调节性腺轴功能，抑制 PRL 分泌，具有类似溴隐亭样作用。白芍配甘草有明显降低 PRL 作用，动物实验证实它能刺激脑垂体前叶多巴胺受体，使血中 PRL 正常化。（李秀然．疏肝滋肾法治疗高催乳素血症 30 例．江西中医药，2009）

3. 针灸

（1）肝气郁结型：取穴肩井、膻中、乳根、期门、足临泣、太冲、少泽。

（2）脾肾阳虚型：取穴脾俞、膈俞、乳根、气海、关元、足三里、丰隆。

（3）肝肾阴虚型：取穴肝俞、肾俞、天池、乳根、子宫、三阴交、太溪。

膻中穴，用两个毫针分别沿皮向两侧乳房方向进针 1～1.5 寸，乳根、期门等各穴应使针感向乳房方向传导，少泽点刺见血，除太冲、足临泣、少泽等穴外，余各穴针柄上捻转艾绒如枣核样大，从艾绒下端点燃，待燃尽后去灰再灸，共温灸 3 壮，留针 30 分钟，隔日治疗 1 次，1 个月为 1 个疗程，疗程间休息 7 天，连续治疗 3 个疗程。

以上各型均配合耳穴治疗，取穴子宫、内分泌、皮质下、卵巢、肝、肾、脾、神门、乳腺。每次取上方中 4～5 穴常规消毒，以王不留行压贴穴上，每 3～4 天换贴 1 次，左右耳交替，疗程同前。

4. 食疗

用炒麦芽 60g 煎水 30 分钟，当日常饮水频服，有一定疗效。

六、西医治疗

（一）治疗原则

明确病因，及时治疗。对 PRL 轻度升高，月经规则，溢乳量少且未影响正常生活时，可不必用药，仅作定期观察，观察临床表现和 PRL 的变化。此外，对治疗后恢复的患者也应作定期观察。

（二）常用方法

1. 药物治疗

（1）甲磺酸溴隐亭：能有效降低 PRL，在治疗垂体微腺瘤时，从小剂量开始：

第 1 周 1.25mg，每晚 1 次；第 2 周 1.25mg，每日 2 次；第 3 周 1.25mg 每日晨服，2.5mg 每晚服；第 4 周以后，2.5mg 每日 2 次，3 个月为 1 个疗程。新型溴隐亭长效注射剂可克服口服造成的肠胃功能紊乱。用法为 50～100mg，每 28 日注射一次。

（2）喹高利特：多用于对甲磺酸溴隐亭副作用无法耐受时。每日 25μg，连服 3 日，随后每 3 日增加 25μg。

（3）维生素 B_6：20～30mg，每日 3 次口服，和甲磺酸溴隐亭同时使用起协同作用。

2. 手术治疗

当垂体肿瘤产生明显压迫及神经系统症状或药物治疗无效时，应考虑手术切除肿瘤。

3. 放射治疗

放射治疗可抑制催乳素腺瘤的生长，但放射治疗会影响病体周围组织，从而影响垂体功能。因此放射治疗仅用于药物或手术治疗无效者。

七、预防调护

（1）注意劳逸结合，适当锻炼，生活规律，增强体质，调节阴阳气血。
（2）调畅情志，避免过度紧张、情绪波动过大。
（3）注意经期、产后卫生。
（4）避免长期服用减肥药等。

八、疗效判断标准

参照《常见疾病的诊断与疗效判定（标准）》（吴少祯主编．中国中医药出版社，1999，10：255）及《妇产科疾病诊断治愈标准》：

痊愈：经治疗后血清 PRL 值降至正常范围，月经规律或不孕者怀孕，溢乳停止，其他伴随症状消失。

显效：经治疗血清 PRL 值明显下降，月经量基本正常，月经周期 < 42 天，溢乳明显减少，其他伴随症状明显好转或消失。

有效：经治疗血清 PRL 值有所下降，月经量略增多，闭经者月经来潮，溢乳减少，其他伴随症状好转。

无效：经连续治疗 3 个疗程，血清 PRL 值变化不大或反而升高，仍有月经不调，溢乳时有发生，伴随症状改善不明显。

（杨丽娟　罗福兰）

第十三章

生殖系统炎症

第一节 外阴及阴道炎

一、概述

外阴及阴道炎症是妇科最常见疾病,各年龄组均可发病,包括非特异性外阴炎、前庭大腺炎、滴虫性阴道炎、外阴阴道假丝酵母菌病、细菌性阴道病、萎缩性阴道炎、婴幼儿外阴阴道炎。

本病因临床症状偏重不同可归属中医的带下病、阴痒范畴论治。

二、病因病机

中医认为,本病的发生与湿邪有关。或经期、产后不注意阴部卫生;或性交不洁等多种因素致湿毒之邪内侵,蕴结于下焦,致外阴红肿、热痛;或劳逸过度,饮食失节,损伤脾胃,脾虚湿盛,积久化热;或肝经郁热,湿热蕴结下焦,损伤任带,带脉失约,故带下量多,湿浸阴部,致皮肤瘙痒。

三、辨病

根据不同的病因感染可有不同的临床症状及体征。

(一)症状

(1)非特异性外阴炎:外阴皮肤黏膜瘙痒、疼痛或灼热感,于活动、性交、排尿及排便时加重。外阴可出现红肿、溃疡。重者可发生溃疡,导致双侧小阴唇粘连,引起排尿疼痛或困难。

（2）前庭大腺炎：炎症多为一侧，初起时局部肿胀、疼痛、灼热感，行走不便，有时会致大小便困难。前庭大腺炎可进一步发展成前庭大腺脓肿。检查可见局部皮肤发热、红肿、压痛明显，患侧前庭大腺开口处有时可见白色小点。

（3）前庭大腺囊肿：多由小逐渐增大，囊肿多为单侧，也可为双侧。若囊肿小且无感染，患者可无自觉症状，往往于妇科检查时发现；若囊肿大，患者可有外阴坠胀感或性交不适。检查见囊肿多呈椭圆形，大小不等，位于外阴部后下方，可向大阴唇外侧突起。

（4）滴虫性阴道炎：阴道分泌物增多，外阴瘙痒为主要临床症状。分泌物多呈灰黄色泡沫状，有臭味，瘙痒部位主要为阴道口及外阴，伴灼热、疼痛、性交痛等。妇科检查可见阴道、宫颈黏膜充血红肿，常有散在的出血点及草莓状小红疹，后穹窿有多量黄色泡沫状分泌物。

（5）外阴阴道假丝酵母菌病：外阴奇痒、灼痛，严重时坐卧不宁，并可有尿频、尿急及性交痛。阴道分泌物增多，呈白色凝乳样或豆腐渣样。妇科检查见小阴唇内侧及阴道黏膜附有白色膜状物，擦去后见黏膜充血红肿，急性期可有糜烂面及浅表溃疡。

（6）细菌性阴道病：阴道分泌物增多，灰白色，稀薄，均匀，有腥臭味，可伴有轻度外阴瘙痒或烧灼感。妇科检查阴道黏膜无充血的炎症表现。

（7）萎缩性阴道炎：外阴灼热不适、瘙痒及阴道分泌物增多。阴道分泌物呈淡黄色，感染严重者呈脓血性白带。可伴有性交痛。妇科检查可见阴道呈萎缩性改变，上皮皱襞消失，萎缩，菲薄。阴道黏膜充血，有散在小出血点或点状出血斑，有时见浅表性溃疡。

（8）婴幼儿外阴阴道炎：阴道分泌物增多，呈脓性。大量分泌物刺激引起外阴痒痛，患儿哭闹、烦躁不安或用手搔抓外阴。妇科检查可见外阴、阴蒂、尿道口、阴道口黏膜充血、水肿，有时可见脓性分泌物自阴道流出。

（二）体征

（1）非特异性外阴炎：妇科检查见外阴充血、肿胀、糜烂，常有抓痕，严重者形成溃疡或湿疹。慢性炎症可使皮肤增厚、粗糙、皲裂，甚至苔藓样变。

（2）前庭大腺炎：妇科检查可见局部皮肤发热、红肿、压痛明显，患侧前庭大腺开口处有时可见白色小点。

（3）前庭大腺囊肿：妇科检查见囊肿多呈椭圆形，大小不等，位于外阴部后下方，可向大阴唇外侧突起。

（4）滴虫性阴道炎：妇科检查可见阴道、宫颈黏膜充血红肿，常有散在的出血点及草莓状小红疹，后穹窿有多量黄色泡沫状分泌物。

（5）外阴阴道假丝酵母菌病：妇科检查见小阴唇内侧及阴道黏膜附有白色块状

物，擦去后见黏膜充血红肿，急性期可有糜烂面及浅表溃疡。

（6）细菌性阴道病：妇科检查见阴道分泌物为灰白色，稀薄、匀质，黏附于阴道壁，易拭去，阴道黏膜无充血的炎症表现。

（7）萎缩性阴道炎：妇科检查见阴道呈萎缩性改变，上皮皱襞消失，萎缩、菲薄。阴道黏膜充血，有散在小出血点或点状出血斑，有时见浅表性溃疡。

（8）婴幼儿外阴阴道炎：妇科检查见外阴、阴蒂、尿道口、阴道口黏膜充血、水肿，有时可见脓性分泌物自阴道流出。病变严重者，外阴表面可溃疡，小阴唇可见发生粘连。

（三）辅助检查

（1）阴道分泌物检查（白带常规及生化）：阴道清洁度，可查到滴虫，芽生孢子或假菌丝等致病原。

（2）宫颈管分泌物检查：可查衣原体、支原体、淋球菌。

（3）可行阴道分泌物细菌培养和药敏试验。

（4）外阴溃疡必要时行组织活检。

四、类病辨别

各型阴道炎应互相鉴别，白带常规检查、妇科检查可资鉴别。注意取分泌物前24～48小时避免性交、阴道灌洗或局部用药，取分泌物时阴道窥器不涂润滑剂，分泌物取出后应及时送病理检查并注意保暖。

五、中医论治

（一）治疗原则

内外兼治，清热解毒，利湿，杀虫止痒。

（二）分证论治

（1）湿热下注证：外阴肿痛，灼热或瘙痒，充血或有糜烂，溃疡，带下量增多，色黄质稠，气味秽臭，伴烦躁易怒，口干口苦，尿黄便秘，舌苔黄腻，脉弦数。

治法：清热利湿。

处方：龙胆泻肝汤加减（龙胆草、栀子、黄芩、柴胡、车前子、泽泻、当归、甘草）或止带方（猪苓、茯苓、车前子、泽泻、茵陈、赤芍、栀子、丹皮、牛膝、黄柏）。

加减：痒甚者，加苦参、百部、蛇床子；大便干结者，加大黄以泻热通腑。

（2）湿毒浸渍证：外阴疼痛，肿胀，充血，溃疡，渗流脓水，带下增多，色黄秽臭，舌红，苔黄糙，脉数。

治法：清热解毒除湿。

处方：五味消毒饮加味（银花、蒲公英、紫花地丁、野菊花、紫背天葵子、土茯苓、蚤休、薏苡仁、萆薢）。

加减：痒甚者，加苦参、百部、蛇床子。

（3）脾虚湿盛证：白带增多，色白如乳块状或豆渣样，外阴瘙痒，舌苔薄白，脉细濡。

治法：健脾燥湿，杀虫止痒。

处方：完带汤（白术、山药、人参、白芍、苍术、车前子、甘草、陈皮、柴胡、荆芥穗）。

加减：大便干结者，加大黄。

（三）中医特色治疗

1. 专方专药

（1）止带Ⅰ号：炒黄柏15g，车前子15g，苍术12g，茯苓15g，薏苡仁15g，紫花地丁10g，炒黄连8g，丹皮10g，甘草5g。主治湿热毒邪导致的带下过多。（云南名中医张良英教授经验方）

（2）固气利湿汤：黄芪20g，续断15g，潼蒺藜15g，柴胡12g，苍术12g，黄柏12g，砂仁10g，萆薢15g，薏苡仁15g，甘草10g。主治顽固性带下病。（云南名中医易修珍主任医师经验方）

（3）荆羌芷蚕汤加减：荆芥、羌活、防风、僵蚕、当归各10g，白芷12g，白术、牛膝各15g，黄柏、龙胆草、红花、泽兰各10g。主治瘀热互结型带下病。（金凤平等经验方。金凤平等.荆羌芷蚕汤治疗带下病226例.陕西中医，2001）

（4）中成药

1）红核妇洁洗液：外用，用药前用水清洗阴部后擦干，取10ml药液于稀释瓶中，加温开水至100ml，摇匀，用稀释后的药液冲洗外阴和阴道，一日2次，连用7天。重症患者酌情增加用量。

2）川柏止痒洗液：外用，可直接涂于患处或经稀释4倍后洗浴患处，每日1~2次。

3）甘霖洗剂：外用，取适量药物，稀释10倍，冲洗外阴和阴道，再用带尾线的棉球浸稀释5倍的药液，置于阴道内，次日取出，一日1次。

4）复方清带灌注液：使用前将药液摇匀，患者取仰卧位垫高臀部，将瓶颈轻轻插入阴道5~8cm，缓缓将药液挤入阴道内保留5~10分钟，每日1次。

2. 名中医经验

（1）李春华经验：该病的治疗以清热利湿为总则，治疗中还注意以下几点：①调脾：因脾为湿的产生之源，湿热蕴结又影响脾运化；②调肝：调畅气机，气行湿行；

③调肾；④调肺：肺为水之上源；⑤活血化瘀：湿可阻滞气机，热可煎熬，均可致瘀血；⑥久用清热以防伤阳，久用利湿以防伤阴。具体治疗：①脾虚带下：治以健脾燥湿止带，选四妙散合平胃散加味：苍术、黄柏、薏苡仁、牛膝、陈皮、厚朴、白术、茯苓、怀山药；②湿热带下：治以清热燥湿、化瘀止带，选四妙散加仙鹤草、败酱草、土茯苓、金荞麦、丹皮、赤芍、金钱草；③生殖器肿瘤引起的带下：治以清热解毒、燥湿止带，选四妙散加败酱草、仙鹤草、金荞麦、白花蛇舌草、半枝莲；④滴虫性阴道炎：治以清热利湿、杀虫止痒，选四妙散加苦参、地肤子、蛇床子、兔耳风、乌梅；⑤外阴阴道假丝酵母菌病：治以清热燥湿、解毒止痒，选四妙散加苦参、浙贝母、当归、蒲公英、白鲜皮、蛇床子、土茯苓、金荞麦。

（2）张良英经验

1）验方1：内服止带Ⅰ号。炒黄柏15g，车前子15g，苍术12g，茯苓15g，薏苡仁15g，紫花地丁10g，炒黄连8g，丹皮10g，甘草5g。

方中炒黄柏清热解毒除湿为君药；车前子清热利水除湿，茯苓、苡仁健脾利水渗湿，苍术燥湿健脾共为臣药；丹皮、紫花地丁、炒黄连清热解毒为佐药；甘草调和诸药为使药。

加减：热毒重者再加连翘15g，蒲公英12g以清热解毒；湿重者可加猪苓15g，木通12g以加强利水除湿作用；腹痛明显者可加延胡索12g，没药8g，赤芍15g以活血祛瘀止痛。外洗方有外阴破溃者可加枯矾10g；有灼热疼痛者加冰片2g。

张氏认为带下过多在临床上最为多见，主要分为湿热毒型、脾虚型、肾虚型，湿热毒型者多见。止带Ⅰ号方正是针对了临床上带下过多的一般特点，配合外洗方外洗，常可获得满意疗效。对赤白带，认为主要是由于湿热蕴结下焦，损伤任带二脉及血络，其临床主要证候为带下赤白或黄赤相兼，量多质黏稠，臭秽难闻，兼见阴痒、下腹坠胀疼痛，舌质红，苔黄腻，脉濡滑数；若热盛日久伤津，故赤白带下日久不愈，且伴见五心烦热，头昏耳鸣，舌红少苔，脉细数等阴虚内热之征象。治疗此类患者，初起以清热利湿为主，用止带Ⅰ号方，诸药合用，则热邪清，湿邪去，赤带止；偶见血量较多者，则在上方的基础上加旱莲草12g，小蓟10g以清热凉血止血，海螵蛸12g，赤石脂10g以收涩止血。赤白带下日久，阴虚内热较为明显者，用六味地黄汤合二至丸加沙参12g，麦冬12g滋阴清热，海螵蛸12g，赤石脂10g收涩止血治之。

2）验方2：外洗方（详见外治法部分）。

（3）李雪声经验：阴道炎为妇科顽症，对此病的治疗应及早明确病原菌，进行针对性治疗。临床采用熏洗、坐浴或填塞等外治法，可使药物直接作用于阴道局部，收效迅速。治疗中常选用一味有清热除湿、泻火解毒、祛风杀虫之功效的药物外治。如蛇床子、鸦胆子、凤仙花煎剂灌洗阴道，狼牙草煎剂，猪胆栓外塞阴道，治疗各种阴道炎，疗效显著。远志栓塞，苦参研粉外撒，百部、芙蓉叶煎剂熏洗坐浴，仙鹤草浓缩液外擦，治疗滴虫性阴道炎；决明子、马鞭草、虎杖煎药液熏洗、坐浴，治外阴阴道假丝酵母菌病；鹅不食草干粉胶囊外塞阴道，治疗念珠菌阴道炎等。独药外治阴道炎药简效宏，收效迅速。（李雪萍.李雪声名老中医独药外治阴道炎经验.中医外治杂志，1999）

（4）哈荔田经验：阴痒一症总与湿热有关，治疗每多应用清热利湿之药，以消除致病因素，缓解临床症状。对此病除内服药外，尚须配合外用熏洗法，以改善局部血液循环和杀菌消毒的作用，俾内外合治，相得益彰，从而达到治愈的目的。但因引起湿热的病机不同，临床表现也因而各异。如郁怒伤肝，肝郁化热；阴虚火旺，肝克脾土，也能导致湿热的形成。其中肝郁化火者，多见有阴痒难忍、烦躁易怒、胁痛便秘等症，一般带下量少，可用加味逍遥散化裁；肝热脾虚，脾湿夹热者，多见阴部奇痒或疼痛、口苦、苔腻、溲赤便秘等症状，一般带下量多，质稠气秽，可用龙胆泻肝汤加减；阴虚火旺者，多见阴部干燥、灼热痛痒、带下量少色黄、头晕目眩、耳鸣腰酸等症，可用知柏地黄丸加减。三种情况，临床常常兼见，用药也宜相顾配伍。如为肝经郁火，湿热下注，如初表现以湿热下注证候为主，故先用龙胆泻肝汤化裁；症状消退后，再以加味逍遥丸，疏肝清热、健脾和营进行调理。阴虚火旺证，初期治标，先予清热解毒，燥湿止痒为务；后期以知柏地黄丸滋阴降火善后。

熏洗法是通过外阴皮肤及阴道黏膜局部熏洗，以达到改善局部症状，调节整体功能的一种治疗方法，通常用以治疗各种阴道炎，外阴白斑而见外阴痛痒、带下量多等症。治外阴阴道假丝酵母菌病、滴虫性阴道炎、细菌性阴道炎及糖尿病所致阴道炎外用，用蛇床子、黄柏、苦参、蒲公英、地肤子诸药布包泡水，坐浴熏洗，取清热利湿，止带除痒之功。若属外阴阴道假丝酵母菌病，上方加土槿皮，取其碱性有抑制霉菌的作用；或为滴虫性阴道炎，上方加石榴皮，取其酸性有抑制滴虫的作用，临床用之有效。（王玉香等.哈荔田教授妇科病外治法经验琐谈.新中医，1995）

（5）姚寓晨经验（妇科名老中医）：填精渗湿法，治疗老年妇女阴痒，阴痒一证，有湿浊郁火和精枯血燥之别。青壮年患者以前者为主，老年妇女以后者居多。下焦乃肝肾所司，妇人年老体衰，肝肾精血亏损，血虚生风化燥，阴部肌肤失养，则发为阴痒。若因肝经血少，津液枯竭，气不荣运，壅郁生湿，又可致虚实错杂之证。故对老年妇女阴痒的病机，姚氏指出注重虚损而不忘虚实夹杂。在辨证中，需明察带下量之多寡、色之异常，细审局部有无灼热之感，并参合理化检查而立论。治疗重在填补阴精，参以燥湿止痒。用药当选山萸肉、何首乌、炙龟甲、紫草、生熟苡仁等品。其中，山萸肉配何首乌以补益精血；炙龟甲滋阴填精，与甘寒之紫草相配，又可清润下焦；生熟薏苡仁同用，功能健脾渗湿。诸药相配，"柔"而无碍脾之虞，"燥"而无沉降之弊。另可配以外治药，以润肝止痒，使邪毒退去。

3. 针灸

（1）体针

主穴：带脉、中极、白环俞、阴陵泉。

配穴：湿热下注者，加水道、次髎；脾气虚者，加气海、足三里、三阴交；肾虚者，加关元、肾俞、照海；阴痒者，加蠡沟、中都、太冲；带下色红者，加间使；腰部酸痛者，加腰眼、小肠俞；纳少便溏者，加中脘、天枢。

（2）耳针：内生殖器、内分泌、膀胱、三焦、脾、肾、肝。毫针或压丸法。

4. 推拿

（1）取穴：中脘、气海、关元、水道、归来、膈俞、肝俞、脾俞、胃俞、肾俞、气海俞、关元俞、白环俞、八髎、血海、足三里、阴陵泉、三阴交、太溪、内庭、行间、太冲、涌泉。

（2）手法：一指禅推法、按揉法、揉法、擦法、摩法、拨法、叩法、推法。

（3）辨证加减

1）湿热下注证：用拇指按揉内庭、行间、太冲、三阴交穴各约1分钟；轻叩脊柱两侧膀胱经，约3分钟。

2）脾虚湿困证：用拇指按揉阴陵泉、足三里、三阴交、水道、归来穴各约1分钟；用掌根平推，从膈俞至胃俞穴，以透热为度。

3）肾阴亏虚证：用拇指按揉血海、三阴交、太溪、涌泉穴各约2分钟；用拇指推法或掌推法平推，从肝俞至肾俞穴，约2分钟。

4）血枯瘀阻证：用拇指按揉足三里、阴陵泉、三阴交、太冲穴各约1分钟；直擦背腰部督脉、膀胱经，均以透热为度。

5. 外治

（1）外洗方：苦参15g，蒲公英12g，地丁15g，蛇床子20g，地肤子20g，白鲜皮15g，黄柏15g，荆芥15g，冰片2g，花椒5g，煎水趁热先熏患处，部分药液冲洗外阴及阴道，部分药液坐浴。适用于各类外阴、阴道炎。（云南名中医张良英教授经验方）

（2）妇爽散（云南省中医医院院内制剂）：苦参、黄柏、百部、蛇床子等，90g/瓶，原生药打粉。功能主治：祛风清热，解毒杀虫，用于湿热引起的带下如霉菌性阴道炎及其他原因引起的外阴瘙痒、白带浓稠等，适用于各类外阴阴道炎。用法用量：取30g置白布袋中，加水1000ml，煮沸5分钟后，纱布取汁过滤，倒入无菌专用盆内，之前清洗肛门，乘药液热熏蒸外阴局部，待温度下降到37℃时，坐浴30分钟，每日熏洗坐浴1次，7日为1个疗程，经期停用。（云南名中医易修珍主任医师经验方）

6. 食疗

（1）白果冲豆浆：白果10粒，豆浆1杯。以白果捣碎，冲豆浆后日服。健脾益气，收涩止带。

（2）莲子薏米煮蚌肉：先将莲子（去皮、心）、薏米洗净，蚌肉切成薄片，放入砂锅，加水750ml，用文火煮约1小时即可食服，一般服7～10次有效。用于湿热下注型阴道炎。

（3）马齿苋蛋清汤：鲜马齿苋60g，鸡蛋清3枚，加水适量，炖熟服食。清热利湿，用于湿热蕴结型阴道炎。

六、西医治疗

（一）治疗原则

解除诱因；保持外阴清洁干燥，避免搔抓；病因治疗，局部用药为主，配偶全身治疗。

（二）常用方法

（1）非特异性外阴炎：局部治疗为主，可用0.1%聚维酮碘液或1∶5000高锰酸钾液坐浴，每日2次，每次15~30分钟。坐浴后涂抗生素软膏或紫草油。急性期还可选用微波或红外线局部物理治疗。

（2）前庭大腺病变：急性炎症发作时，需卧床休息，局部保持清洁。可取前庭大腺开口处分泌物进行细菌培养，以确定病原体。根据病原体选用口服或肌内注射抗生素。脓肿形成后需行切开引流及造口术，并放置引流条。

（3）滴虫性阴道炎：因滴虫性阴道炎可同时有尿道、尿道旁腺、前庭大腺滴虫感染，治愈此病需全身用药。初次治疗可选用甲硝唑2g，单次口服；或替硝唑2g，单次口服；或甲硝唑400mg，每日2次，连服7日。性伴侣应同时进行治疗，治疗期间禁止无保护性交。

（4）外阴阴道假丝酵母菌病：主要以局部短疗程抗真菌药物为主。可选用下列药物放置于阴道内：①咪康唑栓剂，每晚1粒（200mg），连用7日；或每晚1粒（400mg），连用3日；或1粒（1200mg），单次用药。②克霉唑栓剂，每晚1粒（150mg），连用7日；或每早、晚各1粒（150mg），连用3日；或1粒（500mg），单次用药。③制霉菌素栓剂，每晚1粒（10万U），连用10~14日。

（5）细菌性阴道病：治疗原则为选用抗厌氧菌药物，主要有甲硝唑、克林霉素。一般选择甲硝唑400mg口服，每日2次，连用7日或甲硝唑栓剂，每晚1粒，连用7日；或克林霉素300mg，每日2次，连用7日或克林霉素软膏阴道涂布，每次5g，每晚1次，连用7日。

（6）萎缩性阴道炎：治疗原则为抑制细菌生长，补充雌激素，增强阴道抵抗力。可以予雌三醇软膏局部涂抹，每日1~2次，连用14日；也可全身用药，予口服替勃龙2.5mg，每日1次。

（7）婴幼儿外阴阴道炎：①保持外阴清洁、干燥、减少摩擦；②针对病原体选择相应口服抗生素治疗或用吸管将抗生素溶液滴入阴道；③对症处理：有蛲虫者，给予驱虫治疗；若阴道有异物，应及时取出；小阴唇粘连者外涂雌激素软膏后多可松解。

七、预防调护

（1）保持外阴清洁干燥，勤换内裤。注意经期、产后卫生，禁止盆浴。

（2）经期勿冒雨涉水和久居阴湿之地，以免感受湿邪。不宜过食肥甘或辛辣之品，以免滋生湿热。

（3）对具有交叉感染的带下病，在治疗期间禁止性生活，性伴侣应同时接受治疗，并禁止游泳和使用公共洁具。

（4）做好计划生育工作，避免早婚多产，避免多次人工流产。

（5）定期进行常规妇科检查，发现病变及时治疗。

进行妇科检查和手术操作时，应严格执行无菌操作，防止交叉感染。

八、疗效判断标准

参照《中医病证诊断疗效标准》（2012版）：

治愈：阴道分泌物之量、色、气味、质均恢复正常，诸症消失。

好转：阴道分泌物之量、色、气味、质及诸症减轻。

未愈：诸症无变化。

（杨　岚　苗晓玲）

第二节　盆腔炎性疾病

一、概述

盆腔炎性疾病（pelvic inflammatory disease，PID）指女性上生殖道的一组感染性疾病，主要包括子宫内膜炎、输卵管炎、输卵管卵巢脓肿、盆腔腹膜炎。炎症可局限于一个部位，也可同时累及几个部位，以输卵管炎、输卵管卵巢炎最常见。本病高发年龄为15～25岁，以性生活活跃、下生殖道感染、宫腔手术操作后、邻近器官炎症等为高危因素。若本病未得到及时正确的诊断或治疗，可能会发生盆腔炎性疾病后遗症。

本病因炎症轻重及范围大小而有不同的临床症状，分别归属于中医妇科妇人腹痛、带下病、癥瘕、热入血室等病范畴进行论治。

二、病因病机

中医认为，该病多与热毒炽盛，湿热瘀结有关，多由于流产后、产后、宫腔操作后，或经期卫生不当,邪毒乘虚侵袭,稽留于冲任及胞宫脉络,与气血相搏结,邪正交争,热毒炽盛,而发热疼痛,邪毒炽盛则腐肉酿脓;或经期、产后余血未净,湿热内侵,余血与湿热相搏,冲任脉络阻滞,瘀结不畅,滞于少腹,则腹痛带下日久,缠绵难愈。

三、辨病

(一)症状

炎症轻重及范围大小不同,临床症状不一。

(1)下腹痛:为临床常见症状,腹痛为持续性,活动后或性交后加重。
(2)发热:病情轻者可出现持续低热,若病情严重可出现高热、寒战、头痛、食欲缺乏。
(3)阴道分泌物增多:非经期时,呈脓性或血性,并有臭味。
(4)月经不调:经量增多、经期延长。
(5)恶心呕吐及腹泻:若有并发腹膜炎时出现消化系统症状。
(6)膀胱、直肠刺激压迫症状:尿频、尿痛、腹泻、里急后重感及排尿、排便困难等,因脓肿形成,局部压迫所致。

(二)体征

(1)一般检查:急性病容,体温升高,心率加快,下腹部有压痛、反跳痛及肌紧张,叩诊鼓音明显,肠鸣音减弱或消失。
(2)妇科检查:阴道可见脓性臭味分泌物;宫颈充血、水肿,或可见脓性分泌物从宫颈流出;穹窿触痛明显,宫颈举痛,宫体压痛,活动受限,子宫两侧压痛明显,可触及增粗的输卵管、包块;宫旁结缔组织炎时,可扪及宫旁一侧或两侧片状增厚,或两侧宫骶韧带高度水肿、增粗,压痛明显;若有盆腔脓肿形成且位置较低时,可扪及后穹窿或侧穹窿有肿块且有波动感。

(三)辅助检查

(1)血常规:白细胞总数及中性粒细胞增高。
(2)红细胞沉降率:加快。
(3)宫腔分泌物或血培养:查找致病菌。
(4)B超:可探及盆腔内炎性渗出或炎性包块。
(5)后穹隆穿刺:可抽出炎性渗出或脓液。
(6)C反应蛋白可增高。
(7)血清CA125:可增高。
(8)腹腔镜:协助诊断输卵管炎。

四、类病辨别

（1）急性阑尾炎：一般无妇科感染病史，腹痛多由脐周开始，然后转移局限于右下腹，体格检查麦氏点压痛、反跳痛明显，血常规及B超等辅助检查可助鉴别。

（2）输卵管妊娠流产或破裂：有停经史，少量不规则阴道流血，体温一般不高，腹痛为突感下腹一侧撕裂样剧痛，内出血多时可致休克，后穹窿穿刺可抽出不凝固的血液，血尿HCG及B超等辅助检查可助鉴别。

（3）卵巢囊肿蒂扭转或破裂：既往可有卵巢囊肿病史，突发一侧下腹剧痛，伴恶心呕吐，在子宫旁扪及张力较大之肿块，同侧子宫外触痛明显，或原有肿块消失或缩小，B超检查可助鉴别。

五、中医论治

（一）治疗原则

中医认为本病病因以热毒为主，兼有湿、瘀，故临证以清热解毒为主，祛湿化瘀为辅。

（二）分证论治

（1）热毒炽盛证：高热恶寒，甚或寒战，头痛，下腹疼痛拒按，口苦口干，精神不振，恶心纳少，大便秘结，小便黄赤，带下量多，色黄如脓，秽臭，舌苔黄糙或黄腻，脉洪数或滑数。

治法：清热解毒，化瘀止痛。

处方：五味消毒饮（金银花、野菊花、蒲公英、紫花地丁、紫背天葵）合大黄牡丹皮汤（大黄、牡丹皮、桃仁、冬瓜仁、芒硝）。

加减：腹胀者加川楝子、赤芍、乳香、没药、香附；带下量多者，加黄柏、连翘、败酱草；盆腔脓肿形成者，加红藤、皂角刺、白芷；热毒传入营分，出现神昏谵语，高热汗出，下腹痛不减，舌红降，苔黄燥，脉弦细数，选清营汤加减。

（2）湿热瘀结证：带下量多，色黄，质稠，味臭秽，经量增多，经期延长，淋沥不止，伴下腹疼痛拒按，或胀满，热势起伏，寒热往来，大便溏或燥结，小便短赤，舌红夹瘀点，苔黄厚，脉弦滑。

治法：清热利湿，化瘀止痛。

处方：仙方活命饮（金银花、甘草、防风、白芷、穿山甲、皂角刺、天花粉、贝母、陈皮、乳香、没药）加薏苡仁、冬瓜仁。

加减：大便秘涩者，加大黄、芒硝以通腑泻热；腹胀者加柴胡、枳实；带下多者，加黄柏、椿根皮。

（三）中医特色治疗

1. 专方专药

（1）消炎Ⅰ号：苍术10g，炒黄柏10g，连翘15g，薏仁15g，车前子12g，茯苓15g，苦参10g，茵陈10g，红藤15g，丹皮10g，川萆薢9g，蒲公英10g，地丁10g，败酱草10g，甘草6g，本方可随症加减运用。（云南名中医张良英教授经验方）

（2）加味四妙汤：苍术、黄柏、牛膝、薏苡仁、土茯苓、蒲公英、红藤、柴胡、香附、乳香、没药、丝瓜络、肉桂。（江苏名中医王少华教授经验方。王淑善．王少华用加味四妙汤治疗慢性盆腔炎经验．浙江中医杂志，2003）

（3）盆腔炎基本方：青皮10g，川楝子10g，荔枝核25g，延胡索15g，丹参15g，赤芍药15g，白花蛇舌草30g，薏苡仁30g，车前草15g，土茯苓20g，绵茵陈15g，毛冬青20g，蒲公英20g，忍冬藤30g，甘草6g，随症加减。（广州名医许丽绵经验方。曹蕾等．许丽绵辨治盆腔炎经验撷萃．上海中医药杂志，2008）

（4）治疗急性盆腔炎变证方：①清营汤、银翘散、犀角地黄汤合五味消毒饮加减：钩藤15g，丹皮10g，小牛角30g，黄连5g，金银花15g，连翘15g，竹叶心6g，蒲公英15g，败酱草15g，延胡索10g，熟地10g，大青叶10g，必须兼服牛黄清心丸，或者安宫牛黄丸等。本方主治急性盆腔炎邪热入血，上犯心脑，引发危证者，症见高热寒战，少腹剧烈疼痛，昏迷谵语，烦躁不安，甚则斑疹隐隐，舌质红绛中见黄腻苔。②五味消毒饮合大黄牡丹皮汤加败脓之品，如金银花15～30g，连翘15g，蒲公英30g，紫背天葵15g，大黄6～10g，牡丹皮10g，炙乳香6g，炙没药6g，冬瓜仁10g，桃仁10g，败酱草30g，皂角刺6g，山甲片6g，薏苡仁30g，本方主治急性盆腔炎热毒炽盛，腐肉成脓，形成脓性癥瘕者，症见高热寒战，少腹剧痛，痛如针刺状，或呈跳痛状，脉象洪数。（全国妇科名家夏桂成教授经验方。钱菁．夏桂成教授辨治盆腔炎的经验与特色．南京中医药大学学报，2005）

（5）中成药

1）妇乐颗粒：适用于热毒炽盛证。口服，一次12g，一日2次。

2）花红片：适用于湿毒蕴结证。口服，一次4～5片，一日3次，7天为1个疗程，必要时可连服2～3个疗程，每疗程之间休息3天。

3）妇科千金片、金刚藤胶囊、杏香兔耳风软胶囊、康妇炎胶囊：用于湿热瘀结证。妇科千金片：口服，一次6片，一日3次。金刚藤胶囊：口服，一次4粒，一日3次，2周为1个疗程或遵医嘱。杏香兔耳风软胶囊：口服，一次4～6粒，一日3次。康妇炎胶囊：口服，一次3粒，一日3次。

2. 名中医经验

（1）易修珍经验：易氏认为本病是由于湿热邪毒侵入体内，蓄积于下焦，使气血壅滞，冲、任、带脉受损而致病。因湿而瘀甚，因瘀而湿滞，因瘀湿而化热，相互交结，耗伤正气，病情缠绵。因此，临证时根据患者体质之盛衰、病邪之进退、湿热瘀之轻重辨而治之。急性期以祛邪为主，清热利湿解毒、化瘀缓急止痛；慢性期则扶正祛邪，祛瘀通络止痛、清热除湿止带。在运用清热利湿药物方面尤推崇《类证治裁》之二妙散，取苍术健脾燥湿不伤正、黄柏清热除湿不伤阴；善用白花蛇舌草、忍冬藤、土茯苓清热燥湿解毒。在慢性期治疗中重视"瘀血"这个病理核心，常用当归、赤芍、川芎、丹皮、三七、莪术、丹参、骨碎补等活血祛瘀药物配入方剂，临床上也可见到极少部分盆腔炎患者，病从寒化，寒湿瘀痰为患，表现为腹痛喜暖，畏寒肢冷，带下稀白，舌淡夹瘀，脉弦紧。对于此类患者，主张以散寒除湿、活血化瘀、温经止痛治之，内服以当归四逆汤或少腹逐瘀汤加减治疗。

易氏根据多年的临床探索，针对盆腔炎病易反复、迁延缠绵的特点，主张中药内服、外敷、保留灌肠、静脉滴注、熏洗坐浴在内的多途径给药综合治疗方法。针对盆腔炎患者带下量多的特点，予"妇爽散"煎水熏洗外阴，以清热除湿止带。由于盆腔炎的形成与个人生活起居相互关联，因此提出对于本病预防与治疗并重，避免七情过激、房室过度，避免计划外受孕流产损伤冲任气血，使湿热邪毒有可乘之机。注意饮食营养，少食辛辣煎烤刺激性食物，注意锻炼身体，增强抗病能力。（金凤丽.易修珍多途径给药治疗盆腔炎120分析.云南中医药杂志，1999）

（2）李春华经验：该病以湿热、湿毒蕴结下焦，阻碍气机，气血凝滞，脉络闭塞，湿与瘀血，凝滞胞脉，瘀积而成。湿凝、瘀血为本病的病变核心。故以清热化湿，活血通络，消癥为治。由于湿与瘀血相凝，故病程迁延难愈，治疗时活血行气，清热除湿一样重要。常选用四妙失笑散为主方酌加贯众15g，金荞麦15g，败酱草15g，白花蛇舌草15g，夏枯草15g，卷柏10g等既有活血行气，又有清热除湿双相作用的药物。

（3）班秀文经验（首届国医大师）：急性盆腔炎多由于湿热之邪，乘虚侵入下焦，内蕴胞宫，损伤冲任二脉，以致胞脉不利，湿热与血凝结于下焦而发生病变，当按湿热带下论治。用四妙散配金铃子散，加龙胆草、山栀子、马鞭草、忍冬藤、车前草、土茯苓、凌霄花治之。本方以四妙散加龙胆草、山栀子、马鞭草、土茯苓、车前草清热利湿，疏散邪毒；加忍冬藤、凌霄花解毒通脉，凉血化瘀；金铃子散止痛。全方有清热利湿，解毒通络，化瘀止痛之功。凡证属实热、湿热与血瘀结者，用之甚宜。

3. 针灸

针刺疗法：选穴关元、子宫、中极、三阴交、气海、足三里、带脉。尿频尿痛配阴陵泉；腰骶疼痛配肾俞。操作：每次选取3~4个穴位，常规消毒，子宫、中极、带脉，施捻转泻法，针感到盆腔；三阴交、足三里直刺，施捻转补法，取得针感后，留针30分钟。中间行针2次，1次/日，10次为1个疗程。

4. 推拿

（1）取穴：下腹部、腰骶部、督脉、脊柱两侧的膀胱经、膻中、期门、章门、带脉、气海、关元、曲骨、横骨、水道、膈俞、肝俞、脾俞、胃俞、肾俞、气海俞、大肠俞、关元俞、小肠俞、命门、八髎、血海、足三里、阴陵泉、三阴交、太溪、太冲。

（2）手法：一指禅推法、按揉法、揉法、㩉法、擦法、摩法、拨法、叩法。

（3）辨证加减：湿热下注证：用拇指按揉三阴交、阴陵泉、太溪、太冲穴各约1分钟；轻叩脊柱两侧及腰骶部约半分钟。

5. 外治

（1）藤棱煎剂直肠滴入：大血藤30g，三棱15g，丹参30g，赤芍15g，莪术15g，半枝莲30g，白花蛇舌草30g，蒲公英30g，黄柏15g，虎杖15g，桂枝10g，山药30g，续断15g，黄芪30g。煎制，浓缩成300ml，药液温度36～41℃，肛管插入肛门15～20cm，以60～110滴/分的速度先慢后快（以患者无不适感为宜），每日2次直肠滴入，经期停药。12日为1个疗程，连续治疗2个疗程。

（2）中药热敷：以消瘀散加减为主，基本方：五加皮、独活、没药、乳香、防风、羌活、当归、桑寄生、钻地枫、川椒、赤芍、白芷、川断、千年健、红花、艾叶、血竭、透骨草等。使用方法：将药物研细末装药袋，隔水蒸30分钟，趁热外敷于病患病位，药袋上覆盖一层保鲜膜，患者盖被保温，热敷时间为30～60分钟，每日2次。1剂连用5日，10日为1个疗程。

（3）妇科如意散（云南省中医医院院内制剂）：大黄、黄柏、姜黄、生草乌、白芷等加工成细末。具有活血通络，散结消肿之功。取50g用开水调成糊状，据病情加白酒或醋10ml，敷于下腹部或患处固定，并加热水袋，使药物温度维持在45～60℃。夜包晨取。1日1次，10日为1个疗程。（云南名中医易修珍主任医师经验方）

（4）宁盆灌肠液（云南省中医医院院内制剂）：丹参20g，赤芍15g，白花蛇舌草15g，黄柏15g，姜黄15g，败酱草15g。取宁盆灌肠液100ml，加温39℃左右，灌肠前排空大便，用中号导尿管插入肛门15～20cm，缓慢注入药液，10日为1个疗程，3个疗程结束。用于湿热瘀结引起的慢性盆腔炎症、子宫内膜异位症、盆腔术后粘黏、不孕症、盆瘀症等。（云南名中医易修珍主任医师经验方）

6. 食疗

（1）发热期间宜食清淡易消化饮食，对高热伤津患者可给予梨汁或苹果汁、西瓜汁等饮用，但不可冰镇后饮用。白带色黄、量多、质稠的患者属湿热证，忌食煎烤油腻、辛辣之物。

（2）苦菜100g，金银花20g，蒲公英25g，青萝卜200g。上四味共煎煮，去药后吃萝卜喝汤，每日 1 剂。有清热解毒之功，适用于湿热瘀毒型盆腔炎。

六、西医治疗

（一）治疗原则

主要为抗生素药物治疗，必要时手术治疗。

（二）常用方法

1. 药物治疗
抗生素的治疗原则：经验性、广谱、及时及个体性。
2. 手术治疗
手术治疗用于药物治疗无效及盆腔脓肿患者。

七、预防调护

（1）坚持个人（经期、产后、流产后）卫生保健，使用卫生清洁用品。
（2）积极锻炼身体，增强体质。
（3）尽量避免损伤子宫和盆腔的因素如人工流产手术等。

八、疗效判断标准

参照《中药新药临床研究指导原则》（2002 年版）：
痊愈：治疗后下腹疼痛及发热等症消失，一般检查、妇科检查及理化检查正常，停药 1 个月内未复发。
显效：治疗后下腹疼痛及发热等症消失，一般检查、妇科检查及理化检查明显改善。
有效：治疗后下腹疼痛及发热等症减轻，一般检查、妇科检查及理化检查有所改善。
无效：治疗后下腹疼痛及发热等症无减轻或有加重，一般检查、妇科检查及理化检查较治疗前无改善或有加重。

（钱艳平　苗晓玲）

第三节　盆腔炎性疾病后遗症

一、概述

若盆腔炎性疾病未得到及时正确的治疗,可能会发生一系列后遗症,即盆腔炎性疾病后遗症(sequelae of PID),既往称慢性盆腔炎。

本病因症状不同分别归属于中医妇科妇人腹痛、癥瘕、不孕症等病范畴进行论治。

二、病因病机

中医认为,本病与湿热、血瘀、气虚、寒凝有关,多由于经行产后,胞门未闭,风寒湿热之邪,或虫毒乘虚内侵,与冲任气血相搏结,蕴结于胞宫,反复进退,耗伤气血,虚实错杂,缠绵难愈。

三、辨病

(一)症状

(1)不孕:输卵管粘连阻塞可致不孕。

(2)异位妊娠:盆腔炎性疾病后异位妊娠发生率是正常妇女的8～10倍。

(3)慢性盆腔痛:炎症形成的粘连、瘢痕及盆腔充血,常引起下腹部坠胀、疼痛及腰骶部酸痛,常在劳累、性交后及月经前后加剧。

(4)盆腔炎性疾病反复发作:有盆腔炎性疾病病史者,约25%将再次发作。

(二)体征

(1)若为输卵管病变,则在子宫一侧或两侧触到呈条索状增粗输卵管,并有轻度压痛。

(2)若为输卵管积水或输卵管卵巢囊肿,则在盆腔一侧或两侧触及囊性肿物,活动多受限。

(3)若为盆腔结缔组织病变,子宫常呈后倾后屈,活动受限或粘连固定,子宫一侧或两侧有片状增厚、压痛,宫骶韧带常增粗、变硬,有触痛。

(三)辅助检查

(1)血常规:白细胞总数或中性粒细胞可轻度增高。

(2)红细胞沉降率检查:若有炎性包块形成,红细胞沉降率稍增快。

(3)阴道及子宫颈分泌物培养:异常或找到致病菌。

（4）B超：可探及输卵管增粗、积液及盆腔炎性包块。

（5）C反应蛋白测定：若有炎性包块形成可有增高。

（6）血清CA125测定：若有炎性包块形成可有增高。

（7）腹腔镜：可见子宫、输卵管粘连病灶、输卵管积液、盆腔炎性包块。

（8）子宫输卵管碘油造影显示输卵管部分或完全堵塞，或呈油滴状集聚。

四、类病辨别

（1）子宫内膜异位症：痛经、慢性盆腔痛及性交痛，妇科检查可在宫体后壁、宫骶韧带处触及触痛性结节，附件区可触及囊性包块，CA125、B超及腹腔镜检查可助鉴别。

（2）盆腔瘀血综合征：有长期慢性下腹疼痛，与盆腔炎表现相似，但体征及妇科检查无异常表现，妇检：宫颈可呈紫色，或有举痛，宫旁附件有压痛，但无明显病灶，B超及腹腔镜检查可助鉴别。

（3）子宫腺肌病：经量过多、经期延长及进行性痛经加重，妇科检查子宫增大，质硬。CA125、B超、MRI及腹腔镜检查可助鉴别。

五、中医论治

（一）治疗原则

扶正祛邪。

（二）分证论治

（1）湿热瘀结证：少腹隐痛或疼痛拒按，痛连腰骶，带下量多，色黄，质黏稠，低热起伏，经行或劳累时加重，胸闷纳呆，口干不欲饮，大便溏或秘结，小便黄赤，舌体肿大色红，苔黄腻，脉弦数或滑数。

治法：清热利湿，化瘀止痛。

处方：银甲丸（金银花、连翘、升麻、红藤、蒲公英、生鳖甲、紫花地丁、生地、椿根皮、大青叶、茵陈、琥珀末、桔梗）。

加减：发热者，加柴胡、黄芩；大便秘结者，加大黄、桃仁。

（2）气滞血瘀证：少腹胀痛或刺痛，经行疼痛加重，瘀块排出则痛减，经血量多有块，带下量多，婚久不孕，经前情志抑郁，乳房胀痛，舌体紫暗，有瘀斑、斑点，苔薄，脉弦涩。

治法：活血化瘀，理气止痛。

处方：膈下逐瘀汤（当归、川芎、赤芍、桃仁、枳壳、延胡索、五灵脂、丹皮、乌药、香附、甘草）。

加减：有炎症结块者，加皂角刺、三棱、莪术；乳房胀痛者，加郁金、青皮、川楝子、香附。

（3）寒湿凝滞证：小腹冷痛或坠胀疼痛，经行加重，喜热恶冷，得热痛减，腰骶冷痛，经行错后，经量少，色暗，带下淋沥，神疲乏力，小便频数，婚久不孕，舌暗红，苔白腻，脉沉迟。

治法：祛寒除湿，活血化瘀。

处方：少腹逐瘀汤（小茴香、延胡索、没药、当归、川芎、官桂、赤芍、蒲黄、五灵脂）。

加减：白带量多者，加党参、白术、苡仁、椿根皮；炎性肿块，加皂角刺、黄芪、三棱、莪术。

（4）气虚血瘀证：下腹部疼痛结块，缠绵日久，痛连腰骶，经血量多有块，带下量多，经行加重，精神不振，疲乏无力，食少纳呆，舌体暗红，有瘀点、瘀斑，苔白，脉弦涩无力。

治法：益气健脾，化瘀散结。

处方：理中汤（生黄芪、党参、白术、山药、天花粉、知母、三棱、莪术、生鸡内金）。

加减：腹痛不减者，加白芍、延胡索、蜈蚣；腹泻者去知母，重用白术；虚热未清者加生地、天门冬；无腹部结块者用三棱、莪术；久病及肾，症见少腹疼痛，绵绵不休，腰脊酸痛，膝软乏力，白带量多，质稀，神疲，头晕目眩，性淡漠，舌黯苔白，脉细弱者，方选宽带汤（白术、巴戟天、补骨脂、人参、麦冬、杜仲、大熟地、肉苁蓉、白芍、当归、五味子、莲子）。

（三）中医特色治疗

1. 专方专药

（1）薏苡附子败酱散加味：薏苡附子败酱散加赤芍、丹皮、川楝子、延胡索、土茯苓、车前子、甘草。（季蒋晖.季光运用薏苡附子败酱散临床经验撷菁.江苏中医药，2006）

（2）盆腔炎基本方：青皮10g，川楝子10g，荔枝核25g，延胡索15g，丹参15g，赤芍药15g，白花蛇舌草30g，薏苡仁30g，甘草6g。（广州名医许丽绵经验方。曹蕾等.许丽绵辨治盆腔炎经验撷萃.上海中医药杂志，2008）

（3）盆腔炎颗粒：丹参、赤芍、蒲黄、五灵脂、菟丝子、山茱萸、连翘、香附。（山东名中医刘瑞芬教授经验方。刘瑞芬等.盆腔炎颗粒对血瘀兼肾虚型慢性盆腔炎患者免疫学指标的影响.中西医结合杂志，2007）

（4）少腹逐瘀汤加减：小茴香10g，当归10g，川芎15g，赤芍药15g，肉桂10g，蒲黄15g，五灵脂15g，没药15g，延胡索15g，干姜6g。（广州军区总医

院名老中医孙维峰教授经验方。刘玲.孙维峰教授治疗慢性盆腔炎经验.河北中医，2009）

（5）消炎Ⅰ号：苍术10g，炒黄柏10g，连翘15g，薏苡仁15g，车前子12g，茯苓15g，苦参10g，茵陈10g，红藤15g，丹皮10g，川草薢9g，公英10g，地丁10g，败酱草10g，甘草6g，需随症加减运用。（云南名中医张良英教授经验方）

（6）中成药

1）妇乐颗粒：适用于热毒炽盛证。口服，一次12g，一日2次。

2）花红片：适用于湿毒蕴结证。口服，一次4~5片，一日3次，7天为1个疗程，必要时可连服2~3个疗程，每疗程之间休息3天。

3）妇科千金片、金刚藤胶囊、杏香兔耳风软胶囊、康妇炎胶囊：用于湿热瘀结证。妇科千金片：口服，一次6片，一日3次。金刚藤胶囊：口服，一次4粒，一日3次，2周为1个疗程或遵医嘱。杏香兔耳风软胶囊：口服，一次4~6粒，一日3次。康妇炎胶囊：口服，一次3粒，一日3次。

4）血府逐瘀胶囊：用于湿热瘀结证气滞血瘀证。口服，一次6粒，一日2次，1个月为1个疗程。

5）桂枝茯苓丸：适用于寒湿瘀阻证。口服，一次6丸，一日1~2次。

2. 名中医经验

（1）许润三经验（著名中医妇科专家）：经验方四逆散加味（柴胡10g，枳实10g，赤芍10g，生甘草10g，丹参30g，穿山甲10g)是许润三教授治疗输卵管阻塞性不孕的经验方。四逆散原出自于《伤寒论》，由柴胡、枳实、芍药、甘草四味药组成，主治肝气郁结，气机不利，阳郁于内，不能达于四末所致的四肢厥冷等症。全方具有疏肝解郁，行气散结，调和肝脾，散结止痛之功。在该方基础上加味，以期增强活血通络之力，方中用柴胡、枳实疏肝解郁，调达气机，行气而散瘀结；赤芍主入肝经，善走血分，有活血散瘀之功；甘草"能行足厥阴、阳明二经污浊之血，消肿导毒"。此外，加用养血活血的丹参，既助赤芍活血散瘀，又防理气活血太过耗伤阴血，祛瘀而不伤正；穿山甲入肝经，善于走窜，性专行散，既可引上药入血脉达病所，又可助上药散瘀滞，通畅胞脉的闭阻。加减：瘀滞较重者，加用䗪虫、路路通、王不留行以增强活血化瘀通络之力。瘀湿互结者，加桂枝、茯苓、皂角刺以增强利水渗湿之力。附件增厚、压痛明显者，加用白花蛇舌草、蒲公英以清热解毒，活血散结；加用三七粉以活血祛瘀，消肿止痛。附件炎性包块者，加用三棱、莪术破血行气，消积除癥；加用生苡仁可清热利湿散结。输卵管积水者，加用大戟，既善治瘀血，又善行脏腑水湿，对瘀湿互结所致的输卵管积水效果颇佳。输卵管结核者，加用夏枯草、蜈蚣；输卵管阻塞伴黄体功能不足者，加用鹿角霜以补肾壮阳，以提高黄体水平。兼气血虚弱，见月经量少，色淡，全身乏力，舌质淡嫩者，加用党参、当归以补气养血。兼肾虚，见腰骶酸痛，畏寒肢冷者，加用川断、鹿角片以温补肾阳。

（2）宋家驹经验：慢性盆腔炎的发病多因急性盆腔炎失治、误治损伤正气；或因经期、产后胞脉空虚，湿热邪毒内侵；或过食生冷，寒邪客于胞中，血为寒凝，气机不畅。主要病机为邪热余毒残留，与冲任之气血相搏结，凝聚不去，日久难愈，耗伤气血，虚实夹杂。可概括为湿、热、瘀、虚，瘀滞与湿共存是其特征。病变部位为冲任、子宫。治宜清热利湿，活血化瘀，补气扶正。自拟方中蒲公英、败酱草、白花蛇舌草、茯苓、薏苡仁清热利湿；川楝子、延胡索、三棱、丹参、莪术等行气活血、化瘀止痛、消肿散结；黄芪益气扶正；桂枝温通血脉；甘草调和诸药。全方共奏清热利湿，行气活血，化瘀止痛，益气扶正之效，使下焦湿热得除，正气得补，气血通畅，诸症自除。现代药理学研究证明，蒲公英、败酱草等清热解毒药具有明显广谱抗菌作用，能抑制杀灭病原微生物，减轻炎症反应，改善临床症状；黄芪能诱生干扰素，增强免疫功能；川楝子、延胡索、三棱、丹参、莪术等活血化瘀药，能消炎，抗纤维化，改善微循环，促进炎症的吸收及粘连的松解和包块的消散。（宋家驹.中药治疗慢性盆腔炎30例.河北中医，2008）

（3）封雪琼经验：慢性盆腔炎有时可有低热、易疲劳、精神不振等，每遇抵抗力下降时急性发作。由于长期炎症刺激，纤维组织增生，可致盆腔器官及周围组织粘连及盆腔充血、固定。患者常有下腹疼痛、坠胀、腰酸痛、阴道分泌物增多，腹痛为持续性，在劳累、性交后及月经前等症状加重。少腹疼痛，甚则痛连腰骶者，称为"妇人腹痛"。本病主要机制为冲任虚衰，胞脉失养，"不荣则痛"，以及冲任阻滞，胞脉失畅，"不通则痛"。慢性盆腔炎主要证型以湿热瘀结多见，少数为气滞血瘀和寒湿凝滞。治以清热利湿，活血化瘀为主。辅以温经散寒，行气活血，益气祛湿等方法达到消炎、止痛、调经等目的。本方中红藤、蒲公英、紫花地丁、败酱草等有清热、解毒、利湿功效；赤芍、桃仁、莪术有活血止痛、祛瘀、软坚散结功效；延胡索、香附行气活血，通络止痛；附子温中理气，祛寒止痛。诸药合用具有活血通络，清热解毒，软坚散结，温经散寒，消肿散瘀止痛之功效。（封雪琼等.中药治疗盆腔炎性疾病50例临床分析.基层医学论坛，2010）

3. 针灸

（1）毫针疗法

主穴：中极、关元、气海。

配穴：八髎、三阴交、阴陵泉、子宫。

手法：泻法。

（2）耳针：子宫、卵巢、内分泌、肾上腺、内分泌、盆腔、交感等。手法：用磁粒或王不留行籽敷贴并按压。

（3）电针：次髎、肾俞、三阴交。方法：负极接次髎或肾俞穴，正极接三阴交。用密波或疏密波。

4. 推拿

取穴：气海、关元、归来、肾俞、次髎、三阴交、阴陵泉。方法：掌摩气海、关元、归来。掌擦腰骶部督脉；腰骶部膀胱经施予揉法，均宜以透热为度。按揉肾俞、次髎、三阴交、阴陵泉各1分钟。

5. 外治

（1）外敷法：妇科如意散适量，用温水调成糊状，加少许醋或白酒调匀后外敷下腹部，每日1次。（云南省中医医院院内制剂，云南名中医易修珍主任医师经验方）

（2）灌肠法：白附子、白芥子、白芷、昆布、冬瓜仁、白花蛇舌草、荔枝核、牡蛎、香附、土鳖虫、酒大黄、红藤、败酱草。每晚睡前，行保留灌肠。（云南省中医医院妇科经验方）

6. 食疗

（1）荔枝核30g，蜂蜜20g，将荔枝核敲碎后放入沙锅，加水浸片刻，煎煮30分钟，去渣取汁，趁温热调蜂蜜，拌和均匀即可，早晚2次分服。有理气、利湿、止痛之效，适用于各类慢性盆腔炎。

（2）桃仁粥：桃仁15g，大米100g。先把桃仁捣烂如泥，加30ml开水研汁去渣，大米淘净，与桃仁汁一同入锅，加开水适量煮粥，趁热服用，每日1次。功能活血化瘀。

六、西医治疗

盆腔炎性疾病后遗症需根据不同情况选择治疗方案。不孕患者多需要辅助生殖技术协助受孕；慢性盆腔痛尚无有效治疗方法，一般对症处理或中药、理疗等综合治疗；输卵管积水者需行手术治疗。

七、预防调护

（1）坚持个人（经期、产后、流产后）卫生保健。

（2）急性盆腔炎、阴道炎、淋病、生殖道衣原体和支原体感染者应及时彻底治愈，防止转为慢性炎症。

（3）适当体育锻炼，增强体质；经期禁止游泳、盆浴、房事。

（4）解除思想顾虑，正确认识疾病，增强治疗的信心。

八、疗效判断标准

参照《中药新药临床研究指导原则》（2002年版）：

痊愈：治疗后下腹疼痛及腰骶胀痛等症消失，妇科检查及理化检查正常，停药1

个月内未复发。

显效：治疗后下腹疼痛及腰骶胀痛等症消失，妇科检查及理化检查明显改善。

有效：治疗后下腹疼痛及腰骶胀痛等症减轻，妇科检查及理化检查有所改善。

无效：治疗后下腹疼痛及腰骶胀痛等症无减轻或有加重，妇科检查及理化检查较治疗前无改善或有加重。

（张永会　姜丽娟）

第四节　非淋菌性尿道炎

一、概述

非淋菌性尿道炎（nongonococcal urethritis，NGU）是指由淋菌以外的其他病原体，主要是沙眼衣原体、支原体所引起的尿道炎。在女性中多表现为泌尿生殖道炎。本病目前在欧美国家已超过淋病而跃居性传播疾病首位。我国病例亦日益增多，成为最常见的性传播病之一。

本病因症状不同归属于中医淋证、带下病、妇人腹痛等范畴论治。

二、病因病机

中医认为，本病的发生主要与湿邪有关，病位在膀胱和肾。外感秽浊湿热之邪，蕴结下焦，损伤任带，出现阴道及外阴瘙痒，分泌物增多；膀胱气化失司，出现尿道灼热、尿频、尿急、尿痛、尿道刺痒及排尿困难等症状；湿邪阻滞，局部气血运行不畅，湿热熏蒸，精败肉腐，可出现宫颈炎症、糜烂，下腹不适感，盆腔粘连；湿热蕴结下焦，损伤任带，出现阴道及外阴瘙痒，分泌物增多；膀胱气化失司，出现尿道灼热、尿频、尿急、尿痛、尿道刺痒及排尿困难等症状。湿热之邪久恋，湿热耗伤正气，或脾虚生湿，正虚邪恋，气血瘀阻，出现盆腔炎粘连，腹痛；久病及肾，导致肾阴亏虚，阴虚夹湿邪，出现小便淋漓，时作时止，遇劳即发，神疲肢倦。

三、辨病

（一）症状

女性泌尿生殖道炎多由宫颈向其他部位扩散。

（1）宫颈炎：阴道分泌物增多，宫颈充血，宫颈糜烂。

（2）尿痛、尿频、尿道刺痒：约50%患者有此症状。

（3）尿道分泌物：量少，稀薄，黏液性或黏液脓性。

（4）阴道炎症：阴道分泌物增多，阴道及外阴瘙痒。

（5）盆腔炎症：下腹不适，包括输卵管炎、子宫内膜炎，可致异位妊娠、不孕。

（二）体征

妇科检查可见尿道口、外阴充血，宫颈充血或糜烂。

（三）辅助检查

（1）分泌物涂片和培养淋球菌均为阴性而涂片镜检，在油镜（1000倍）视野下多形核白细胞超过4个或者晨尿，前段尿15ml沉淀在高倍（400倍）视野下，每视野多形核白细胞超过15个，有诊断意义。

（2）女性宫颈管、阴道分泌物：在1000倍镜下平均每视野多形核白细胞>10个有诊断意义（除外滴虫感染）。

（3）沙眼衣原体：支原体等病原学检查阳性。

四、类病辨别

应与淋菌性尿道炎相鉴别，此病可分泌物涂片和培养淋球菌阳性。

五、中医论治

（一）治疗原则

扶正祛湿，清热除湿，解毒化浊。

（二）分证论治

（1）下焦湿热证：小便混浊如脂，尿频尿急，尿道刺痒灼热，小便短，口干心烦，大便秘结，舌红，苔腻，脉数。

治法：清热利湿，解毒化浊。

处方：导赤散加大黄、滑石、车前草、金银花（生地、木通、淡竹叶、甘草）。

（2）脾虚肾湿证：小便淋漓不已，时作时止，遇劳即发，但不甚赤涩，神疲肢倦，舌淡，脉虚弱。

治法：健脾益肾，分清化浊。

处方：萆薢分清饮加味（川萆薢、黄柏、石菖蒲、茯苓、白术、莲子、丹参、车前子）。

（3）脾虚湿盛证：带下量多，色白或淡黄，质稀薄，无臭味，绵绵不断，面色胱白或萎黄，神疲倦怠，四肢不温，纳少便溏，肢肿，舌淡苔白腻，脉缓弱。

治法：补气健脾，升阳止带。

处方：完带汤（人参、白术、山药、白芍、苍术、陈皮、荆芥、柴胡、车前子、甘草）。

（4）阴虚夹湿证：带下增多，色黄或赤白相兼，质稠，有异味，外阴灼热疼痛，腰膝酸软，头晕目眩，心慌心悸，潮热盗汗，口干，尿赤，舌红少苔，脉细或细数。

治法：滋阴清热，利湿止带。

处方：知柏地黄汤（知母、黄柏、熟地、怀山药、山茱萸、茯苓、泽泻、丹皮）。

（5）湿热下注证：带下量多，色黄，呈泡沫状，或色白呈豆渣样，或脓性甚至赤带，外阴瘙痒，口苦咽干，小腹疼痛，小便短赤，舌红，苔黄腻，脉滑。

治法：清热除湿，杀虫止带。

处方：止带方（茯苓、猪苓、泽泻、茵陈、车前子、黄柏、栀子、赤芍、丹皮、牛膝）。

（6）热毒蕴结证：带下量多，呈脓性，色黄绿，或赤白相兼，或五色杂下，恶臭难闻，小腹疼痛，腰骶胀痛，口苦咽干，口臭，小便短赤，舌红，苔黄腻，脉滑数。

治法：清热解毒除湿。

处方：五味消毒饮（蒲公英、金银花、野菊花、紫花地丁、紫背天葵）。

（三）中医特色治疗

1. 专方专药

（1）易清汤加减：茵陈、栀子、黄柏、丹皮、白芷、川黄连、地肤子、黄芪、潞党参、白鲜皮、蛇床子、苦参、甘草。每日口服3次，每日1剂，连用7日。（云南省中医医院妇科经验。周晓娜等.中西医结合治疗女性非淋菌性尿道炎75例疗效观察.云南中医中药杂志，2003）

（2）八正散加减：泽泻、车前子、石韦、牛膝、蒲公英、白花蛇舌草、崩大碗（为岭南常用之药，性微寒，味苦辛，功效清热除湿，解毒利尿，常用量10~20g）、虎杖、生地榆、生槐角、大青叶等。主治急性期非淋菌性尿道炎。（广东省中医院陈达灿教授经验方）

（3）知柏地黄丸或无比山药丸加减：淫羊藿、肉苁蓉、菟丝子、潼沙苑、生地、熟地黄、山药、女贞子、山茱萸、生薏苡仁（15~30g）、土茯苓（15~30g）、丹参、败酱草、赤芍等。主治慢性期非淋菌性尿道炎。（广东省中医院陈达灿教授经验方）

（4）尿路清合剂：白花蛇舌草、土茯苓、崩大碗、黄柏、黄芪、旱莲草、地肤子。适用于湿毒稽留，脾肾亏虚，膀胱气化失司，水道不利型非淋菌性尿道炎。（广东省中医院名老中医经验方研制）

（5）三黄口服液：黄连、黄柏、黄芩、土茯苓、败酱草、甘草，由河南中医学院制药厂生产，每日3次，每次10ml，30日为1个疗程。（河南中医学院第一附属医院经验。郝兰枝.三黄口服液治疗非淋菌性尿道炎296例.Journal of Medical Forum, 2005）

（6）湿毒清方：川萆薢15g，栀子15g，黄柏15g，木通10g，泽泻10g，败酱草30g，鱼腥草30g，车前草10g，苦参15g，甘草5g，每日1剂，头煎150ml内服，再煎外用，趁热先熏阴部，待药液温热时再坐浴20分钟，每日1次，连用2周为1个疗程。（深圳市中医院陈洁生经验方）

2. 中成药
八正胶囊：用于湿热下注型。口服，一次4粒，一日3次。

3. 名中医经验
（1）杨龙光经验：非淋菌性尿道炎（NGU）是一种常见的性传播疾病，病因是由多种病原体导致的综合征，女性患者的症状表现为白带增多，外阴瘙痒，宫颈水肿、充血等。主要并发症为宫颈炎、盆腔炎、异位妊娠、不孕症、输卵管炎等。用以下中药治疗取得了一定疗效。药物组成：鱼腥草、板蓝根、金钱草、车前草、旱莲草、益母草、怀山药各30g，黄精、灯心草、甘草各10g。加减：偏热者加金银花50g，蒲公英30g，白茅根20g；偏瘀者加丹参15g，川芎10g，土牛膝15g；尿时痛引少腹或睾丸者加橘核、荔枝核、冬葵子各10g；溲短便秘者加瞿麦15g，大黄5g；气阴两虚者加黄芪30g，当归、地骨皮各15g；脾肾两虚者加党参30g，山药、淫羊藿各15g。每日1剂，水煎分3次服。（杨龙光.中药治疗非淋菌性尿道炎184例.国医论坛，2006）

（2）汤洁等经验：通过中药对生殖道解脲支原体抗菌作用的实验研究，配方1(按双黄连注射液配方)：金银花5g，黄芩5g，连翘10g。以水提方法制得药液100ml，含生药0.2g/ml。配方2(按复方蒲公英注射液配方)：蒲公英10g，大青叶10g，黄花败酱5g。以水提方法制得药液125ml，含生药0.2g/ml。配方3(按翘柏六味注射液配方)：连翘5g，蒲公英5g，大黄5g，黄柏5g，黄芩5g，野菊花5g。以水提方法制得药液150ml，含生药为0.2g/ml。结果如下：以上三种配方的注射液均具有抗菌、消炎、解毒作用；其特点是抗微生物谱广，对多种细菌、病毒及某些致病性真菌有较强的抑杀作用，在临床上已广泛应用。双黄连注射液应用于治疗解脲支原体泌尿生殖道感染已有报道，应用此三种配方药液的药敏实验，充分显示出配方2和配方3在体外具有强于双黄连配方的抗解脲支原体活性，为中药应用于治疗解脲支原体感染开阔了视野，并提供了一定依据。（汤洁等.中药对生殖道解脲支原体的抗菌作用研究.中国中医药信息杂志，2001）

4. 针灸
取膀胱、中极、阴陵泉、行间、太溪等穴。如尿中带血加血海、三阴交穴；小腹胀满疼痛加曲泉穴。采用泻法或平补平泻，留针30分钟。每5分钟行针1次，每日1次，10次为1个疗程。

5. 外治

（1）外洗方：黄芩、黄连、柴胡、白芷、地肤子、板蓝根、龙胆草，加水煎煮30分钟，取液冲洗阴道，每日1次，每日1剂，连用7日。

（2）《中药外治法大全》方：田螺肉7个，淡豆豉10粒，连须葱头3个，鲜车前草30g，食盐少许。上诸药共捣如泥，敷于脐部，外覆纱布，以胶布固定，早晚各换药1次，5日为1个疗程。功能清热利水通淋。

6. 食疗

（1）《古今家庭食疗方法精选》方Ⅰ：鸭跖草15g，薏米仁60g，冰糖适量。先将鸭跖草煎水取汁1碗，薏米仁煮粥2碗，与药粥摇匀后加冰糖1勺，顿服，每日1次。功能清热解毒利尿。

（2）《古今家庭食疗方法精选》方Ⅱ：白茅根200g，大米200g。鲜茅根洗净，加适量水煎煮半小时，去渣取汁，加大米熬成粥，早餐食用。功能清热利尿，凉血止血。

六、西医治疗

（一）治疗原则

（1）及时、足量、规则治疗。
（2）不同病情采用不同的治疗方案。
（3）同时治疗性伴。

（二）药物治疗

（1）目前对四环素、强力霉素、红霉素已有不少菌株产生耐药。新一代合成抗菌药喹诺酮类，不但对衣原体、支原体有效，对淋球菌也高度敏感。

（2）美国疾病防治中心（CDC）推荐治疗方案

1）支原体感染：多西环素（强力霉素）100mg，口服，每日2次，共7日。

2）衣原体感染：多西环素（强力霉素）100mg，口服，每日2次，共7日；或阿奇霉素1g，单剂量口服。

七、预防调护

（1）注意阴部卫生及同房卫生；节制性生活。
（2）平素宜少食温燥、辛辣及油腻之品，多饮开水。

八、疗效判断标准

参照卫生部2000年《非淋菌性尿道炎诊疗规范》相关内容拟定：

痊愈：患者自觉症状消失，尿道分泌物消失，尿沉渣涂片检查无白细胞。

显效：患者自觉症状消失，尿道分泌物消失，尿沉渣涂片检查<5个/HP多形核白细胞。

有效：患者自觉症状好转，尿道分泌物消失，尿沉渣涂片检查<10个/HP多形核白细胞。

无效：患者自觉症状无变化，尿道分泌物仍存在，尿沉渣涂片检查>10个/HP多形核白细胞。

（张永会　姜丽娟）

第十四章

妊娠病

第一节 流产

一、概述

妊娠不足 28 周、胎儿体重不足 1000g 而终止者,称为流产。妊娠 12 周前终止者,称为早期流产,妊娠 12 周至不足 28 周终止者,称为晚期流产。流产分为自然流产和人工流产。自然流产占妊娠总数的 10%～15%,其中早期流产占 80% 以上。

流产根据症状及进展不同,归属于中医胎漏、胎动不安、堕胎、小产、滑胎、胎死不下等病范畴论治。

二、病因病机

中医认为,本病的发生与胎元、母体因素有关。胎元因素多因夫妇先天之精气不足,或胎元有缺陷,不能成实而殒堕。母体的因素多因肾虚冲任不固,胎失所系;或脾气虚弱、气血虚弱,不能载胎养胎;或素体阳盛,或阴虚内热,或孕后过食辛辣;或感伤热邪,导致热伤冲任,扰动胎元;或素有癥疾占据子宫,或跌仆外伤导致气血不调,瘀阻子宫、冲任,使胎元失养而不固。

三、辨病

(一)症状

(1)停经:月经过期未至。

(2)阴道流血及腹痛:早期流产表现为先阴道流血,而后出现腹痛;晚期流产表现为先出现腹痛(阵发性子宫收缩),而后出现阴道流血。

（二）体征

（1）先兆流产：妇科检查宫颈口未开，胎膜未破，子宫大小与停经周数相符。

（2）难免流产：妇科检查宫颈口已扩开，有时可见胚胎组织或胎囊堵塞于宫颈口内，子宫大小与停经周数基本相符或略小。

（3）不全流产：妇科检查宫颈口已扩张，宫颈口有妊娠物堵塞及持续性血液流出，子宫小于停经周数。

（4）完全流产：妇科检查宫颈口已关闭，子宫接近正常大小。

（三）辅助检查

（1）B型超声检查：对确定流产类型及鉴别诊断具有重要价值。可根据子宫内有无胚囊、有无胎动、胎心反射等，确定胚胎或胎儿存活与否、排出与否、有无残留或稽留等。宫颈内口松弛时，B超检查可显示宫颈内口较宽，若宽于19mm，又有晚期流产史，诊断即可明确。

（2）妊娠试验：临床多采用早早孕诊断试纸条法，对诊断妊娠有价值。为进一步了解流产的预后，多选用放射免疫法连续进行血 β-HCG 的定量测定，正常妊娠6~8周时，其值每日应以66%的速度增长，若48小时增长速度<66%，提示预后不良。

（3）孕激素测定：测定血孕酮水平，能协助判断先兆流产的预后。

四、类病辨别

（1）异位妊娠：有腹痛、停经、不规则阴道流血症状，妇科检查宫颈有举痛，附件可触及包块、压痛，B超检查宫内无胚胎，宫外有包块或孕囊，尿妊娠试验阳性，后穹窿穿刺出不凝血。

（2）葡萄胎：闭经后阴道出现不规则流血，恶心、呕吐较重，子宫大于孕周，血HCG检查明显升高，B超检查不见胎体及胎盘的反射图像，只见雪花样影像称为"落雪状"改变。

（3）功能失调性子宫出血：可引起阴道不规则流血，一般无停经史，无早孕反应，尿妊娠试验阴性，B超检查无宫内外妊娠迹象。

（4）盆腔炎性疾病：可有下腹疼痛，白带异常，无停经史及阴道流血，通过妇检、B超及血尿HCG等检查可助鉴别。

（5）急性阑尾炎：转移性右下腹疼痛，伴有恶心、呕吐。检查麦氏点压痛、反跳痛。血常规、血尿HCG及B超等检查可助鉴别。

（6）子宫肌瘤：可有经量增多及经期延长，白带异常，妇科检查子宫增大，形态不规则，血尿HCG、肿瘤标志物及B超等检查可助鉴别。

五、中医论治

（一）治疗原则

治病与安胎并举。

（二）分证论治

（1）先兆流产

1）肾虚证：妊娠期，阴道少量流血，色淡红或暗红，腰酸、小腹下坠，头晕耳鸣，乏力，腰膝酸软，或曾多次堕胎史，舌淡，苔白，脉沉细而滑。

治法：补肾安胎止血。

处方：寿胎丸（菟丝子、桑寄生、续断、阿胶）。

加减：小腹下坠甚者，加黄芪。

2）气血虚弱证：妊娠期，阴道少量流血，色淡红，面色萎黄，气短懒言，腰酸，小腹隐痛，舌淡，苔薄白，脉细滑无力。

治法：补气养血，固肾安胎。

处方：胎元饮（人参、当归、杜仲、白芍、熟地、白术、陈皮、炙甘草、阿胶）。

加减：小腹下坠甚者，加黄芪；阴道流血多者，去当归，加苎麻根、艾叶。

3）血热证：妊娠期，阴道少量出血，色红或深红，腰酸，小腹下坠心烦少寐，手足心热，溲黄便结，舌红，苔黄，脉细滑。

治法：清热养阴，安胎。

处方：保阴煎（生地、熟地、黄芩、白芍、山药、续断、甘草、桑寄生、苎麻根）。

加减：阴道流血多者，加阿胶、旱莲草、地榆炭；腰痛甛者，加菟丝子、杜仲。

4）外伤：妊娠期，跌仆闪挫，或劳累过度，致阴道少量流血，腰酸；或小腹坠痛，舌质正常，脉滑无力。

治法：益气养血，固肾安胎。

处方：圣愈汤（人参、黄芪、熟地、当归、川芎、白芍）。

加减：阴道流血多者，去当归、川芎，加阿胶、苎麻根；若腰腹坠痛甚者，加乌药、续断、炒杜仲。

（2）难免流产、不全流产、稽留流产

1）胎动欲堕：妊娠早期阴道出血量逐渐增多，色红有块，腹痛下坠加重；妊娠中期出现小腹疼痛，阵阵紧逼，会阴坠胀尤甚；或有羊水溢出，继而阴道流血，舌质紫暗，或边尖有瘀点，脉滑或涩。

治法：祛瘀下胎。

处方：脱花煎加味（当归、川芎、肉桂、牛膝、红花、车前子、益母草）。

加减：气短神疲者，加党参、黄芪；若组织残留，阴道出血量不止，尽早行清宫术。

2）胎堕不全：妊娠物排出后，仍有部分组织残留于宫内，阴道流血仍持续不止，甚至大出血，腹痛阵阵紧逼；妇科检查宫颈口已开，或见胎囊堵于宫口；B超示胎心消失。

治法：活血化瘀，佐以益气。

处方：生化汤加味（当归、川芎、桃仁、炮姜、炙甘草、党参、黄芪）。

加减：腹痛者，加益母草、炒蒲黄；发热、腹痛、阴道溢血臭秽者，加益母草、败酱草、红藤、蒲公英、丹皮。

3）血虚气脱：殒堕过程中，阴道突然大出血，甚或暴下不止，面色苍白，头晕眼花，甚则晕厥，不省人事，大汗淋漓，脉微欲绝。

治法：益气固脱。

处方：人参黄芪汤（人参、黄芪、当归、白芍、白术、艾叶、阿胶）。

加减：若不省人事，病情危机，速用独参汤或参附汤，同时抗休克，尽早清宫。

（3）习惯性流产

1）肾气亏虚：屡孕屡堕3次以上，或应期而堕；孕后头晕耳鸣，腰膝酸软，夜尿频多，目眶黯黑，舌淡，苔薄白，脉沉弱。

治法：补肾益气，固摄冲任。

处方：补肾固冲丸（菟丝子、续断、巴戟天、杜仲、当归、熟地、鹿角霜、枸杞子、阿胶、党参、白术、大枣、砂仁）。

加减：肢冷畏寒，小腹冷痛者，加淫羊藿。

2）气血虚弱：屡孕屡堕3次以上，头晕目眩，神疲乏力；面色㿠白，心悸气短，舌质淡，苔薄白，脉细弱。

治法：益气养血，固冲安胎。

处方：泰山磐石散加减（人参、黄芪、炒当归、续断、黄芩、白芍、熟地、白术、炙甘草、砂仁、糯米）。

加减：小腹空坠不适者，重用人参、黄芪，加升麻；小腹冷痛，形寒肢冷者，加巴戟天、乌药；烦热，咽干者去砂仁，加酸枣仁、柏子仁、夜交藤。

3）阴虚血热：屡孕屡堕，孕后两颧潮红，口干咽燥，手足心热，烦躁不宁；或形态消瘦，舌质红，少苔，脉细数。

治法：滋阴清热，凉血安胎。

处方：加减一贯煎加味（生地、熟地、白芍、麦冬、知母、地骨皮、炙甘草、女贞子、墨旱莲）。

加减：头晕耳鸣，心悸少寐者，加首乌、山茱萸、枸杞、夜交藤；咽干口渴者，加石斛、沙参、麦冬、知母；便干者，加玄参、麦冬。

（4）流产感染：孕后阴道不规则流血，量时多时少，色暗红污秽，腥臭，小腹疼痛，发热；恶寒，全身不适，神疲乏力，舌质红，苔黄腻，脉滑数或弦数。

治法：清热解毒，活血化瘀。

处方：五味消毒饮合大黄牡丹皮汤（野菊花、金银花、蒲公英、紫背天葵、紫花地丁、大黄、牡丹皮、桃仁、冬瓜子、芒硝）。

（三）中医特色治疗

1. 专方专药

（1）胎儿安颗粒：由丹参、当归、芍药、三七、菟丝子、炙黄芪、苏梗等药组成，口服，每日3次，每次1包（9g），温开水送服，每疗程10天，连续用药2个疗程。主治流产宫内积血。（陕西中医学院袁慧霞教授自拟方。任亚娟等．胎儿安颗粒治疗流产宫内积血32例临床研究．四川中医，2005）

（2）流产基本方：茵陈10～15g，黄芩10～15g，青蒿、当归各5～9g，太子参9～12g，白术、白芍、炙甘草各6～9g，炙大黄3～5g，水煎服，每日1剂，每日3次。主治ABO血型不合流产，根据血清抗体效价的高低和妊娠月份的大小而调整药味、剂量。（贵阳中医学院一附院经验。张玉等．中药防治ABO血型不合的疗效观察．四川中医，2002）

（3）助孕3号丸：由菟丝子、桑寄生、续断、黄芪、党参等药组成。主治免疫性自然流产。（广州中医药大学第一附院妇科罗颂平教授经验方。罗颂平等．自然流产的免疫性因素与中医药治疗．中国医药学报，1996）

（4）保胎饮：由炙黄芪30g，党参15g，熟地20g，菟丝子15g，续断15g，阿胶（另）15g，女贞子15g，杜仲12g，旱莲草12g，炙升麻8g，桑寄生15g，怀山药15g，甘草6g组成。主治先兆流产。（云南名中医张良英教授经验方。姜丽娟等．张良英教授自拟保胎饮治疗习惯性流产的临床研究．云南中医中药杂志，2011）

（5）中成药：保胎灵胶囊，适用于肾虚型胎漏及胎动不安。口服，一次3粒，一日3次。

2. 名中医经验

（1）李春华经验

1）固本求源，注重先后天：李氏认为该病与脾肾的盛衰密切相关。妊娠需要气血精微以养胎、固胎。故有"气以载胎""血以养胎""精血同源"，故脾与肾，后天与先天，是相互资助，相互促进，共同维持胎孕的正常发育。补肾阳常用菟丝子、枸杞子、覆盆子、肉苁蓉，尤重菟丝子。补肾阴常用桑寄生、续断、制首乌、女贞子、旱莲草。尤喜用制首乌，取其滋阴，补肝肾，益精血，补而不碍脾之长。用黄芪、白术益气健脾以补脾阳，并认为人参偏温。潞党参虽补，但易滞气，故常远之。若需用参类，则选用太子参；补脾阴用山药、黄精，亦取补脾阴而不碍脾；在补脾时，常加砂仁，少佐木香，既行气，又安胎，促进脾胃健旺。同时还强调在补肾健脾时，最忌温燥，温燥之品伤阴动血，阳气上浮，易纵火，动胎气。

2）预防：妊娠期间必须注意以下几点：①生活适当，因纵欲伤肾，正如叶天士云："保胎以绝欲为第一要策"；②避免体力劳动，注意休息；③保持大便通畅，大便秘结，努挣排便损伤胎气，易致胎漏或堕胎；④适当沐浴，沐浴使血流速度加快，易致堕胎；⑤加强营养，以清淡为主，多食水果、蔬菜、肉、蛋等，忌食辛辣、燥热、烧烤等食物；⑥起居有常，生活规律，心情愉快，环境安静，避免惊吓，避免刺激，少看电视。

（2）易修珍经验：《傅青主女科》曰："夫胞胎虽系于带脉，而带脉实关于脾肾，脾肾亏损，则带脉无力，胞胎即无以胜任矣。"脾肾二脏互为先后天，是互相滋生和互相促进的，脾气健运，肾气充盛，冲任得固则胎儿发育正常。受孕之初经血不泻，冲脉之气较盛，上逆犯胃，孕妇往往有恶心呕吐、纳呆等脾虚胃逆之象，加之禀赋素弱，先天不足，后天不慎房事，跌仆损伤等诸多因素损伤肾气，以致冲任不固，胎失所系，而受孕之后，阴血下聚以养胎，使阴血不足而生热，形成脾肾两虚夹热的病机特点。竭力推举《胎产心法》治胎漏"三月以前，宜养脾胃，四月以后，宜壮腰肾补血气，佐以清热"的观点。提倡补脾肾以安胎气，认为过早的滋补肝肾，容易妨碍脾胃的功能，助热躁动胎气。主张在妊娠3个月以后再逐渐增加补肾固肾的药物，这样才利于胎儿的健康发育。除此之外提倡在中医传统治疗与安胎并举、补肝肾、固冲任原则的基础上，采取辨证、清胎热、顺气之法。其中顺气一法临床被运用于治疗妊娠恶阻、胎漏、胎动不安、胎位不正等妊娠病。

（3）哈荔田经验：哈师归纳胎漏、胎动不安及滑胎的原因总不外脾肾虚损、气血不足、冲任失固等几方面。其中尤以肾不载胎、脾失摄养为发病关键。他常用萸肉、枸杞、熟地、阿胶、菟丝子、炒杜仲、川续断、桑寄生等药，以阴中求阳，水中补火，守而能走。其中山茱萸、枸杞、熟地、阿胶除益肾填精、滋肝补血外，又有安胎止血之功。又常以阿胶、鹿角胶同用，以达"阳升阴长"之功。补气健脾多选用党参、黄芪、山药、云苓、白术之类温而不燥、补而不滞之品。此外，本病的治疗必须时时注意保护胃气，使饮食增进，以后天滋先天，以保证分娩时的精气充沛，安产无忧。

（4）罗元恺经验（著名中医妇科专家）：对于先兆流产，中医十分重视腰痛的情况。因肾以系胞，而腰为肾之外腑，肾脊为督脉之所在，故妊娠妇女最忌腰痛。尤其是腰脊部痛连骶骨而兼有下血、腹痛之证候者，胎多难安。小腹下坠感是一种气虚的表现，气以摄胎，如脾肾之气不足，不能载摄胎元，则小腹常有下坠感。

流产的防治，应以辨病与辨证相结合。如母体因其他疾病，有引起流产之可能者，则应治母体疾病，病愈则胎可安之；如果只是因为胎气不固，合母体受到影响者，则应着重安胎，胎安则母病亦愈。对于先兆流产的治疗还必须辅以健脾而调理气血，使肾与脾，先天与后天，相互支持，相互促进，以巩固胎元。并适当辨别孕妇身体之寒、热、虚、实，参照用药，效果才能显著。罗氏以几十年中医妇产科临床经验，治疗先兆流产，立法以补肾健脾固气为主，其基本方为寿胎丸合四君子汤加减。

（5）骆安邦经验：骆氏治疗先兆流产，认为本病多因脾肾两虚，肝肾亏损，气血不足者居多。其治疗之法当以补肾健脾，益气养血，滋肾柔肝，固摄冲任为主，常遣当归芍药散为基础方，随证加减衍化。如常用杜仲、桑寄生、菟丝子、续断壮腰痛，补气血以系胎；辅以阿胶养血止血；配黄芪、党参以益其气，盖气以载胎，血以养胎，气血充足，冲任荣和，则胎得其所，居而安固，常嘱患者于受孕后即常服之，防患于未然，每能起到事半功倍之效。骆老认为，妇人孕后常服此方，既可固守胎元，荣和冲任，养血养胎，又可防其滑胎、漏胎及胎动不安，实有保健、防病、治病之益。（骆伟斌等.骆安邦运用芍药散治疗妇科病经验.福建中医，1994）

3. 针灸

复发性流产后调理针刺疗法：

针灸取穴：肺俞、心俞、膈俞、肝俞、脾俞、肾俞、上髎、次髎、中髎、下髎、太溪、太冲、三阴交、足三里、关元、气海、公孙、丰隆、阴陵泉、百会、四神聪、大椎。手法：取补法，缓缓进针，进针宜深。

4. 外治

穴位敷贴：炒杜仲20g，炒补骨脂20g。上药共研为细末，过筛。取药末适量，水调膏，纱布包裹，敷脐部。

5. 食疗

（1）海参瘦肉汤：海参250克，瘦肉250克。加水煨炖，加盐少许即可饮食。适用于气血虚弱证。

（2）益母草鸡蛋糖水：益母草30~60g，鸡蛋2只，红糖适量。将益母草和鸡蛋加水同煮，蛋熟去壳再煮15分钟，去药渣后用红糖调味吃蛋饮汤。每日1剂，连服5日。适用于血瘀气滞证。

六、西医治疗

（一）治疗原则

确定流产后，应根据流产的不同类型进行相应处理。

（二）常用方法

（1）药物保胎治疗：黄体功能不足者，可用黄体酮20mg，每日或隔日肌内注射一次，也可使用HCG以促进孕酮合成，维持黄体功能，用法为1000U，每日肌内注射1次，或2000U，隔日肌内注射1次。

（2）出血时间较长者，可选用无胎毒作用的抗生素，预防感染，如青霉素等。

（3）对难免流产、不全流产及完全流产者，应尽快行手术清宫、纠正贫血、抗感染治疗。

七、预防调护

（1）提倡婚前、孕前检查，有病早治。
（2）孕早期禁止性生活。
（3）孕后避免劳累、提举重物，注意营养、休息。

八、疗效判断标准

参照《中医病证诊断疗效标准》（2012版）：
治愈：血止胎安，兼症消失，观察2周后，各项检查证实正常妊娠。
好转：漏红减少，兼症改善，各项检查为正常妊娠。
未愈：出血不止，甚至堕胎流产，或胎死腹中。

（杨丽娟　周　靖）

第二节　妊娠剧吐

一、概述

孕妇妊娠5～10周频繁恶心呕吐，不能进食，排除其他疾病引发的呕吐，体重较妊娠前减轻≥5%、体液电解质失衡及新陈代谢障碍，需住院输液治疗者，称为妊娠剧吐（hyperemesis gravidarum），发生率为0.5%～2%。

本病在中医属于恶阻的范畴。

二、病因病机

中医认为，本病的发病主要与肝脾、痰湿、气阴有关，主要的病机为冲气上逆，胃失和降。素体脾胃虚弱，或因孕后饮食不节、劳倦、或忧思伤脾，复因孕后，阴血下聚以养胎，冲气偏盛，冲气上逆犯胃，胃失和降。孕后阴血下聚以养胎，肝血相对不足，肝火偏旺；或孕后情志不遂，肝气郁结化热，加之孕后冲气偏盛，冲气夹肝火上逆犯胃，致胃失和降。痰湿内盛，滞于中焦，冲气偏盛，冲气夹中焦痰饮上逆，胃失和降。反复剧吐，甚则饮食难进，胃阴亏虚，精气耗散，出现正气受损之危证。

三、辨病

（一）症状

（1）停经史。
（2）恶心呕吐：恶心呕吐频繁或食入即吐，呕吐物中有胆汁或咖啡样物。严重呕吐可致失水及电解质紊乱，形成代谢性酸中毒。
（3）消瘦明显：体重较妊娠前减轻≥5%。

（二）体征

（1）消瘦，精神委靡，面色苍白，呼吸有酮味，尿量减少。
（2）严重者脉搏细数，体温升高，血压下降，出现黄疸，眼底视网膜出血，病情继续进展，继而出现意识模糊及昏睡状态。

（三）辅助检查

（1）尿液检查：测定尿量、尿比重、酮体，注意有无蛋白尿及管型尿。
（2）血液检查：测定红细胞数、血红蛋白含量、血细胞比容、全血及血浆黏度，以了解有无血液浓缩。动脉血气分析测定血液pH、二氧化碳结合力等，了解酸碱平衡情况。还应检测血钾、血钠、血氯含量及肝肾功能。
（3）必要时应行眼底检查及神经系统检查。

四、类病辨别

（1）葡萄胎：恶心呕吐较剧，阴道不规则流血，偶有水泡状胎块排出，子宫多数较停经月份大；B超显示宫腔内呈落雪样图像，而无胚囊或胎儿声像。
（2）急性胃肠炎：常有饮食不洁史，起病急骤，突然恶心呕吐伴上腹痛或全腹阵发性疼痛，或伴有腹泻，粪便检查可见白细胞及脓细胞。
（3）肝炎：常见症状有食欲减退、腹胀、厌食油腻；体征可有巩膜或皮肤黄染、发热、肝区疼痛、肝脏体积增大或缩小、触痛等；肝功能检查、肝炎病毒检查及B超等检查可助鉴别。

五、中医论治

（一）治疗原则

调气和中，降逆止呕。

（二）分证论治

（1）脾胃虚弱证：妊娠早期，呕吐不食，食入即吐，神疲倦怠，舌淡，苔薄润或白厚，脉缓滑无力。

治法：健脾和胃，降逆止呕。

处方：香砂六君汤（党参、白术、茯苓、甘草、半夏、陈皮、木香、砂仁、生姜、大枣）。

加减：口渴咽干者，舌红少津，去木香、砂仁、茯苓，加玉竹、石斛、麦冬；大便溏薄者，干姜易生姜，加丁香、白豆蔻；唾液异常增多者，加益智仁、白豆蔻。

（2）肝胃不和证：妊娠早期，呕吐酸水、苦水、胸胁苦满，烦渴，情绪抑郁，舌红，苔黄或薄黄，脉滑数。

治法：疏肝和胃，降逆止呕。

处方：苏叶黄连汤加减（苏叶、黄连、半夏、陈皮、竹茹、乌梅）。

加减：便秘者，加胡麻仁。

（3）痰湿阻滞证：妊娠早期，呕吐痰涎，不思饮食；胸脘满闷，口中淡腻，头晕目眩，或心悸气短，或四肢倦怠，舌苔白腻，脉濡滑。

治法：化痰除湿，降逆止呕。

处方：小半夏加茯苓汤加味（半夏、生姜、茯苓、党参、白术）。

加减：心烦口苦，苔黄腻，脉滑略数者，加竹茹、黄芩清热化痰；胸胁满闷者，加苏梗、枳壳理气宽胸。

（4）气阴两虚证：妊娠早期，呕吐剧烈，甚至呕血，精神委靡，形体消瘦，肌肤不润，目眶下陷，或发热口渴，唇舌干燥，尿少便秘，舌红无津，苔薄黄而干，脉细滑无力。

治法：益气养阴，和胃止呕。

处方：生脉散（人参、麦冬、五味子）合增液汤（麦冬、生地、玄参）。

加减：呕吐血样物，加藕节、乌贼骨、白及；呕吐伤胎，出现腰酸腹痛，加桑寄生、川断、杜仲；少许阴道流血，加苎麻根、阿胶。

（三）中医特色治疗

1. 专方专药

（1）薛生白用轻量黄连、苏叶治湿热证之呕吐不止，其功可称独擅。

（2）基本方：苏叶12g，黄连10g，竹茹15g，姜半夏10g，陈皮10g，黄芩6g，白术10g，甘草3g，临床随症加减。（河南中医学院马春芬教授经验方。张惠等.马春芬教授论治妊娠恶阻经验.世界中西医结合杂志，2010）

2. 名中医经验

（1）易修珍经验：验方藿君汤：太子参15g，炒白术12g，茯苓15g，藿梗

12g、砂仁 12g、炒芩 15g、金石斛 15g、麦冬 15g、荷叶顶 10g、陈皮 12g、苏梗 12g、竹茹 10g、甘草 10g。方中藿梗专取芳香行气，健脾止呕之功，苏梗行气宽中止呕，与砂仁、陈皮相配兼收理气安胎，太子参、白术、茯苓健脾益气，配荷顶升举清阳，降浊气，麦冬、金石斛滋阴养胃，炒芩清热安胎，全方既健脾胃、益气养阴升清阳，又降逆止呕调顺了气机。

《丹溪新法》云："有孕八、九个月，必顺气，须用枳壳、紫苏梗"，明确提出妊娠八九个月的时候，必须用枳壳、苏梗、厚朴之类的顺气药物，才能顺应妊娠晚期的生理变化，使气机调畅，胎气安和，有益于顺产。易氏提倡妊娠早期，特别是 3 个月以内宜健脾胃、清热安胎，佐以顺气之法，认为过早的滋补肝肾容易妨碍脾胃的功能，助热躁动胎气。常配伍应用藿梗、苏梗，以及砂仁、荷叶顶、厚朴等一类芳香行气、醒脾和胃、宽中行气、升清降浊的药物，即是"顺气"之法的具体体现。妊娠早期频繁的呕吐，饮食不下，究其病机，是冲脉之气上逆，胃失和降，气机升降失调引起，以清阳不升为主，故宜健脾和胃顺气法治疗。

（2）张良英经验：妊娠恶阻严重的孕妇，因食入即吐，反复呕吐不能自止，可迅速消瘦或诱发他病，甚至影响胎儿发育。本病宜辨证论治，但在辨证的基础上，常加入半夏。该药辛温、有毒，具有燥湿化痰，降逆止呕，消痞散结之功效。由于它降逆止呕作用较强，因此治疗恶阻常常选用半夏。薛立斋之《校注妇人良方》云："半夏乃健脾化痰滞之主药也，脾胃虚弱而呕吐，或痰涎壅塞，饮食少思，胎不安，必用茯苓半夏汤，倍加白术。以半夏、白术、茯苓、陈皮、砂仁，善能安胎气，健脾胃，予常用验矣。"临床常选用法半夏治疗妊娠恶阻，其常用量为 10g，若患者已出现下腹疼痛，腰酸不适，阴道流血时，半夏则应慎用。常用香砂六君汤加味：木香 10g、砂仁 10g、太子参 15g、茯苓 10g、炒白术 15g、法半夏 10g、炒黄芩 12g、麦冬 15g、续断 15g、甘草 6g，药液中加姜汁少许，服药采用少量频服的方法。

（3）顾兆农经验（原山西医科大学主任医师）：顾老认为妊娠恶阻，一般为胃气虚弱失于和降，肝气上逆为因，论其常法，当以和其胃腑，清其肝热为治，临床可服"安胃饮"降逆止呕。倘若延时不愈，则以中焦气虚者多见，而素体脾胃不健者尤然。届时治疗而应随证而变，以补益为主，当助脾健运，着眼中土。此外，顽固性妊娠恶阻除可见中焦气虚外，还可出现脾胃阴伤者。顾老常以乌梅 10g、麦冬 12g、辽沙参 15g、炙杷叶 6g、玉竹 12g、生地 15g、石斛 12g、生山药 15g、陈皮 10g、甘草 6g、大枣 4 枚（去核）加减，煎液徐徐进用，以免顿服随呕之弊。本病善后用药，顾老亦颇多悉心研究，曾总结出"性当平，味应简，量宜轻"的施治原则。

（4）哈荔田经验：哈师概括指出"妊娠恶阻的发生，总属胃气虚弱不能和降，无论原因为何，都是上逆犯胃才能引起呕吐。如果胃气强盛，能控制上逆之气，则不会引起本病"。

在治疗上，哈师除强调应针对病因辨证施治外，特别指出要照顾胃气，只有这样才能收到较好的效果，常用健脾药如山药、党参、白术、茯苓等。此外哈师还喜用半夏来治疗妊娠恶阻。古文献提到半夏有碍胎、堕胎、动胎、耗气等作用。但因其降逆止呕作用明显，许多医家用之，又有惧而弗用者。哈师则认为"有故无殒亦无殒也"，只要注意半夏的炮制、剂量、配伍等则常获殊效。

（5）姚寓晨经验：姚氏认为妊娠恶阻的治疗以和胃降逆、顺气安能胎为其总则，并指出①治疗用药时要注意掌握痰与虚的关系。治痰，选用天浆壳、法半夏、陈皮以化痰止呕；治热，选用左金丸、炒黄芩、炒竹茹以清热安胎；治郁，选用陈佛手、旋覆花、老苏梗以理气和胃；治虚，如阴亏者选北沙参、乌梅肉、川石斛以滋阴生津，气弱者选潞党参、焦白术、制黄精以补中益气；寒甚者，选淡干姜、荜茇、灶心土45g，以温中散寒；热盛脉实者，选川黄连（4～6g），并可用熟军3g以导热下行。服药应以浓煎少量，多次分服为宜。②注意掌握证候属性，根据辨证施治分别投以酸甘敛阴或甘温健脾的方药。苔腻脉滑者，甘温与敛阴均不适用。③在治疗过程中如见"痰气阻塞中脘，阴阳怫郁"者，治宜降逆化痰，以顺阴阳，可选旋覆代赭石汤合橘皮竹茹汤加减。代赭石可用到30～45g，以收平降逆气之功。④如呕吐日久，伤及气阴，尿酮体阳性者，除平时选用西洋参浓煎分用外，宜中西医结合治疗。

（6）何子淮经验（浙江省名老中医）：适应证为妊娠四五十天左右，出现头晕，胸闷胁胀，不思纳容，呕恶泛酸苦水，甚至稍食即吐，粒米不进，吐出黄水或血丝，大便干，舌红，脉弦滑；或因为呕吐剧烈而致气液二伤，不得已欲终止妊娠者。本证的辨证要点为呕泛酸水苦水，脉弦滑。处方：何氏祖传定呕饮：石决明、桑叶、黄芩、焦白术、砂仁、苏梗、陈皮、绿梅花、当归身、杭芍、干荷叶。加减：便秘者加瓜蒌仁、无花果；吐甚、食入即吐者加川黄连、姜半夏；夹痰者加清炙枇杷叶；腰酸者加狗脊、桑寄生。受孕之后，血聚养胎，肾水滋胎，肝失濡养，肝阳偏亢，肝气夹冲气上逆，胃失和降，故见头晕胸闷、恶心呕吐诸症。肝胆互为表里，肝气上逆，胆火亦随之而升，胆热液泄，故呕吐酸水或苦水。治疗以平肝降逆，和胃止呕吐为大法。采用何氏祖传定呕饮，方中取石决明禀水中之阴气而生，性降属阴，专入肝经重镇降逆，平肝潜阳；桑叶、黄芩助其凉肝平肝。古称黄芩、白术为安胎圣药，以黄芩能清胎火，白术能健脾运中，何老在临床应用时，根据患者的体质、病症而调整剂量，脾虚为主则白术剂量大于黄芩，肝热肝阳偏亢则黄芩用量大于白术。砂仁带壳能消胸膈之气，斡旋枢机，配以苏梗、陈皮、绿梅花理气和中，且能止呕；当归身、白芍药补血敛阴，柔养肝体，以治其本。全方全用，使肝体得养，逆气潜归，眩晕除、呕恶停。（严守仙. 何子淮妊娠病辨证治疗经验. 中华中医药杂志，2008）

3. 针灸

针刺疗法：取穴中脘、下脘、关门、内关，足三里，针刺得气后，把艾条切成3cm长的艾段，每次取两段，同时将一端点燃放入底面积为12cm×12cm的艾灸盒中，罩在中脘、下脘、关门三个穴位上艾灸。每日1次，5日为1个疗程，针刺治疗时需注意进针要快，刺激宜轻，得气即可，留针30分钟。

4. 推拿

患者仰卧位,全身放松,做深呼吸,呼吸调匀,予以头面部推拿 20 分钟,重点是开天门、分阴阳、拿五经,同时予以针刺内关,以轻泻为主,留针 20 分钟。

5. 外治

(1)耳穴治疗方法:取双侧耳穴胃、脾、十二指肠、肝、神门、心,体穴取中脘、内关(双)、足三里(双),每天早、中、晚餐前按压,或恶心时按压,3~4日更换 1 次,贴药期间禁洗耳部。

(2)《中医药物贴脐疗法》方:半夏 15g,砂仁 3g,白蔻 3g。将上药粉碎,过 80 目筛。另取老姜半斤,捣取汁 1 小杯。用生姜汁调和药末如糊状备用。药糊不宜过稀,以免流失。临用前先用姜片擦患者脐孔发热,再把药糊涂敷脐孔上,外用纱布、塑料纸覆盖,胶布固定,每日用药 2~3 次,以效为度。

6. 食疗

孕妇饮食以清淡可口为宜,忌油腻,多吃含钙、铁、锌等微量元素和维生素丰富的食物,如虾仁、瘦肉、牛奶、核桃、芝麻等;应避免吃酸菜辣制品,山楂片虽然酸甜可口,但会加速子宫收缩故孕妇不能多吃;可选择橘子、橙子、杨梅、樱桃、苹果等新鲜水果,它们不但香味浓郁而且营养丰富,可减轻妊娠剧吐,保持妊娠期的愉快和营养的充足。避免异味的刺激,呕吐后用温开水或者橙汁漱口,保持口腔清洁,而且给予粗纤维食物,如玉米、燕麦、绿豆、海带等以防便秘。另外,可以让其与他人一起吃饭,以分散注意力,诱导进食。

六、西医治疗

(一)治疗原则

(1)卧床休息,保证充足睡眠,调整饮食。

(2)尿中酮体阴性者,可在门诊治疗观察,阳性者应住院治疗。给予镇静、止吐、纠正脱水酸中毒及电解质紊乱治疗。

(3)补充营养及各种维生素,防止并发症。

(4)经积极治疗病情继续加重,或重要脏器功能受损,危及孕妇健康者,则应终止妊娠。

(二)常用方法

(1)药物治疗:维生素 B_6,口服,每日 3 次,每次 10mg;维生素 C,口服,每日 3 次,每次 100mg;维生素 B_1,肌内注射,每日 1 次,每次 50~100mg。

(2)补液、纠正酸中毒及电解质紊乱:明确失水量及电解质紊乱情况,酌情补充水分和电解质,每日补液量不少于 3000ml,尿量维持在 1000ml 以上。输液中应加入氯化钾、维生素 B_6、维生素 C 等，止吐剂如异丙嗪、丙氯拉嗪、氯丙嗪等。营养不良者，静脉补充氨基酸制剂、脂肪乳注射剂。

（3）多数妊娠剧吐的孕妇经治疗后病情好转可以继续妊娠，如果出现以下情况，则可危及孕妇生命，需考虑终止妊娠：①持续黄疸；②持续蛋白尿；③体温升高，持续在38℃以上；④心动过速（≥ 120 次 / 分）；⑤伴发 Wernicke 综合征等。

七、预防调护

（1）保持乐观愉快的情绪，解除顾虑，避免精神刺激。
（2）注意饮食，宜清淡、宜消化，忌肥甘厚味及辛辣之品，少量多餐。
（3）家属注意关怀陪伴孕妇，转移其注意力。

八、疗效判断标准

参照《中医病证诊断疗效标准》（2012 版）：
治愈：呕吐停止，诸症消除，停药后无反复。
好转：呕吐等症减轻。或呕吐诸症消除，但停药后又见复发。
未愈：呕吐诸症均无改善。

（杨丽娟　周　靖）

第三节　异位妊娠

一、概述

受精卵在子宫体腔以外着床称为异位妊娠（ectopic pregnancy），习称宫外孕（extrauterine pregnancy）。异位妊娠依受精卵在子宫体腔外种植部位不同而分为输卵管妊娠、卵巢妊娠、腹腔妊娠、阔韧带妊娠、宫颈妊娠。异位妊娠是妇产科常见的急腹症，发病率约为 2%，是孕产妇死亡的原因之一。

中医学古籍未见异位妊娠的记载，但在"妊娠腹痛""经漏""癥瘕"等病证中有类似症状的描述，现"异位妊娠""宫外孕"成为中西医通用病名。

二、病因病机

异位妊娠的发病机制与少腹宿有瘀滞，冲任、胞脉、胞络不畅，或先天肾气不足、脾气受损有关。气虚或瘀阻以致孕卵不能及时运达宫腔而成异位妊娠；孕卵胀破脉络，血溢于少腹，可发生阴血暴亡、气随血脱的厥脱证。

三、辨病

（一）症状

（1）停经：80%的患者有6～8周的停经史，20%左右的患者主诉并无停经史。

（2）腹痛：多发生于妊娠4～6周，发生率为90%～95%，常出现一侧下腹隐痛或胀痛，当输卵管妊娠发生流产或破裂时，患者突感下腹一侧撕裂样疼痛，或伴恶心、呕吐。疼痛范围与出血量有关，血液积聚于子宫直肠凹时，可出现肛门坠胀感。

（3）阴道流血：胚胎死亡后，常有不规则阴道出血，色暗红量少，一般不超过月经量，少数患者阴道流血量较多，类似月经，阴道流血可伴有蜕膜碎片排出。

（4）晕厥与休克：由于腹腔急性内出血及剧烈腹痛，轻者出现晕厥，严重者出现失血性休克。出血量越多越快，症状出现也越迅速越严重，但与阴道流血量不呈正比。

（5）腹部包块：输卵管妊娠流产或破裂时所形成的血肿时间较久，是由于血液凝固并与周围组织或器官发生粘连形成包块。

（二）体征

（1）一般情况：腹腔内出血较多时，呈贫血貌。大量出血时，患者可出现面色苍白、脉快而细弱、血压下降等休克表现。体温一般正常，出现休克时体温略低，腹腔内血液吸收时体温略升高，但不超过38℃。

（2）腹部检查：有明显内出血时，下腹有压痛及反跳痛，尤以患侧为著，但腹肌紧张轻微，出血较多时，叩诊有移动性浊音。若反复出血并积聚粘连包裹，可形成包块并不断增大变硬，下腹部可触及包块。

（3）盆腔检查：输卵管妊娠未发生流产或破裂者，除子宫略大较软外，可能触及胀大的输卵管并有轻度压痛。输卵管妊娠流产或破裂者，阴道后穹窿饱满有触痛，宫颈举痛或摇摆痛明显，子宫稍大而软，内出血多时，检查子宫有漂浮感，子宫一侧或其后方可触及形状不规则的肿块，边界不清楚，触痛明显，病变持续较久时，肿块机化变硬。输卵管间质妊娠时，子宫大小与停经月份基本符合，但子宫不对称，一侧角部突出，破裂所致内出血征象极为严重。

（三）辅助检查

（1）HCG测定：是目前早期诊断异位妊娠的重要方法。

（2）超声诊断：B型超声检查对异位妊娠的诊断尤为常用，阴道B超检查较腹部 B 超检查准确性更高。

（3）阴道后穹窿穿刺：后穹窿穿刺辅助诊断异位妊娠被广泛采用，常可抽出不凝血。

（4）腹腔镜检查：已作为异位妊娠的金标准，并同时可以起到治疗作用。

四、类病辨别

（1）流产：停经后出现少量阴道流血，伴下腹正中阵发性疼痛，可有组织及绒毛排出，妇科检查子宫增大变，宫口松弛，血尿 HCG 阳性，B 超见宫内妊娠囊或有组织排出。

（2）卵巢黄体破裂出血：无明显停经史，多发生在黄体期突发下腹一侧剧痛，伴肛门坠胀，可有阴道流血，妇科检查无明显肿块触及，一侧附件压痛，后穹隆穿刺可抽出不凝血，血尿 HCG 阴性，B 超检查一侧附件低回声。

（3）卵巢囊肿蒂扭转：既往有附件包块病史，突发下腹一侧剧痛，伴恶心呕吐，妇科检查患侧附件触痛明显，扪及张力较大的包块，结合血尿 HCG 及 B 超可助诊断。

（4）盆腔炎性疾病：多有不洁性生活史，腹痛常伴发热，妇科检查：阴道灼热感，带下增多，宫颈举痛，宫体压痛，附件增厚或触及包块，压痛。白细胞计数、红细胞沉降率多升高，血尿 HCG 阴性，B 超可探及附件包块或盆腔积液。

（5）急性阑尾炎：转移性右下腹疼痛，伴有恶心、呕吐、白细胞计数增高。检查麦氏点压痛、反跳痛明显。血尿 HCG 阴性。

五、中医论治

（一）治疗原则

活血化瘀为主，动态观察。

（二）分证论治

（1）未破损期：停经，阴道少许流血，偶感一侧下腹隐痛，盆腔检查一侧附件可有包块，有触痛；尿妊娠试验阳性，B 超检查宫内无妊娠囊，附件有实性不均质包块，或妊娠囊，舌质正常，苔薄白，脉弦滑。

治法：消癥杀胚，活血化瘀。

处方：宫外孕Ⅱ号方（丹参、赤芍、桃仁、三棱、莪术）。

加减：可加蜈蚣、全蝎、紫草。

（2）已破损期

1）休克型：停经，少许阴道流血，突发一侧下腹剧痛，面色苍白，四肢厥逆，或冷汗淋漓，恶心呕吐，烦躁不安，血压下降或不稳定；或突然晕倒，四肢厥逆，舌淡，苔白，脉微欲绝或细数无力，并有腹部及妇科检查体征。

治法：益气固脱，回阳救逆。

处方：参附汤（人参、附片）和生脉散（人参、麦冬、五味子）。纠正休克的同时，准备急诊剖腹探查。

2）不稳定型：腹痛拒按，腹部有压痛及反跳痛，但逐渐减轻；或有少许阴道流血，色暗褐，血压平稳，盆腔检查可触及子宫一侧有界线不清之包块，脉细缓。

治法：活血化瘀。

处方：宫外孕Ⅰ号方加味（赤芍、丹参、桃仁、党参、黄芪）。

严密观察病情变化，做好术前及抢救准备。

3）包块型：输卵管妊娠破裂时间已久，盆腔内形成血肿，腹痛减轻或消失；可有下腹坠胀感，或便意感，阴道出血逐渐停止，盆腔检查可触及不规则包块，与周围组织粘连，脉细涩。

治法：活血化瘀，消癥散结。

处方：宫外孕Ⅱ号方（丹参、赤芍、桃仁、三棱、莪术）。

加减：身体虚弱者，加黄芪、党参；包块较硬者，加穿山甲、牛膝；瘀血化热出现发热者，加丹皮、龟板、地骨皮。

（三）中医特色治疗

1. 专方专药

（1）杀胚方：炙黄芪30g，党参15g，三棱10g，莪术10g，丹参15g，赤芍12g，桃仁12g，紫草30g，枳壳10g，白术15g，茯苓15g，甘草5g，每日服1剂。（云南省中医医院妇科经验）

（2）宫外孕方：丹参、赤芍各15g，桃仁、水蛭各10g，三棱、莪术各6g，天花粉、紫草根各30g，蜈蚣3条，皂角刺20g。每日1剂。腹痛甚者加川楝子、玄胡各15g；阴道出血量较多者加田七末3g；有热象者加虎杖15g；大便秘结者加火麻仁20g。（佛山市中医院妇科陈秀廉主任医师经验方。郭李燕等.中药内外结合保守治疗异位妊娠64例疗效观察.四川中医，2003）

2. 名中医经验

（1）易修珍经验：异位妊娠术后配合中医辨证施治能调补气血，健运脾胃，促进气机调畅，瘀血消除，可预防切口感染、肺部并发症及术后粘连性包块形成，故能促进患者术后身体恢复。异位妊娠患者根据术前病情，术后中医辨证治疗分以下三种：

1）异位妊娠失血性休克患者：术后辨证多属气阴两虚是本，而手术创伤和麻醉对腹腔脏器的影响，产生腑气壅滞是标的病机特点。故宜标本兼治，即益气养阴，通腑行滞，选方生脉散加味：太子参15g，麦冬15g，五味子10g，草果10g，木香10g，焦山楂15g，丹参15g，甘草10g。另配仲洋参30g炖服。

2）临床上常因症状不典型，失治误治造成患者腹腔反复少量出血，引起盆腔广泛粘连，陈旧性瘀块形成。此时术后常以气滞血瘀为主要病机表现。治宜活血祛瘀，通腑行滞，选方当归芍药散加味：当归15g，赤芍15g，白术15g，茯苓15g，泽泻12g，柴胡12g，薏苡仁15g，木香10g，槟榔10g，草果10g，甘草10g。

3）异位妊娠破裂引起内出血量不多，术后一般情况较好的患者，宜以舒肝行气导滞为主，选四逆散加味：柴胡12g，枳实15g，杭芍15g，木香10g，莱菔子15g，焦山楂15g，草果10g。以上均予3～5剂中药即可，一旦腑气一通就改用四君汤、归脾汤等方调理以善后。（周蜻. 38例异位妊娠中医治疗体会. 云南中医学院学报，1991）

（2）李春华经验：李氏认为病机是由于先天肾气不足，子宫输卵管发育不良或冲任受损伤，气滞血瘀，邪毒内侵，阻遏胞脉，久而胞脉破损，离经之血瘀积于腹中。气机阻滞，不通则痛，出现里急、气逆、腹痛为主的少腹瘀血证。对本病的治疗主要以活血化瘀为主，若胚胎死亡包块形成者，用活血化瘀消癥治疗。早期诊断明确而未破裂者，则宜活血化瘀杀胚治疗，常用杀胎药物有水蛭、莪术、蜈蚣、五灵脂、天花粉、槐角、地鳖虫等。根据不同阶段论治：①少腹瘀血（未破损型），治则：活血化瘀，消癥杀胚，取验方四逆散合失笑散加减：柴胡15g，白芍30g，枳壳10g，蒲黄15g，五灵脂15g，三棱10g，莪术10g，天花粉30g，水蛭10g，蜈蚣3条，槐角30g。②癥瘕（包块型），治则：破瘀消癥杀胚，取验方桂枝茯苓丸合失笑散加减：桂枝12g，茯苓30g，浙贝母10g，郁金15g，三棱10g，莪术10g，五灵脂15g，蒲黄15g，天花粉30g，水蛭10g，生黄芪30g。

（3）张良英经验：中医药保守治疗异位妊娠未破损期，具有安全、无痛苦和保留生殖能力等优势，是目前临床治疗的首选治法之一。经验方——杀胚方，是在宫外孕Ⅱ号方的基础上加炙黄芪、潞党参、紫草、枳壳而成。药物：炙黄芪30g，潞党参15g，三棱10g，莪术10g，丹参15g，赤芍12g，桃仁12g，紫草30g，枳壳10g，白术15g，茯苓15g，甘草5g。

3. 外治

（1）双柏散：侧柏叶60g，大黄60g，黄柏30g，薄荷30g，泽兰30g 碾末取100g 水蜜调，胚胎存活者加麝香0.1g 作药心，冷敷适宜未破损期和已破损期不稳定型，热敷适宜于包块型。每次敷4小时，每日2次。

（2）妇科如意散：适用于包块型。用法用量：外用取45g，用热水调成糊状，酌加白酒或醋10ml，包小腹，夜包晨取。每日1次。

（3）中药保留灌肠：适用于包块型。可选用活血化瘀、消癥散结中药，如丹参、三棱、莪术、赤芍类药物制成灌肠液，每次取100ml，水温39～40℃保留灌肠，每日1次。适用于已破损期中的包块型，尿妊娠试验已转阴，病情稳定者。每日1次。阴道流血期暂停。

六、西医治疗

异位妊娠的治疗包括期待疗法、药物治疗和手术治疗。

（1）期待疗法：少数输卵管妊娠可能发生自然流产或吸收，症状较轻而无需手术或药物治疗。

（2）药物治疗：适用于早期输卵管妊娠未发生破裂或流产、要求保存生育能力的年轻患者。甲氨蝶呤（MTX）肌内注射，按 0.4mg/（kg·d）计算，5 日为 1 个疗程，单次剂量肌内注射，常用 50mg/m^2 体表面积，在治疗后 4～7 日 β-HCG 下降小于 15%，应重复剂量治疗。然后每周重复至 β-HCG 降至 5U/L，一般需 3～4 周。

（3）手术治疗：适用于生命体征不平稳或有腹腔出血者；诊断不明确者；血 β-HCG 值高或附件包块大者；期待疗法或药物治疗禁忌者；随诊不可靠者。手术方式分为根治手术、保守手术及腹腔镜手术，根据患者的不同情况选择合适的手术治疗。

七、预防调护

（1）减少宫腔手术，避免产后及流产后感染。
（2）积极治疗慢性盆腔炎、盆腔肿瘤等疾病。
（3）既往有盆腔炎、附件炎病史者孕前需行输卵管通畅检查。

八、疗效判断标准

参照《常见疾病的诊断与疗效判定（标准）》（吴少祯主编，中国中医药出版社，1999，10：525）；《中医妇科学》（张玉珍主编，中国中医药出版社，2008）及《妇产科学》（乐杰主编，人民卫生出版社，2008 年）相关内容拟定：

治愈：临床症状消失，血 β-HCG 降至正常，B 超监测盆腔包块消失。

有效：临床症状减轻或消失，血 β-HCG 下降接近正常，B 超监测盆腔包块缩小。

无效：临床症状无改善，或发生急性腹痛，有输卵管破裂症状等手术指征而改为手术治疗者；血 β-HCG 下降不满意或上升而改用其他药，B 超监测盆腔包块增大而发生急性腹痛，有输卵管破裂症状等手术指征而改为手术治疗者。

（牛红萍　罗福兰）

第四节 妊娠高血压疾病

一、概述

妊娠高血压疾病是妊娠与血压升高并存的一组疾病。发病率为5%~12%。该组疾病主要包括妊娠期高血压、子痫前期、子痫,以及慢性高血压并发子痫前期和慢性高血压合并妊娠。以高血压、水肿、蛋白尿、抽搐、昏迷、心肾衰竭,甚至发生母子死亡为临床特点。

中医归为"子晕""子肿""子痫"等病范畴论治。

二、病因病机

中医认为,本病的发生是由于肝、脾、肾三脏功能失调,以脏腑虚损、阴血不足为本,风、火、痰、瘀为标。脾虚运化无权、水湿内停泛溢肌肤为水肿;肝肾阴虚,精血不足,肝阳偏亢;阴血虚弱,肝阳上亢,肝风内动;或夹痰浊上扰清窍,而有动风,抽搐,发为子痫;或气血不足,清气不升,髓海失养所致。

三、辨病

(一)症状

(1)高血压:同一手臂至少测量2次,收缩压≥140mmHg和(或)舒张压≥90mmHg,定义为高血压,舒张压不随患者情绪变化而剧烈变化是妊娠期高血压诊断和评估预后的一个重要指标。

(2)蛋白尿:24小时尿液中蛋白含量≥0.3g则为异常。

(3)水肿:体重异常增加是多数患者的首发症状,妊娠期可有生理性水肿,如经休息后未消失者为病理性,如水肿不明显但每周体重增加超过0.5kg者应注意有无隐性水肿。

(二)体征

水肿:踝及小腿有可凹性水肿以"1+"表示;水肿延至大腿以"2+"表示;水肿延及外阴及腹壁以"3+"表示;"4+"系全身水肿或伴腹水者。

(三)辅助检查

(1)血液检查:包括全血细胞计数、血红蛋白含量、血细胞比容、血黏度、凝血功能,根据病情轻重可反复检查。

(2)肝肾功测定：肝细胞功能受损可致 ALT、AST 升高。重度先兆子痫若尿中大量蛋白丢失可致血浆蛋白低，白蛋白/球蛋白比例倒置，血中尿酸肌酐和尿素氮升高提示肾功能受损。

(3)尿液检查：根据尿蛋白异常程度来确定病情严重程度，尿比重若>1.020提示有尿液浓缩，尿蛋白（+）时尿蛋白含量为 300mg/24h，当尿蛋白（++++）时尿蛋白含量为 5g/24h。

(4)眼底检查：视网膜小动脉可以反映全身脏器小动脉的情况，可反映本病的严重程度。

(5)心脑监测：对重度先兆子痫患者做心电图和脑电图检查，可及时发现心脑异常；对疑有颅内出血或脑栓塞者应做 CT(或 MRI)检查有助于早期诊断。

四、类病辨别

(1)慢性肾炎合并妊娠：既往有慢性肾炎病史，在妊娠前或妊娠 20 周前有持续性蛋白尿、血尿或管型尿、高血压、水肿、贫血、肾功能不全。

(2)癫痫：该病临床表现复杂多样，可表现为运动、感觉、自主神经、意识及精神障碍，记忆、认知或行为异常。详细询问病史，获取详细而完整的发作史，结合脑电图检查可明确诊断。

(3)化脓性脑膜炎：可有发热、寒战、剧烈头痛、呕吐、意识障碍等症状。脑膜刺激征阳性。结合血常规、脑脊液检查、脑电图、MRI 可协助诊断。

(4)低血糖性脑病：临床表现为头痛、烦躁、抽搐、嗜睡和昏迷等一系列神经精神症状。血糖监测可明确诊断。

五、中医论治

（一）治疗原则

治病与安胎并举。

（二）分证论治

(1)脾虚证：妊娠中晚期，面浮肢肿，甚或遍及全身，肤色淡黄或㿠白，皮薄而光亮，按之凹陷，即时难起；伴倦怠无力，或胸闷气短，懒言，口淡无味，食欲不振，大便溏薄，小便短少，舌胖有齿痕，苔薄白，或薄腻，脉缓滑无力。

治法：健脾渗湿，行水消肿。

处方：白术散（白术、茯苓、大腹皮、生姜、陈皮）。

加减：肿势明显者，加猪苓、泽泻；少气懒言，神疲乏力者，加党参、黄芪。

（2）肾虚证：妊娠中晚期，面浮肢肿，下肢尤甚，甚或外阴、小腹均肿，皮薄而光亮，按之凹陷，即时难起；伴面色晦暗，心悸气短，下肢逆冷，腰酸无力，小便短少，舌淡苔白润，脉沉滑。

治法：温肾扶阳，化气行水。

处方：真武汤（附子、白术、生姜、茯苓、白芍）。

加减：心悸气短者，加葶苈子、远志；腰痛甚者，去附子，加桑寄生、续断；便溏者加白豆蔻、莲子。

（3）气滞证：妊娠中晚期，先由脚肿，渐及于腿，皮色不变，随按随起；行走艰难，头晕胀痛，胸闷胁胀，或脘腹胀满，纳少，尿少，苔薄白，脉弦滑。

治法：理气行滞，除湿消肿。

处方：正气天香散（香附、陈皮、甘草、乌药、紫苏叶、干姜）。

加减：口苦口干者，加黄芩；肿势重，腹胀纳呆者，加茯苓、白术、大腹皮；气喘面肿者，加桑白皮、杏仁、桔梗；胸胁胀痛，情志不舒者，加柴胡、佛手。

（4）阴虚肝旺证：妊娠中后期，头晕目眩，耳鸣作响，颜面潮红，心悸怔忡，夜寐多梦，易惊，胸胁胀痛，舌红或绛，少苔，脉弦细数。

治法：滋阴养血，平肝潜阳。

处方：杞菊地黄丸（山药、山茱萸、地黄、泽泻、茯苓、丹皮、菊花、枸杞子）。

加减：若头晕目眩甚，伴血压升高者，加天麻、夏枯草；若视物不清者，加草决明、白蒺藜；口苦心烦者，加竹茹、黄芩。

（5）脾虚肝旺证：妊娠后期，面浮肢肿逐渐加重，头晕头重如眩冒状，胸胁胀满；伴神疲肢软，纳少便溏；舌胖有齿痕，苔腻，脉弦滑。

治法：健脾利湿，平肝潜阳。

处方：半夏白术天麻汤（法夏、陈皮、白术、天麻、茯苓、橘红、甘草、生姜、大枣、蔓荆子）。

加减：肿甚者，加猪苓、泽泻；胸闷呕恶者，加旋覆花。

（6）肝风内动证：妊娠后期、产时或新产后，头痛，眩晕，突发四肢抽搐，两目直视，牙关紧闭，甚至昏不知人；颜面潮红，心悸烦躁，舌红苔薄黄，脉细弦或滑数。

治法：滋阴清热，平肝息风。

处方：羚角钩藤汤（羚羊角、钩藤、桑叶、川贝母、菊花、竹茹、生地、白芍、茯神、甘草）。

加减：喉中痰鸣者，加竹茹、天竺黄、石菖蒲；昏迷不醒，病情危重者，加服安宫牛黄丸。

（7）痰火上扰证：妊娠晚期，或正值分娩时，头晕头重，胸闷泛恶，猝然昏不知人，面部口角及四肢抽搐，气粗痰鸣；多有水肿，舌红，苔黄腻，脉弦滑。

治法：清热豁痰，息风开窍。

处方：牛黄清心丸加味（牛黄、朱砂、黄连、黄芩、栀子仁、郁金、竹茹、天竺黄、石菖蒲）。

（三）中医特色治疗

1. 专方专药

（1）天麻钩藤饮加减：天麻 15g，钩藤 15g，生石决明 12g，栀子 10g，黄芩 10g，杜仲 12g，桑寄生 10g，夜交藤 10g，朱茯神 10g，生地黄 10g，甘草 6g。主治先兆子痫。

（2）羚羊钩藤汤：羚羊角面（冲服）20g，钩藤 15g，桑叶 12g，菊花 12g，贝母 10g，竹茹 10g，生地黄 12g，白芍 10g，龟板 12g，石决明 12g，茯神 10g，甘草 6g。主治子痫发作时。（隆利娟. 中西医结合治疗妊娠高血压疾病的体会. 中国医药指南，2008）

（3）中成药

1）五苓散：适用于脾虚证子肿。口服，一次 6～9g，一日 2 次。

2）济生肾气丸：适用于肾虚证子肿。口服，一次 9g，一日 2～3 次。

3）安宫牛黄丸：适用于肝风内动、痰火上扰证子痫。口服，一次 1 丸。

4）牛黄清心丸：适用于痰火上扰证子痫。口服，一次 1 丸，一日 1 次，若喉中痰鸣，可用竹沥水送下。

2. 名中医经验

（1）哈荔田经验：哈师认为子痫一病属于阴虚阳越，气火上升之本虚标实证候，临床多见热象。因此，子痫的治疗大法首应着重养血息风，滋阴潜阳。同时依据其兼夹因素不同，参以辛散风邪、豁痰开窍、清热解毒、渗湿利尿治法，并宜酌加活血化瘀通络之品以调畅血行，舒缓筋脉。临床常用《妇人大全良方》钩藤汤加减，药如钩藤、菊花、白蒺藜、当归、寄生、生地、麦冬、沙参、竹茹、生牡蛎、丹参、琥珀等。全方养血育阴，潜阳镇逆，用于妊娠末期常感头晕头痛，胸闷呕恶，心悸气短，肢面浮肿，猝然颠仆，抽搐项强，口吐白沫，舌红，脉弦数等症。若兼肝火上炎，见有面红目赤，烦躁呕吐，抽搐有力，目睛上视等症，选加羚羊角、生石决、大蜈蚣、杭白芍、龙胆草、炒山栀、生龟甲等清泻肝热，滋阴潜阳；若气火夹痰，蒙蔽清窍，并见痰涎壅盛，神识不清，昏迷不醒，喉中痰鸣等症，宜加服安宫牛黄丸、竹沥水、天竺黄、菖蒲、郁金、远志等豁痰开窍。

（2）裘笑梅经验：妊娠中风的病因病理分为两个方面：一是阴血亏虚，肝风内动。因为肝为风脏，内寄相火，必赖肾水之滋养，营血之濡润，风火则宁谧不动。若平素血虚，怀孕之后，血养胎元，阴血更显不足，肝木失濡，内风暴动，故出现眩晕、抽搐等症。其二是脾运失职，水湿积滞。孕妇若脾胃素虚，妊娠之后，中阳不展，脾运益弱，以致湿滞水泛，而成腹满、浮肿等症。上述两种致病原因，往往是密切相关的，而阴血亏虚，内风升动，更是形成本病的主要因素。从先兆子痫患者分析，虽然病情尚未发展到抽搐、昏迷的严重程度，但此类患者除浮肿外，大多并见头痛眩晕等症，且舌质红绛，是属阴血暗耗，内风萌动之象。此时在治疗上，必须顾及滋养阴血以息内风，不能单纯治肿，否则可能发展为子痫。因此，无论子痫或先兆子痫，治疗上均应以滋阴养血，平肝息风为原则，方用牡蛎龙齿汤（方药组成包括：牡蛎、龙齿、杜仲、石决明、制女贞子、白芍、夏枯草、桑寄生、茯苓、泽泻）。

（3）朱小南经验：《素问·至真要大论》云："诸湿肿满，皆属于脾。"盖脾虚则湿阻。脾又主肌肉，司运化，虚则运化受阻，不能制水，水饮不化，湿淫流注肌肤，形成浮肿，复因即将足月，胎儿成长，体积膨大，逼迫胸腹，感觉气促闷胀，又紧逼直肠，导致大便频数。胎热上炎，引起内热口燥。妊娠子肿，与脾的关系最为密切，其次为肾，至于影响肺，一般是水肿盛，上逆而引起气促。朱氏的常用方为依照《金匮要略》防己黄芪汤加减。治疗用药以黄芪为君，因能补气健脾，促进运化，培土止泻，复有利水退肿之效，适合于脾胃虚弱者；其性甘温，对于湿阻者不甚相宜，所以用苍术、白术为臣，燥湿健脾，脾健则运化正常，水湿何从滞留；栀子、黄芩、青蒿能清内热，生地滋阴凉血，复用陈皮、冬瓜皮、防己、地骨皮、茯苓皮等利水消肿，并加入枳壳一味，以疏通气机，束胎易产，用于将产的患者，颇为合拍。子肿属于脾阳虚弱者，在发作前每有出现预兆现象。凡是妊娠后有身体怕冷、食欲不振、大便溏薄等脾胃虚弱证候，必须重视，加以及时治疗。服用香砂六君丸等温补脾胃，使能逐渐恢复正常，水湿得以正常排泄，每可阻止病症的发展，使以后不发生水肿症状。

（4）夏桂成经验：本病证的辨治主要在子痫发作前，先兆子痫是治疗本病的重要时期。由于高血压、水肿、蛋白尿是本病的主要症状，因而临床治疗也应针对这三个症状。

1）妊娠水肿：轻度妊娠水肿对孕妇影响不大，应当注意休息，注意睡眠，限制食盐摄入量；水肿在中度以上时，应从脾、肾、气滞三个方面制水。

A.脾虚者：水肿加全身脾虚症状，舌质淡红，脉细弦滑，治当健脾补气，分利水湿，方选全生白术散合防己黄芪汤加减。药用：党参、黄芪、白术、连皮茯苓各15g，陈皮6g，白芍、泽泻各10g，钩藤20g，桑白皮9g等。

B.肾虚者：水肿较重，加肾虚全身症状，舌质淡红，苔白腻，脉细弦滑，治当补肾温阳，化气行水，方选真武汤加减。药用：制附子6～9g，茯苓、炒白术、白芍各10g，生姜5片，泽泻、车前草各9g，钩藤20g，川断10g。如伴有高血压或蛋白尿，则应在处方中加强利尿平肝的药物。

2）妊娠高血压又称子晕、子眩。治当滋阴平肝，方选杞菊地黄汤加减。药用：枸杞子10g，钩藤15g，山药、熟地、山萸肉、茯苓、泽泻各10g，石决明15g，苦丁茶10g等。水肿尿少者，尚需加入车前子10g，黛灯心3g。重点在于养阴，可长期服用，龟甲、女贞子、旱莲草、牡蛎等均是常用的药物。

3）妊娠蛋白尿：一般以清利为主，方选导赤四苓散加减。药用：生地、木通、竹叶（连心）、泽泻、茯苓、车前草、荔枝草、白芍等。同时亦要加入钩藤、甘菊、决明子、石决明等有降压作用的药物。

3. 针灸

针刺疗法：主穴为风池、太冲、曲池、内关及足三里穴。配穴：阴虚肝旺者加肝俞、肾俞穴；脾虚肝旺者加丰隆、中脘穴。针刺方法：针具选用直径0.30 mm、长25～75mm毫针。风池（针尖朝向对侧口角）、太冲采用泻法（迅速进针，多捻转，徐徐出针）；曲池、内关用平补平泻法，轻刺激；足三里、肝俞、肾俞、丰隆、中脘穴用补法（徐徐刺入，少捻转，急速出针），留针30分钟。每日针刺1次，10次为1个疗程，疗程间休息2天。

4. 外治

中药敷脐：制马钱子、僵虫、胆南星、明矾各等量，鲜艾叶、生姜适量。取制马钱子研细末，与诸药混合共研极细末，过筛，然后以鲜艾叶、生姜诸药末混合捣融如膏，备用。用时取药膏如枣大2块，分别贴在患妇脐中穴、会阴穴上，药上放预制的艾绒炷，点燃灸之，按患者年龄，1岁灸1壮，每日1次。

5. 食疗

（1）黄芪治疗高血压疗效显著且无副作用，尤其适用于气虚型的高血压患者。用量为每日30～60g。气短乏力、脉象虚弱的高血压患者可选黄芪作主料制成黄芪粥、黄芪汤食用。

（2）天麻10g，猪脑1具，粳米250g。猪脑与天麻放入砂锅，取粳米加水煮成稀粥，每日晨起温服1次。

（3）菊花、槐花各10g，鲜马蹄12枚，白萝卜250g，蜂蜜50ml。前四味煎汤，取汤调入蜂蜜服食。每日1～2次。

（4）玉米须20～40g，生地20g，海带15g，芹菜20～40g，加水煮汤，取汁加冰糖服食。每日1～2次。

（5）鲫鱼1条（约200g），赤小豆60g，紫皮大蒜1枚，葱白1段。鲫鱼去鳞、内脏，与配料文火炖熟，食鱼喝汤。

六、西医治疗

（一）治疗原则

（1）治疗目的：控制病情、延长孕周、确保母儿安全。

（2）治疗基本原则：休息、镇静、解痉，有指征地降压、利尿、密切监测母胎情况，适时终止妊娠。

（二）常用方法

（1）妊娠期高血压：以休息、镇静、密切监测母儿状态及间断吸氧为主，可住院治疗也可在家治疗。

（2）子痫前期：应住院治疗，防止子痫及并发症发生。治疗原则为休息、镇静、解痉、降压、合理扩容和必要时利尿、密切监测母胎状态、适时终止妊娠。

（3）子痫：是妊娠期高血压疾病最严重的阶段，是妊娠期高血压疾病所致母儿死亡的最主要原因，应积极处理。立即左侧卧位以减少误吸，开放呼吸道，建立静脉通道。

七、预防调护

（1）建立健全三级妇幼保健网，开展围妊娠期及围生保健工作；加强健康教育，使孕妇掌握孕期卫生的基础知识，自觉产检。

（2）合理饮食：注意补充富含蛋白质、维生素、铁、钙、镁、硒、锌等微量元素的食物及新鲜蔬果，减少动物脂肪及过量盐的摄入，每日补钙1～2g可有效降低妊娠期高血压疾病的发生。

（3）保持足够的休息和愉快心情，孕后坚持左侧卧位以增加胎盘绒毛的血供。

八、疗效判断标准

参照《中药新药临床研究指导原则》（郑筱萸等主编，中国医药科技出版社，2002：11～14）及《常见疾病的诊断及疗效判定（标准）》（吴少祯主编，中国中医药出版社，1999，10：526）：

治愈：症状、体征消失。
显效：妊娠可持续至37周以上，血压下降30%，蛋白尿及水肿均完全消退。
有效：妊娠可持续至37周以上，血压下降30%，蛋白尿及水肿均明显减轻。
无效：血压无下降或反而升高，需终止妊娠控制病情。

（牛红萍 罗福兰）

第五节 妊娠感冒

一、概述

妇女在妊娠期出现发热恶寒，头痛鼻塞，有汗或无汗等症，称"妊娠感冒"。类似于西医的妊娠合并上呼吸道感染。

二、病因病机

中医认为，本病的发生主要与风邪有关。"风为百病之长"，风为六气之首。或素体禀赋不足，腠理失于疏密，易感风寒，寒邪犯肺，肺失宣降，故咳嗽、鼻塞、流涕、咽痛；或风寒束于肌表，阳郁不达，故头身疼痛、恶寒；或起居不慎，六淫、时令病邪侵袭人体，犯卫客表，营卫失和，故发热；或邪气犯肺，肺失宣降，故咳嗽、鼻塞、流涕、咽痛。

三、辨病

（一）症状

表现为鼻塞、流涕、打喷嚏、咳嗽、咽部不适及畏寒、低热等局部和全身症状。

（二）体征

鼻腔黏膜充血、水肿、有分泌物，咽部可为轻度充血。

（三）辅助检查

血常规：病毒性感染，白细胞计数正常或偏低，伴淋巴细胞比例升高。细菌感染者可有白细胞计数与中性粒细胞增多和核左移现象。

四、类病辨别

过敏性鼻炎：起病急骤，常表现为鼻黏膜充血和分泌物增多，伴有突发的连续喷嚏、鼻痒、鼻塞、大量清涕，无发热，咳嗽较少。多由过敏因素如螨虫、灰尘、动物毛皮等刺激引起。如脱离过敏原，数分钟至1~2小时内症状即消失。

五、中医论治

（一）治疗原则

治病与安胎并举：解除表证，祛除表邪，宣通肺气，照顾兼症。

（二）分证论治

（1）风寒证：妊娠期间，鼻塞声重，喷嚏，流清涕，恶寒，不发热或发热不甚，无汗，周身酸痛，咳嗽痰白质稀，舌苔薄白，脉浮。

治法：辛温解表，佐以安胎。

处方：荆防败毒散（荆芥、防风、羌活、柴胡、薄荷、前胡、桔梗、独活、茯苓、甘草）。

加减：风寒重，恶寒甚者，加麻黄、桂枝；风寒夹湿，身热不扬，身重苔腻，脉濡者，羌活胜湿汤加减；风寒兼气滞，胸闷呕恶者，香苏散加减；风寒兼咳嗽者，杏苏散加减。

（2）风热证：妊娠期间，鼻塞喷嚏，流稠涕，发热或高热，微恶风，汗出口干，咽痛，咳嗽痰稠，舌苔薄黄，脉浮数。

治法：辛凉解表，宣肺清热。

处方：银翘散（金银花、连翘、荆芥、薄荷、豆豉、芦根、牛蒡子、生甘草）。

加减：发热甚者，加黄芩、大青叶；头痛重者，加蔓荆子、菊花；咽喉肿痛者，加板蓝根、马勃、玄参；咳嗽痰黄者，加知母、黄芩、柴胡、浙贝母；口渴重者，重用鲜芦根、葛根；夹有湿热，胸闷呕恶者，加藿香、佩兰。

（3）暑湿证：妊娠期间，发热，汗出热不解，鼻塞流浊涕，头昏重胀痛，身重倦怠，心烦口渴，胸闷欲呕，尿短赤，舌苔黄腻，脉濡数。

治法：清暑祛湿解表。

处方：新加香薷饮（香薷、金银花、连翘、厚朴、扁豆）。

加减：暑热偏盛者，加黄连、黄芩、青蒿；湿困卫表，身重少汗恶风者，加清豆卷、藿香、佩兰。

（4）表寒里热证：妊娠期间，发热，恶寒，无汗口渴，鼻塞身重，咽痛，咳嗽气急，痰黄黏稠，尿赤便秘，舌苔黄白相兼，脉浮数。

治法：解表清里，宣肺疏风。

处方：双解汤（麻黄、防风、荆芥、薄荷、黄芩、栀子、连翘、桔梗）。

加减：咳嗽重者，加桑白皮、枇杷叶；大便秘结不通者，加火麻仁、肉苁蓉。

（三）中医特色治疗

1. 专方专药

（1）小柴胡汤：基本处方为柴胡12g，炒黄芩10～12g，法夏10g，太子参15g，生姜6g，大枣6～10g，荆芥10g，防风10g，苏叶10g。随症加减：早期妊娠患者多伴有呕吐，加藿香10g，竹茹6g，砂仁10g以降逆和胃止呕；恶寒发热明显，并伴头身疼痛者，去大枣，加葛根15g，羌活12g以解肌发表退热；咽痛明显，或伴咽痒呛咳者，去大枣，加桔梗10g，金银花10g，射干10g以清热利咽；便秘者，亦去大枣，加玄参12～15g，桑叶10～12g以清肺润肠通便；咳嗽痰多者，加杏仁10g，陈皮10g，桑叶12g以清肺化痰止咳；伴有腰酸痛，小腹隐痛，或阴道有少许流血者，则以苏梗10～12g易苏叶，加炒续断15g，白术15g，仙鹤草15g，苎麻根10～12g以固肾止血安胎。（金凤丽.小柴胡汤加减治疗妊娠感冒92例.云南中医学院学报，1997）

（2）香苏葱豉汤：制香附6g，陈皮6g，紫苏叶9g，淡豆豉9g，炙甘草3g，鲜葱白3枚，是治疗妊娠妇人伤寒的代表方剂。（付晓丽等.香苏葱豉汤加减治疗妊娠早期风寒感冒验案.山东中医杂志，2010）

（3）自拟中药止咳方：桑叶、桔梗、前胡、枇杷叶、瓜蒌皮、黄芩、杏仁、浙贝母各10g，陈皮6g。随症加减：咽干者加芦根、生地黄各10g；咽痒者加牛蒡子、防风各10g；干咳少痰者加南沙参、麦冬各10g；咳嗽有痰者加茯苓10g。每日1剂，水煎，分2次服用。5天为1个疗程，最长用2个疗程。（赵清.自拟止咳方治疗妊娠期感冒后咳嗽60例.浙江中医杂志，2009）

（4）荆防银翘煎：荆芥12g，防风12g，金银花30g，连翘12g，葛根30g，桑叶15g，菊花15g，牛蒡子10g，桔梗6g，薄荷6g，知母6g。上药加水2000ml，浸泡1~2小时后加热煮沸5分钟。然后先以药液蒸汽熏蒸双脚与小腿，待温度适宜后再将双脚浸泡于药液中，每次浸泡20分钟，每日熏洗2次，每日用药1剂。药液温度过低时可重复加温。熏洗后盖被休息1小时，稍微取汗。（郑其国.荆防银翘煎洗脚治疗妊娠期感冒36例.中医民间疗法，2003）

2. 名中医经验

（1）何子淮经验：主症为妊娠后染及外邪，恶寒发热，咽干鼻塞或鼻流清涕，稍咳痰多，舌尖红苔薄白，脉浮滑。处方：何老自拟疏表安胎方，药用炒荆芥、炒防风、甘菊花、苏梗、桑叶、黄芩、淡竹茹、清炙枇杷叶、桑寄生、生甘草。加减：咽痛蛾肿者加玄参、板蓝根；痰甚者加炙款冬花、炙紫菀；身热较高者加金银花、黑山栀。本方系何老自拟方，方中荆芥、防风疏散表邪；桑叶、菊花清宣上焦；竹茹、杷叶走肺经止咳化痰；黄芩、苏梗一凉一温，外能解表，内能安胎。全方疏表清邪而安胎，妊娠夹感无论风寒风热皆可加减使用。（严守仙.何子淮妊娠病辨证治疗经验.中华中医药杂志，2008）

（2）吴锦波经验：妊娠不慎外感风寒，致恶寒发热，头身疼痛，鼻塞流清水，喷嚏不止，舌质淡，苔白，脉浮滑而略紧者。治疗当以解表散寒，方用荆防败毒散加减：荆芥12g，防风10g，炙甘草6g，云苓10g，羌活12g，独活12g，柴胡10g，前胡12g，桔梗10g，枳壳6g，苏叶15g，生姜3片。孕妇感冒的治疗，应以"和"为贵，宜治病安胎并举，用药要谨记禁忌。治孕妇风热感冒用桑菊饮去薄荷并加黄芩以清热安胎，苏叶解表安胎。（吴锦波.辨证治疗孕妇感冒46例.湖南中医杂志，2009）

（3）张帆经验：妊娠感冒以鼻塞、流涕、喷嚏、咳嗽为主要症状。西医认为感冒多属病毒感染，孕早期若感染病毒易导致畸胎、流产，且西药疗效不佳，孕期有许多用药禁忌，而中药疗效独特。笔者采用小柴胡汤加减治疗，疗效满意。拟方：柴胡9g，炒黄芩10g，党参10g，姜半夏6g，陈皮6g，苏梗15g，连翘15g，金银花15g，荆芥10g，葛根6g，甘草3g。全方共收清热解毒、和解表里、安胎之功。随症加减：鼻塞流涕者加葱白、生姜；咳嗽痰多色黄者加浙贝、枇杷叶、芦根、仙鹤草；

苔厚者加藿香、佩兰；舌质鲜红、少苔者减陈皮，加玄参、麦冬；纳呆者加炒谷芽；便秘者加杏仁。在治疗中，嘱咐患者：清淡饮食，多喝开水，使热邪得解；心情愉快，使气机畅通。（张帆.小柴胡汤加减治疗妊娠感冒68例.浙江中医药大学学报，2009）

（4）易修珍经验

1）经验方柴葛散：柴胡、葛根、桔梗、炒芩、板蓝根、荆芥、玄参、麦冬、甘草。方中柴胡、粉葛为主药，疏风解肌表，柴胡重在透表泄热，荆芥祛风解表，其性平和而不温不寒，以助柴胡之解表祛邪作用；炒芩清肺热、止血安胎，桔梗宣肺气，祛痰利咽，板蓝根清热解毒，玄参、芦根养阴清肺润燥，甘草调和诸药，共奏疏风解表、解肌清热安胎之功。

2）经验方麻射汤：炙麻绒、射干、炒芩、浙贝母、桔梗、鱼腥草、桑叶、千张纸、玄参、甘草。方中炙麻绒为主药，能解表宣肺、止咳平喘，射干清热解毒、祛痰利咽，荆芥祛风解表助麻绒之解表散邪之性，浙贝母、桔梗、鱼腥草、炒芩清肺化痰、清热解毒，桑叶、千张纸、玄参清热润肺利咽，甘草调和诸药，共奏解表宣肺、化痰止咳之功。

3）辨证施治

A.肺风肝热型：经期或妊娠期风热外感或风寒袭表入里伏肺所致之鼻塞流涕，身热恶风，咽痛，身酸楚疼痛不适，口干，舌质红苔薄黄，脉浮滑。选方柴葛汤。

B.肺风夹痰上扰：引起经期或妊娠期咳嗽，痰黄黏滞或带血，舌质红苔薄黄，或薄白腻，脉细滑或浮数。选方麻射汤。

加减：外感久治不愈者加苏条参；肺气虚自汗者加明党参；痰热伏肺，痰多黄稠难咳者酌配苇茎汤；咽痛重者加连翘、藏青果；阴道流血者加苎麻根、桑叶；腰酸、腹痛者加续断、盐杜仲；恶心、呕吐者加姜味草、竹茹。

4）经验用药：玄参尤适合云南高原外感之人，感外邪之后易化燥伤阴而表现出咽干、咽痛、口干思饮，选之能养肺阴、清肺热、润肺燥而利咽喉、通大便。千张纸能润肺清热，疏肝和胃，其在清肺热，润肺利咽治标病的同时，能疏肝解郁治各种妇科病。桑叶一药除疏风清热外，尚有较好的清肝、疏肝、凉血、明目作用，既疏散肺胃之风热，又可治女性热病后血分偏热而致的出血，可谓一药多用。

3.针灸

取太阳、攒竹、迎香、风池穴，中刺激，隔日1次。

4.推拿

指压太阳、风池穴。

5.外治

足浴疗法：采用荆防银翘煎，方药如下：荆芥12g，防风12g，金银花30g，连翘12g，葛根30g，桑叶15g，菊花15g，牛蒡子10g，桔梗6g，薄荷

6g，知母 6g。上药加水 2000ml 浸泡 2 小时后加热煮沸 5 分钟，然后先以药蒸汽熏蒸双脚与小腿，待温度适宜后再将双脚浸泡于药液中，每次浸泡 20 分钟，每日熏洗 2 次，每日用药 1 剂，药液温度过低时可重复加温，熏洗后盖被休息 1 小时，稍微取汗。

6. 食疗

"神仙粥"：糯米 100g，葱白 5 根，生姜 4 片，食醋 1 汤匙。熬制方法：把糯米与生姜置砂锅内煮至半熟，然后把葱白剪开放入，等粥将熟时再加入食醋，稍煮即可食用。每日 1～2 次，可连服 2～3 日。熬制与服用注意：①醋放入后不宜久煮；②宜趁热服食，服后须盖被静卧，以微微得汗为佳；③发热不恶寒者勿用。治疗风寒感冒颇具效验。（名医沈仲圭经验方）

六、西医治疗

（一）治疗原则

控制感染，排除病毒，降体温。

（二）常用方法

（1）对症治疗：对有急性咳嗽、鼻塞和咽干的患者应给予伪麻黄碱治疗以减轻鼻部充血，亦可局部滴鼻应用。

（2）抗菌药物治疗：目前已明确普通感冒无需使用抗菌及抗病毒药物。除非有白细胞升高等细菌感染证据。因多数抗菌药物对胎儿和母体有毒副作用。目前认为青霉素类、头孢菌素类在孕期中可安全使用。

七、预防调护

（1）孕期注意营养、休息，勿过热过冷，多饮开水。

（2）适当锻炼，早晚多在户外散步，呼吸新鲜空气，增强血液循环，改善体质，提高免疫功能。

（3）避免过度劳累。

八、疗效判断标准

参照《中医病证诊断疗效标准》（2012 版）：

治愈：症状消失。

好转：发热消退，临床症状减轻。

未愈：临床症状无改善或加重。

（周晓娜　王堉如）

第六节　妊娠期间 ABO 血型不合溶血症

一、概述

妊娠期间 ABO 血型不合溶血症（母儿血型不合）系母体与胎儿之间因血型不合而发生的同种免疫性疾病，可使胎儿红细胞凝集破坏，引起胎儿或新生儿溶血症。人类红细胞血型有 26 种，但能引起母胎血型不合溶血性疾病的血型以 Rh 血型和 ABO 血型最为常见，本节主要叙述 ABO 血型不合溶血症。

本病中医中无明确记载，但在胎动不安、堕胎、滑胎、胎黄等疾病中有相似症状的论述。

二、病因病机

中医学认为，本病的发生多与湿、热、瘀有关，孕母脾肾虚弱，冲任气血不足是发病的关键。孕妇素体脾肾虚寒，或饮食不节，或劳倦内伤，或湿热之邪乘虚外袭，致使湿热、热毒内蕴，瘀阻气血冲任，胞胎失养，可出现胎动不安，甚至堕胎、小产、死胎、滑胎等证。

三、辨病

（一）症状

（1）孕妇往往有原因不明的流产、死胎或新生儿溶血史。

（2）一般在出生后第 2 日开始，第 7 日达高峰，随后迅速消退。严重者可在产后 24 小时内出现，同时还合并高胆红素血症或胆红素脑病，贫血症状大多较轻，重者见胎儿水肿，肝脾肿大。

（二）辅助检查

（1）血型检查：孕妇及丈夫均应做血型鉴定，如丈夫为 A 型、B 型或 AB 型，孕妇为 O 型，有可能发生母儿血型不合。

（2）抗体效价测定：孕妇血清学检查为阳性者说明已被致敏，故应定期测定抗体效价。

（3）B超检查：如胎儿有严重溶血，可显示典型的水肿儿状态。

（4）羊水检查：有条件可做羊膜穿刺，取羊水用分光光度计进行羊水胆红素吸光度分析。

（5）电子胎心监护：妊娠32周起进行无刺激胎心监护（NST）检查，如果出现正弦波形，提示胎儿可能出现贫血、缺氧。

（6）脐带血管穿刺：具有一定风险，取样检查胎儿血型、血红蛋白、胆红素，监测溶血度及治疗效果。

四、类病辨别

本病当与妊娠期肝内胆汁淤积症相鉴别。两者均可以出现全身瘙痒，但前者血清抗体效价检查为阳性，且可出现不明原因的流产、死胎、新生儿进行性贫血、重度黄疸；后者血清抗体效价检查为阴性，且孕妇多在妊娠晚期出现黄疸，产后迅速消退，血清胆酸浓度显著升高。

五、中医治疗

（一）治疗原则

缓则治其本，急则治其标。清热解毒，除湿，化瘀。

（二）分证论治

（1）湿热内蕴证：有流产、死胎或新生儿溶血病史，化验提示ABO血型不合；此次孕后腰酸腹痛，腹胀纳差，皮肤瘙痒，白带量多，色黄质稠，小便黄，大便不爽，舌质红，苔黄腻，脉弦滑。

治法：清热利湿，养血安胎。

处方：茵陈二黄汤（茵陈、黄芪、大黄、苎麻根、石莲、山栀、木香、白术、白芍、益母草、甘草）。

加减：①若湿热蕴阻胞胎，冲任受损，胎元不固，方用滋肾清湿安胎方（菟丝子、茵陈、制大黄、焦山栀、黄芩、苎麻根、川续断、杜仲、当归、山药）；②肾精不足，气血亏损，湿热阻滞，方用茵陈合剂（茵陈、黄芩、丹参、茯苓、猪苓、甘草）；③肾阴虚夹湿，方用六味茵陈汤（茵陈、大黄、生地黄、桑寄生、泽泻、茯苓、山药、牡丹皮、栀子、砂仁、鸡内金、甘草）；④脾肾虚损，胎元失养，湿热蕴结，方用莲黄汤（莲房、黄芪、制大黄、茵陈、杜仲、木香、白术、仙鹤草）；⑤脾肾两虚为本，湿瘀蕴结为标，可选用中药颗粒配方（茵陈15g，制大黄3g，黄芩10g，栀子10g，黄柏6g，甘草6g）；⑥湿浊蕴积胞中，酿成胎毒，使胎元受损，方用中药颗粒配方（黄芪15～30g，菟丝子10～20g，蚕沙30～50g）。

（2）热毒证：有流产、死胎或新生儿溶血病史，化验提示ABO血型不合；此次妊娠面红咽干，喜冷饮，腹胀，心烦易怒，腰酸腹痛，四肢肿胀不适，小便黄，大便秘结，舌红，苔黄燥，脉弦数。

治法：清热解毒，补肾安胎。

处方：茵陈寄生汤（茵陈、桑寄生、杜仲、黄芪、山栀、川断、当归、白芍、椿根皮、甘草）。

（3）瘀热证：有流产、死胎或新生儿溶血病史，化验提示ABO血型不合；此次孕后感小腹刺痛，或胀痛不适，口干喜冷饮，小便短赤，大便结，舌暗红，苔黄，脉弦涩。

治法：清热凉血，活血化瘀。

处方：二丹茜草汤（当归、丹皮、青皮、山栀、茜草、丹参、茵陈、益母草、蒲公英、生地、桑寄生、杜仲、甘草）。

（三）中医特色治疗

1. 专方专药

（1）自拟茵陈消抗汤：茵陈蒿15～30g，栀子10～15g，制大黄3g，黄芩10g，生地12g，甘草6g。随症加减：体虚乏力者加生黄芪、白术；纳差腹泻湿重者加茯苓、木香、陈皮；血虚头晕者加党参、当归、白芍、枸杞；腰膝酸困者加菟丝子、桑寄生等。（王桂芳等.杨鉴冰教授治疗妊娠期母儿血型不合经验介绍.陕西中医学院学报，2011）

（2）自拟紫芪茵陈汤：紫河车8g，黄芪12g，绵茵陈15g，山栀子8g，熟大黄3g，田基黄15g，黄芩8g，党参15g，金银花12g，甘草6g。每日1剂，水煎服，每4周连续用药7天为1个疗程。（李桂娥等.自拟紫芪茵陈汤治疗母儿ABO血型不合.现代中西医结合杂志，2007）

（3）复方茵陈汤：茵陈20g，制大黄6g，焦山栀、益母草各9g，白芍20g，生甘草6g，绿萼梅5g，炒黄芩10g，桑寄生15g，当归10g。阴道出血者去当归、益母草。（叶铤.复方茵陈汤治疗母儿ABO血型不合50例疗效分析.浙江中西医结合杂志，2003）

（4）鸡骨草汤：鸡骨草30g，溪黄草15g，茯苓15g，莲蓬3只，甘草8g。每日1剂，10天为1个疗程。（周秀荣等.鸡骨草汤治疗母儿ABO血型不合的疗效观察.河北医学，2004）

2. 名中医经验

（1）夏桂成经验：在诊治过程中，虽然存在脾胃亏虚与肝肾不足两种虚证，但以脾肾两虚为主。在脾肾两虚中，如寒湿内聚，腹腔包括子宫内积水者，当以真武汤加减；如表现脾运欠佳，水湿泛溢者，当以香砂六君汤合防己黄芪汤治之，扶正祛邪，营养与温养胚胎，以防止胎死宫内。但重要的是实证在于湿、热、毒、瘀，而这种湿、热、毒、瘀来自于内，母儿血型不合者仅对胎儿影响大，其中主要在于湿热，以热为主，故一般采用茵陈蒿汤治疗。如因胎儿或新生儿溶血而发生瘀血者，可在茵陈蒿汤中加入五灵脂、蒲黄、大小蓟等品；如热毒明显者，茵陈蒿汤可合五味消毒饮治之，或者黄连解毒汤亦可用之。

（2）刘润侠经验：反复自然流产(ERSA)是妇产科常见疾病，研究显示母儿血型不合、抗磷脂抗体、免疫功能紊乱是导致 ERSA 的重要原因。此类患者一般临床多无症状，但从体质及微观辨证分析存在母体血型抗体增高、胎盘血栓形成、微循环障碍等变化。中医认为多由于湿热血瘀、肾虚血热血瘀所致。辨证与辨病相结合，自拟益黄散（生地、白芍、茵陈各30g，黄芩12g，丹参8g，益母草6g，大黄5～10g)。每日1剂，水煎 400ml，早晚分服，一直服到分娩。从湿热论治，清热活血利湿取得了较好的效果。（刘润侠.中药治疗母儿血型不合引起反复自然流产32例.陕西中医，2002）

3. 食疗

鸡骨草100g，煎成250ml服，每日1次，10天为1个疗程，服2～4个疗程。在治疗过程中每隔2～4周复查血清抗体效价、B超。如抗体降至1：128或以下，改为每周服2剂；如果抗体下降缓慢而未达1：128以下，再服2～4个疗程或服至分娩。当孕妇血清IgG抗A(B)抗体效价降至正常后，可用鸡骨草100g煎水当茶饮，也可与鸡、鸭、猪骨、猪胰腺等熬汤，可清肝益脾、安胎排毒，有较好的食疗作用。

六、西医治疗

（一）治疗原则

早期发现，及时治疗。

（二）常用方法

1. 孕期处理

（1）提高胎儿抵抗力。
（2）加强胎儿肝细胞葡萄糖醛酸与胆红素的结合能力。
（3）胎儿宫内监护。
（4）引产指征。

2. 产时处理

溶血病新生儿因红细胞破坏过多，出生时容易窒息，临产时应做好抢救准备，防止窒息。胎儿娩出后立即钳住脐带，以免脐血流入胎儿过多。断脐时残端保留5~6cm，无菌处理后保持湿润，以备换血用。留取脐血3~5ml，用于血常规、血型、血型抗体和胆红素的测定。

3. 新生儿的处理

（1）纠正贫血和心力衰竭：立即吸氧，选用呋塞米（速尿）和毛花苷C控制心力衰竭，穿刺放腹水，病情稳定后，尽快换血治疗。

（2）静脉滴注人血丙种球蛋白：出生后一旦确诊为ABO血型不合溶血病，可按500mg/kg，给予静脉滴注人血丙种球蛋白（IVIG），于2小时内滴入，或800mg/kg，每日1次，连用3天。因IgG可阻断Fc受体，抑制溶血过程，使胆红素产生减少，可减少交换输血。

（3）光疗方法：对出现黄疸和胆红素较高的患儿，应采取措施降低血清胆红素，以避免胆红素脑病的发生，主要方法有光照疗法、药物治疗、交换输血等。

七、预防调护

（1）孕前夫妻双方进行血型相关检查，预防为主。
（2）定期产检，早发现，早治疗。

八、疗效判断标准

参照《中西医结合妇产科学》（尤昭玲主编，中国中医药出版社，2006）及《妇产科学》（乐杰主编，北京：人民卫生出版社，2008：1）相关内容拟定：

痊愈：产后2个月患儿无贫血、水肿、黄疸等症状或症状消失。

有效：新生儿胆红素逐渐下降，无进行性贫血，无黄疸发生。

无效：孕妇出现不明原因的流产、死胎，患儿出现水肿、重度黄疸、进行性贫血、肝脾肿大、心力衰竭，甚至死亡。

（郑　娜　罗福兰）

第七节　妊娠期肝内胆汁淤积症

一、概述

妊娠期肝内胆汁淤积症（intrahepatic cholestasis of pregancy，ICP），是妊娠中、晚期特有的并发症，临床以出现瘙痒及黄疸为特征，早产率及围产儿死亡率高。

发病率为 0.1%～15.6%。

根据症状本病归属于中医妊娠身痒范畴进行论治。

二、病因病机

中医认为，本病的发生主要与湿热、血虚、营卫不调有关，病位在肝、胆、脾。孕后血聚以养胎，易见阴血不足，如素有脾虚肝郁，孕后更见脾不运化，水湿滞留，肝郁化热，湿热熏蒸肝胆使胆汁外溢，浸渍皮肤；更甚者热毒内蕴而见热入营血证候。

三、辨病

（一）症状

（1）瘙痒：无皮肤损伤的瘙痒是首发症状。瘙痒程度不一，常呈持续性，白昼轻，夜间加剧。

（2）黄疸：10%～15% 的患者出现轻度黄疸，一般不随孕周的增加而加重。

（3）消化道症状：一般无明显症状，少数孕妇出现上腹不适，轻度脂肪痢。

（二）体征

皮肤抓痕：20%～50% 的患者在瘙痒发生数日至数周内出现轻度黄疸，部分患者黄疸与瘙痒同时发生，于分娩后数日内消退。同时伴尿色加深等高胆红素血症表现。

（三）辅助检查

（1）血清胆酸测定：血清胆酸升高是 ICP 最主要的特异性实验室证据。
（2）肝功能测定：大多数 ICP 患者的 AST 及 ALT 轻至中度升高。
（3）病理检查：在诊断不明而病情严重时可行肝组织活检。

四、类病辨别

本病应与传染性肝炎相鉴别。传染性肝炎有病毒性肝炎接触史，其厌食、乏力、恶心症状明显，但瘙痒不明显，实验室检查肝功能损害明显，病毒检测肝炎病毒为阳性，肝穿刺见灶性以上细胞坏死、炎性浸润、汇管区扩大等。

五、中医论治

（一）治疗原则

疏肝解郁，清热解毒，除湿。

（二）分证论治

（1）肝郁气滞证：妊娠中晚期出现全身皮肤瘙痒，尤以四肢为甚；胸闷乳胀，右胁下胀痛，嗳气，口苦，厌油，或有低热，食少纳呆，面色晦暗，舌苔薄白，脉弦滑。

治法：疏肝理气，消风止痒。

处方：柴胡疏肝散加减（《景岳全书》，柴胡、白芍、枳壳、川芎、香附、炙甘草、陈皮），加郁金、厚朴、茯苓、栀子、茵陈、荆芥、桑寄生、党参。

（2）肝胆湿热证：妊娠中晚期出现全身皮肤瘙痒，身目俱黄，色鲜明如橘皮色；疲乏无力，胸脘痞满，恶心欲吐，厌油，口渴，尿赤，便秘，舌苔黄腻，脉弦数或滑数。

治法：清热利湿，疏肝理气。

方药：茵陈蒿汤加减（《伤寒论》，茵陈、山栀子、大黄），加车前子、柴胡、郁金、金钱草、黄连、赤芍、茯苓、白术、甘草。

（3）热入营血证：妊娠中晚期突然出现全身皮肤瘙痒，身目发黄，色鲜明，面部及四肢出现皮疹或瘀斑，鼻衄；心烦不寐，口渴，尿赤，便燥，舌质红绛，苔黄燥或剥，脉滑数。

治法：清营凉血，解毒利湿。

方药：犀角散加减（《备急千金要方》，犀角、黄连、茵陈、焦山栀、升麻），去升麻，加生地、赤芍、石斛、玄参、板蓝根、黄芩、甘草。

（三）中医特色治疗

1. 专方专药

（1）加味茵陈汤：茵陈、栀子、黄芩、丹参、茯苓、泽泻各10g。每日1剂，水煎分2次口服，7天为1个疗程。（张新等.加味茵陈汤治疗妊娠期肝内胆汁淤积症的临床观察.辽宁中医杂志，2006）

（2）茵陈丹芍汤：茵陈、丹参、白芍、鸡内金、黄芩、柴胡、车前草、栀子、甘草。（林逸飞等.茵陈丹芍汤治疗妊娠中期轻度妊娠期肝内胆汁淤积症的临床观察.现代医院，2010）

（3）茵陈蒿汤：茵陈30g，栀子10g，制大黄6g。袋装150ml，于确诊日开始服用，每次50ml，饭前服用，每日3次，10天为1个疗程。（李卫红等.茵陈蒿汤治疗妊娠期肝内胆汁淤积症的临床研究.辽宁中医杂志，2002）

（4）茵陈解毒汤：茵陈、山栀、大黄、黄芩、黄柏、苏梗、白术、白芍、郁金、车前子、桃仁各10g，土茯苓、薏苡仁、广金钱草各30g，柴胡、黄连、通草各6g。每日1剂，水煎2次，药液混合，早晚分服。治疗15天为1个疗程。（施燕.茵陈解毒汤治疗妊娠肝内胆汁淤积症50例.中国中医药杂志，2010）

（5）自拟养血退黄汤：茵陈15g，丹参15g，生地15g，首乌15g，黄芩15g，茯苓15g，生薏苡仁15g，山栀10g。胎儿宫内发育迟缓者加黄芪15g；皮肤瘙痒重者加白鲜皮15g，地肤子15g；黄疸者加半枝莲15g，垂盆草15g；大便溏薄者加炒白扁豆15g，灶心土20g。每日1剂，水煎分2次服。（张蕾.养血退黄汤治疗妊娠肝内胆汁淤积症56例.中国民间疗法，2007）

2. 名中医经验

侯建英经验：妊娠期肝内胆汁淤积症(ICP)，又称妊娠期特发性黄疸、妊娠瘙痒症或妊娠复发性黄疸，主要表现为妊娠中晚期出现皮肤瘙痒、黄疸、血胆红素、血清转氨酶(ACT)、碱性磷酸酶及血清结合胆酸增高。选用疏肝解郁、清热利湿退黄为主的中药（处方：茵陈15g，栀子10g，黄芩10g，柴胡10g，当归10g，白芍10g，茯苓10g，泽泻10g，川芎6g，随证加减）治疗此病，如茵陈、泽泻、大黄、栀子、川芎等，可疏通毛细胆管，促进胆汁的分泌与排泄，降低血中胆汁酸的浓度；改善子宫胎盘的微循环，降低胎盘的血管阻力，增加胎盘灌注量，改善胎儿内环境；使临床症状改善，孕周期延长，新生儿体重增加，减少产后出血和新生儿死亡等并发症。（侯建英等.中药治疗妊娠期肝内胆汁淤积症研究.中国医学理论与实践，2003）

3. 外治

（1）苦参30g，川椒10g，明矾15g。水煎洗澡，日洗2次，连洗数天。

（2）地肤子12g，野菊花12g（包）。煎汤外洗，每日2次，连洗数天。

4. 食疗

海带100g，猪排骨250g。海带洗净，排骨切碎，共炖熟，加少许盐。一日内分2次食完，连服数天。

六、西医治疗

（一）治疗原则

早期诊断，胎儿监护，药物对症治疗，延长孕周。

（二）常用方法

1. 药物治疗

（1）熊去氧胆酸：延长胎龄，为ICP的首选药物，用量：15mg/（kg·d），分 3 次口服，共 20 日，治疗期间检测肝功能。

（2）腺苷蛋氨酸：治疗 ICP 的二线药物，临床中可改善症状，延缓病情进一步发展。用量为每日 1g，静脉滴注，连用 2 周后改口服，500mg，每日 2 次口服。

（3）地塞米松：一般用量为每日 12mg，连用 7 日，仅用于妊娠 34 周前。

（4）苯巴比妥：改善瘙痒症状，每次 0.03g，每日 3 次，连用 2～3 周。

2. 产科处理

（1）产前监护：从孕 34 周开始每周行胎儿监护无刺激试验 (NST) 试验，必要时行胎儿生物物理评分，以便及早发现隐性胎儿缺氧。

（2）适时终止妊娠：ICP 不是剖宫产指针，孕妇出现黄疸，胎龄已达 36 周；无黄疸、妊娠已足月或胎肺已成熟者；有胎盘功能明显减退或胎儿窘迫者应及时终止妊娠。对重症 ICP 治疗无效，合并多胎、重度子痫前期，可行剖宫产终止妊娠。

七、预防调护

（1）妊娠期注意饮食清淡营养，避免大量进食肥甘厚腻、辛辣香燥之物。

（2）注意皮肤卫生，生活力求规律，一旦出现皮肤瘙痒，尽早治疗。

八、疗效判断标准

参照《中药新药临床研究指导原则》（郑筱萸等主编，中国医药科技出版社，2002）及《妇产科学》（乐杰主编，人民卫生出版社，2008 年）相关内容拟定：

痊愈：治疗后皮肤瘙痒、黄疸等临床症状全部消失，血清甘胆酸及肝功能恢复正常。

显效：治疗后皮肤瘙痒、黄疸等临床症状消失或明显减轻，血清甘胆酸水平降低 1/2 以上，肝功能改善或无改变。

有效：治疗后皮肤瘙痒、黄疸等临床症状减轻，血清甘胆酸水平降低 1/3 以上，肝功能有所改善或无改变。

无效：治疗后皮肤瘙痒、黄疸等临床症状无变化或加重，血清甘胆酸水平及肝功能无改善或升高。

（郑　娜　罗福兰）

第十五章

产 后 病

第一节 晚期产后出血

一、概述

分娩24小时后，在产褥期内发生的子宫大量出血，称晚期产后出血（late puerperal hemorrhage）。以产后1～2周发病最常见，亦有迟至产后2个月余发病者。本病归属于中医产后恶露不绝范畴进行论治。

二、病因病机

中医认为，本病的发生主要与气虚、血瘀、血热有关，致病机制主要为冲任不固，气血运行失常。素体虚弱，产后失血耗气，损伤冲任、胞脉；或产伤出血，耗损元气，以致气不摄血。产后胞脉空虚，或寒客胞宫，与瘀血相搏结，寒凝血瘀；或因劳倦，气虚血瘀；或胞衣残留阻滞冲任；或七情郁结，气滞血瘀，瘀阻冲任，新血不得归经。素体阴虚，分娩亡血伤津，阴液愈亏，虚热内生；或产后嗜食辛燥助阳之品；或情志不畅，肝郁化热；或感伤热邪，热伏冲任，迫血下行。

三、辨病

（一）症状

（1）阴道流血：胎盘胎膜残留、蜕膜残留引起的阴道流血多在产后10日发生。胎盘附着部位复旧不良常发生在产后2周左右，可以反复多次阴道流血，也可以突然大量阴道流血。剖宫产子宫切口裂开或愈合不良所致的阴道流血，多在术后2～3周发生，常常是子宫突然大量出血，可导致失血性休克。

（2）腹痛和发热：常合并感染，伴发恶露增加、恶臭。
（3）全身症状：继发性贫血，严重者因失血性休克危及产妇生命。

（二）体征

（1）贫血貌：出血量多者，若患者血容量严重不足时可出现血压下降，冷汗淋漓，脉搏细弱，甚至意识丧失等休克征。
（2）妇科检查：子宫复旧不佳可扪及子宫增大、变软，宫口松弛，有时可触及残留组织及血块，伴感染者子宫明显压痛。

（三）辅助检查

（1）血常规：了解感染与贫血情况。
（2）血 HCG 检测：有助于诊断胎盘残留及除外产后滋养细胞肿瘤。
（3）B 超检查：了解子宫复旧情况、宫腔内有无残留组织及子宫切口愈合状况。
（4）病理检查：宫腔刮出物及切除子宫标本应送病理检查。
（5）病原菌和药敏试验：考虑感染时行宫腔分泌物培养，或血培养，有助于治疗时选择有效广谱抗生素。

四、类病辨别

产褥期内外伤性出血：产后阴道黏膜菲薄，易致裂伤。若产褥期内有性交史或外伤史，可引起阴道大量出血，妇科检查可见阴道或宫颈有裂伤。

五、中医治疗

（一）治疗原则

急则治其标，缓则治其本。

应根据病情的缓急轻重，采用"急则治其标，缓则治其本"的原则，以调理气血，固摄冲任为主要治法。出血量多势急时，宜益气固冲，或回阳救逆。待血势稍缓后，根据不同病因，遵循虚则补之，瘀则行之，热则清之的原则，注意产后特点，补虚不留瘀，祛瘀不伤正，使气血调和，冲任功能正常。

（二）分证论治

（1）气虚证：产后恶露量多，或血性恶露持续 10 天不止，色淡红，质稀，无臭味；精神倦怠，四肢无力，气短懒言，小腹空坠，面色㿠白或苍白，唇舌色淡，苔薄白，脉缓弱。

治法：补脾益气，固冲摄血。

处方：补中益气汤（《脾胃论》）加减（人参、黄芪、白术、当归、橘皮、升麻、柴胡、甘草、艾叶炭、补骨脂、鹿角胶）。

加减：若心悸气短者，加五味子、龙眼肉；夹有血块，气虚兼瘀者，加益母草、炒蒲黄、三七粉；头晕耳鸣、腰膝酸软者，加何首乌、桑寄生、续断、炒杜仲。

（2）血瘀证：产后血性恶露持续10天不止，量时多时少，或排出不畅，或突然大量出血，色紫暗或暗红，夹有血块，小腹疼痛拒按，血块排出腹痛减轻，舌紫暗或边尖有瘀斑、瘀点，脉沉涩或弦涩。

治法：活血化瘀，调冲止血。

处方：生化汤合失笑散加味（川芎、炮姜、桃仁、当归、炙甘草、蒲黄、五灵脂、益母草、茜草、三七粉）。

加减：若小腹冷痛，寒凝血瘀者，加炒艾叶、乌药、补骨脂；胸胁、少腹胀痛，气滞明显者，加荔枝核、川楝子、郁金；若瘀久化热，恶露臭秽，兼口燥咽干者，加黄柏、败酱草、蒲公英、马齿苋。

（3）血热证：产后恶露过期不止，量较多，色紫红，质黏稠，有臭气，口燥咽干，面色潮红，舌红，苔少，脉细数无力。

治法：养阴清热，安冲止血。

处方：保阴煎加味（生地、熟地、黄芩、黄柏、白芍、山药、续断、甘草、七叶一枝花、贯众、炒地榆、煅牡蛎）。

加减：若出血日久，血气臭秽者，加红藤、马齿苋；咽干口燥，五心烦热，舌红苔少，脉细数者，去续断，加玄参、麦冬、地骨皮；若肝郁化热，症见乳房、少腹胀痛，心烦易怒，口苦咽干，脉弦数者，治宜疏肝解郁，清热止血，方用丹栀逍遥散加生地、旱莲草、茜草。

（三）中医特色治疗

1. 专方专药

（1）自拟缩宫汤：当归15g，川芎15g，赤芍12g，丹参15g，桃仁12g，红花12g，炙香附12g，益母草20g，蒲黄8g（包煎），牛膝6g。气虚者加黄芪、党参；血热者加生地黄、玄参；流血量多者加三七粉、茜草炭；腹痛者加延胡索、乌药；肝郁气滞者加柴胡、郁金；发热者加红藤、败酱草、蒲公英。每日1剂，水煎分服，6剂为1个疗程。（蒋晓琦等.自拟缩宫汤治疗产后恶露不尽60例.中国中医急症，2010）

（2）加味生化汤：当归10g，川芎10g，桃仁10g，炮姜6g，益母草30g，炙甘草6g。每日1剂，每剂煎取汁200ml，分2次服。（李晓洁.加味生化汤在产后出血中的应用.吉林医学，2011）

（3）伊血安颗粒：滇桂艾纳香、益母草、延胡索、甘草等药材制成。每次1袋，

每日3次，开水冲服。连用6天。（张华.伊血安颗粒促进产后子宫复旧的临床观察.河南中医，2011）

（4）五加生化胶囊：主药刺五加、当归、川芎、桃仁、炮姜，每次6粒，每日2次，连服5天。（冷丽华等.五加生化胶囊用于产后子宫复旧100例临床分析.中医实用医药，2008）

（5）中成药：云南白药胶囊、益母草胶囊、新生化颗粒，适用于血瘀证。云南白药胶囊：用酒送服，一次1~2粒，一日4次。益母草胶囊：口服，一次2~4粒，一日3次。新生化颗粒：热水冲服，一次2袋，一日2~3次。

2. 名中医经验

（1）王认格经验：益母草治疗产后出血已有悠久的历史，《本草纲目》记载，益母草具有"活血破血，调经解毒"作用，治"胎漏难产，胎衣不下，血晕，血风，血痛，崩中漏下，尿血"。治疗方法：益母草组术中胎儿娩出后，即予子宫体注射2ml益母草注射液，术后2小时臀部肌内注射益母草注射液1ml，以后每12小时肌内注射1次，共注射8次。结果：在剖宫产术后子宫复旧方面，益母草组的疗效优于缩宫素组（$P<0.05$），表明益母草注射液有明显促子宫收缩、促子宫复旧和催乳作用，对预防剖宫产术后出血具有一定的价值。（王认格.益母草注射液治疗产后出血疗效临床研究.中外医疗，2009）

（2）刘晓华经验：采用云南白药纱袋配合水囊填塞宫腔处理产后出血取得了良好的临床效果。云南白药为中成药，具有止血、消炎、愈创、活血化瘀的功效，作用于创面能诱导血小板的释放和聚集，缩短出、凝血时间和凝血酶原时间，且能抑制炎性物质的释放。产后出血主要为子宫创面大出血，用浸有云南白药的纱袋配合水囊填塞宫腔，纱袋与子宫内膜充分接触，云南白药直接作用于出血创面并迅速吸收，可促使血液凝固，加速止血。水囊膨胀压迫宫壁减少了内膜表面静脉渗血，且压迫面积广泛，不会残留死腔造成隐汪出血，也不影响子宫的节律性收缩。因此该方法是治疗宫缩乏力和胎盘因素所致出血的良好措施，即使对凝血功能障碍者也有一定疗效，并能为下一步改善凝血机制提供时间，起效快，无不良反应，对阴道分娩者无需开腹，尤其适合在基层医院应用。（刘晓华.云南白药纱袋配合水囊填塞宫腔治疗产后出血临床观察.山东医药，2011）

3. 针灸

取穴：关元、三阴交、至阴。气虚者加脾俞、足三里；血热者加血海、水泉。血热、血瘀用泻法，气虚用补法。

4. 外治

药物贴脐疗法：当归15g，川芎15g，肉桂15g，炙甘草15g，蒲黄7.5g，乳香7.5g，没药7.5g，五灵脂15g，赤芍3g，血竭1.5g，热酒适量。上药共碾为细末。用时取药末适量（15~30g），与血竭0.5g混匀，加入热酒调和成厚膏，敷贴于脐孔上，亦可敷于关元，外以纱布覆盖，胶布固定，隔3天换1次，出血停止即可停药。

5.食疗

（1）山楂粳米粥：山楂5枚，粳米100g，红糖50g。先将山楂洗净，去核打碎，粳米淘洗干净后，加入清水用旺火煮沸后，改文火煮至粥成，加入红糖即可食用。功能活血散瘀止痛。

（2）芹菜根30g，鸡蛋2个。水煎两味，喝汤吃鸡蛋，每日1次。功能活血祛瘀。

六、西医治疗

（一）治疗原则

止血，补充血容量，纠正休克，预防并发症和防止感染，关键是止血。

（二）常用方法

（1）止血、抗感染：少量或中量阴道流血，应予以足量广谱抗生素、子宫收缩剂及支持疗法。

（2）清除宫内残留物：疑有胎盘、胎膜、蜕膜残留或胎盘附着部位复旧不全者，在备血及做好开腹手术前准备的同时采用刮宫术。

（3）剖腹探查：对于剖宫产后阴道大量流血，保守治疗无效者，可做剖腹探查。

七、预防调护

（1）产后应仔细检查胎盘、胎膜是否完整，若有残缺应及时取出。
（2）剖宫产时合理选择切口位置。
（3）严格无菌操作，术后应用抗生素预防感染。

八、疗效判断标准

参照《中医病证诊断疗效标准》（2012版）：
治愈：出血停止，症状基本消失。
好转：出血明显减少，症状改善。
未愈：出血仍不止，病情恶化者。

（彭强丽　金凤丽）

第二节 产褥期抑郁症

一、概述

产褥期抑郁症（postpartum depression，PPD）指产妇在产褥期出现抑郁症状，是产褥期精神综合征中最常见的一种类型，主要表现为持续和严重的情绪低落及一系列证候，甚至影响对新生儿的照料能力。国外报道其发病率为30%。多在产后2周内出现症状。

本病归属于中医产后郁证范畴进行论治。

二、病因病机

中医认为，本病的发生与产褥生理和病理有关，主要病机是血不养心，神明失守，情志失其常度。产后失血耗气，血不养心；或素性抑郁，产后血虚，肝木失养，血不舍魂；或忧思过度，伤及心脾，心神不守。产后瘀血不去，败血上冲于心；或产后元气亏虚，再因劳倦伤气，气虚血瘀，瘀血上扰，神明失守。

三、辨病

（一）症状

（1）情绪改变：心情沮丧、情绪低落、恐怖、焦虑，每到夜间加重；有时表现为孤独、不愿见人或伤心、流泪。

（2）自我评价降低：自暴自弃、自罪感，对身边的人充满敌意，与家人、丈夫关系不协调。

（3）创造性思维受损，主动性降低。

（4）对生活缺乏信心，觉得生活无意义，出现厌食、睡眠障碍、易疲倦、性欲减退。严重者甚至绝望，出现自杀或杀婴倾向，有时陷于错乱或昏睡状态。

（二）体征

无明显体征表现。

（三）辅助检查

Edinburgh产后抑郁评分系统对于早期发现和诊断产褥期抑郁症很有帮助。

四、类病辨别

需排除器质性精神障碍或精神活性物质和非成瘾物质所致抑郁。

五、中医治疗

（一）治疗原则

安神定志，虚者补益心神，实者镇惊开窍。

（二）分证论治

（1）心脾两虚证：产后精神不振，夜寐不安，神志恍惚，悲伤欲哭，不能自主，舌质淡红，苔薄白，脉沉细无力。

治法：补益心脾，养血安神。

处方：甘麦大枣汤（《金匮要略》）合归脾汤（《校注妇人良方》）加柏子仁（甘草、小麦、大枣、白术、茯神、黄芪、龙眼肉、酸枣仁、人参、木香、当归、远志、生姜）。

加减：惊悸不宁者加龙齿、琥珀（冲服）；产时产后失血较多，面色㿠白者，加阿胶、枸杞子、制首乌。

（2）肝郁气结证：精神郁闷，心烦易怒，头痛，失眠多梦，善太息，胸胁乳房胀痛，呕恶痰涎，舌质淡，苔薄白，脉弦细。

治法：舒肝健脾，养血安神。

处方：逍遥散（《和剂局方》）加香附、郁金、石菖蒲（柴胡、当归、白芍、白术、茯苓、甘草、煨姜、薄荷）。

加减：大便燥结者加大黄、郁李仁；五心烦热者，加丹皮、栀子；呕恶痰涎者加半夏。

（3）瘀阻气逆证：产后恶露不下，或下而不畅，小腹硬痛拒按，抑郁寡欢，或神志错乱如见鬼状，喜怒无常，甚则伤人毁物，面色晦暗，舌紫暗，有瘀点或瘀斑，脉涩。

治法：活血化瘀，醒神。

处方：癫狂梦醒汤（《医林改错》）加半夏、桑白皮、苏子、赤芍（桃仁、柴胡、香附、木通、赤芍、大腹皮、青皮）。

加减：大便燥结者加大黄；夜难入寐，躁动甚者加生铁落。

（4）血虚气弱证：产后焦虑，伤心，流泪，失眠，食欲减退，性欲减低，疲乏，恶露量少，色淡，质清晰；气短懒言，面色苍白，头晕，心悸，昏困，唇舌淡，苔少，或无苔，脉细弱无力或细数。

治法：补气养血，宁心安神。

处方：茯神散（《医林改错》）（茯神、熟地、白芍、川芎、当归、茯苓、桔梗、远志、人参）。

（三）中医特色治疗

1. 专方专药

（1）甘麦大枣汤：甘草9g，淮小麦20g，大枣10枚，炒枣仁15g，柏子仁10g。每日1剂，水煎2次取汁400ml，分早晚2次温服或少量多次当茶饮，30天为1个疗程。（杨芳娥等.甘麦大枣汤治疗产褥期抑郁症30例.陕西中医，2009）

（2）茯神散：茯神30g，人参3g，黄芪15g，赤芍10g，牛膝12g，琥珀5g，龙齿15g，生地黄8g，桂心3g，当归12g。每日1剂，水煎2次取汁500ml，分早晚2次温服，连服60天。（王秋凤.茯神散治疗产后抑郁48例临床观察.光明中医，2010）

（3）自拟解郁汤：柴胡15g，当归15g，白术12g，白芍10g，郁金12g，青皮10g，生地黄10g，麦冬10g，甘草5g。每剂用500ml清水煎至250ml，分2次服用，7天为1个疗程，连服4个疗程。（王春香等.解郁汤治疗产后抑郁症27例.中国实验方剂学杂志，2011）

（4）养心解郁汤：黄芪25g，柴胡15g，黄芩6g，人参6g，甘草9g，生地15g，五味子10g，当归10g，柏子仁10g，酸枣仁15g，丹参20g，生姜3g，大枣6枚。水煎服，每日1剂，15天为1个疗程，连服2个疗程。（朱临萍.养心解郁汤治疗产后抑郁效果观察.中医中药，2008）

（5）中成药

1）柏子养心丸：适用于产后失眠健忘，夜寐不安者。口服，一次6g，一日2次。

2）朱砂安神丸：适用于产后惊悸怔忡，夜寐不安者。口服，一次1丸，一日1~2次，哺乳者慎用。

2. 名中医经验

（1）夏桂成经验：夏氏认为产褥期抑郁症首先要注意心理疗法，对患者进行心理疏导，缓解患者的心理负担，给患者创造良好的生活环境，使患者心情舒畅，精神愉快，促进身心早日康复。治疗上应中西医结合，针药结合，用药上重在心肝，以安定神魂、清火化痰、活血化瘀宁心等法调治之。如中医辨证属肝郁气滞，营卫失和，治以温阳和营，疏肝解郁。处方：桂枝10g，赤芍10g，白芍10g，陈皮6g，煅牡蛎15g，青龙齿10g，醋炒柴胡5g，广郁金9g，桑寄生12g，生姜3片，大枣3枚，荆芥6g，防己10g，合欢皮10g，甘草6g，同时进行心理疏导。

（2）冯霞经验：冯氏认为产褥期抑郁症由于产时、产后失血，肝血不足，肝体失养，阴不潜阳，失于柔润，阳升风动，一触即发，稍有情志刺激，就可进一步影响肝的疏泄功能，形成肝郁气滞为患，阳热上扰之势，而发为本病。临床出现的是肝郁与血虚交织在一起的症候群，治疗宜疏肝解郁与健脾养血并重，偏重哪一方面均不会得到预期的效果。产妇在心理疏导的基础上给予疏肝解郁、健脾养血药物治疗。选用中成药：仲景牌逍遥丸（河南宛西制药厂生产），每次8粒，每日3次，连服2个月。逍遥散疏肝解郁固是当务之急，而养血柔肝亦是不可偏废之法，因而方中以柴胡解郁，当归、白芍药养血柔肝；白术、茯苓健脾，使运化有权，气血有源；薄荷助柴胡散肝郁而生之热。经用逍遥散口服治疗后，诸症尽减。（冯霞等.产褥期抑郁症与肝郁血虚病机的相关性探讨及心理与中药治疗的疗效观察.河北中医，2006）

3. 针刺疗法

针灸取穴：水沟、百会、四神聪、中脘、内关、三阴交、太冲。

针刺方法：用0.30mm×25～40mm不锈钢毫针，水沟穴针尖朝鼻中隔方向斜刺约10mm，进针后，快速提插，频率约40次/分，持续1～2分钟，行针期间嘱患者以腹式呼吸为主，并张口呼吸、大声哭喊，以泻胸中郁闷，至患者双眼红润流泪、大声哭喊而出针。拔针后，按压针孔，静卧片刻，继续其他穴位的针刺。水沟于疗程第1、6天各1次。四神聪以15°，针尖朝百会方向，沿头皮与颅骨骨膜间快速进针，平刺10mm左右，百会穴垂直刺入约6mm，得气后持续捻针2分钟，四神聪穴中的前后两个穴位连接G6805-2电针仪，电流强度以患者耐受为限。中脘穴垂直缓慢捻转进针约40mm，内关、太冲垂直刺入约10mm，进针得气后，行平补平泻之法，中等刺激强度，留针30分钟，期间行针1次。上述穴位针刺每日1次，连续治疗10天为1个疗程，疗程之间休息3天。

4. 食疗

祛郁汤：枇杷叶10g，郁金10g，泽兰10g，藕节15g，1剂与猪小肠250g炖服，10～14剂为1个疗程，兼有梅核气者加半夏厚朴汤；气虚者加黄芪、党参、大枣；气滞者加山楂、麦芽；痰湿内盛者加二陈汤；胸痛者加瓜蒌薤白汤。（闽南流传方）

六、西医治疗

产褥期抑郁症通常需要治疗，包括心理治疗及药物治疗。

（1）心理治疗：为重要的治疗手段，通过心理咨询，以解除致病的心理因素。对产妇多加关心和照顾，保持家庭关系和谐，养成良好的睡眠习惯。

（2）药物治疗：应尽量选用不进入乳汁的抗抑郁药，并在医生指导下用药为宜。主要选择5-羟色胺再吸收抑制剂、三环类抗抑郁药等。

七、预防调护

（1）产前做好充分的准备，其中包括身体、心理、物质三方面的准备。

（2）产后注意休息，保持心情愉快；注意营养，均衡饮食。

(3) 产后的房间条件、家庭气氛、丈夫的配合、孕妇的自我调节是减轻抑郁症的关键。

八、疗效判断标准

参照《中医病证诊断疗效标准》（2012 版）：
治愈：症状消失，情绪正常。
好转：症状减轻，情绪基本稳定。
未愈：症状、情绪均无改善。

附：产褥期抑郁症诊断标准

产褥期抑郁症至今尚无统一的诊断标准。美国精神病学会(1994)在《精神疾病的诊断与统计手册》一书中，制订了产褥期抑郁症的诊断标准：
（1）在产后 2 周内出现下列 5 条或 5 条以上的症状，必须具备 1）、2）两条：
1）情绪抑郁。
2）对全部或多数活动明显缺乏兴趣或愉悦。
3）体重显著下降或增加。
4）失眠或睡眠过度。
5）精神运动性兴奋或阻滞。
6）疲劳或乏力。
7）遇事皆感毫无意义或自罪感。
8）思维力减退或注意力溃散。
9）反复出现死亡想法。
（2）在产后 4 周内发病。

（彭强丽　金凤丽）

第三节　产褥感染

一、概述

产褥感染（puerperal infection）是指分娩时及产褥期生殖道受病原体侵袭，引起局部和全身感染。发病率为 6%，是产妇死亡的四大原因之一。

本病归属于中医产后发热的范畴进行论治。

二、病因病机

中医认为,本病的发生与产后"多虚多瘀"的生理内环境有关。产后血室正开,子宫复旧不良,邪毒乘虚直入胞宫,正邪交争,或败血停滞,营卫不通。若病情得不到控制,可热入营血,甚至逆传心包。

三、辨病

(一)症状

(1)发热:产后10天内发热不解,连续3天体温在38℃以上。

(2)疼痛:感染部位、程度、扩散范围不同,疼痛表现也不同。会阴部损伤或剖宫产导致感染,表现为局部灼热疼痛;病原体侵及子宫、宫旁组织、附件区,甚至整个盆腔,表现为下腹疼痛;若炎症继续发展,形成弥漫性腹膜炎,出现全身中毒症状,如高热、恶心、呕吐、腹胀,检查时下腹部有明显压痛、反跳痛。盆腔血栓性静脉炎可累下腔静脉,形成下肢血栓性静脉炎,表现为下肢持续性疼痛、下肢水肿,局部静脉压痛或触及硬索状。

(3)恶露异常:血性或脓性分泌物增多,气臭。

(4)脓毒血症及败血症:当感染血栓脱落进入血循环可引起脓毒血症,出现肺、脑、肾脓肿或肺栓塞而致死。若细菌大量进入血循环并繁殖形成败血症,可危及患者生命。

(二)体征

(1)体温升高、脉搏增快,下腹部可有压痛,炎症波及腹膜时,可出现腹肌紧张及反跳痛。下肢血栓静脉炎患者局部静脉压痛,或触及硬索状,下肢水肿,皮肤发白,习称"股白肿"。

(2)妇科检查:外阴感染时,会阴切口或裂伤处可见红肿、触痛,或切口化脓、裂开。阴道与宫颈感染时黏膜充血、溃疡,脓性分泌物增多。如为宫体感染或盆腔感染,双合诊检查子宫有明显触痛,大而软,宫旁组织明显触痛,增厚或触及包块,有脓肿形成时,肿块可有波动感。

(三)辅助检查

(1)血尿常规化验:检测血清急性期反应物质中的C反应蛋白大于8mg/L,有助于早期诊断感染。

(2)病原体培养:常规消毒阴道与宫颈后,用棉拭子通过宫颈管取宫腔分泌物。

（3）分泌物涂片检查：若需氧培养结果为阴性，而涂片中出现大量细菌，应疑厌氧菌感染。

（4）病原体抗原和特异抗体检查：可快速检测病原体。

（5）B型超声、彩色超声多普勒、CT、磁共振等检测手段能对产褥感染形成的炎性包块、脓肿及静脉血栓做出定位及定性诊断。

四、类病辨别

（1）上呼吸道感染：多有咳嗽、咽痛、恶寒高热、头痛、乏力、肌肉酸痛等症状，血常规、病原学检查可助鉴别。

（2）急性乳腺炎：主要表现为乳房疼痛，发热，乳房检查局部红肿、肿块、脓肿形成，体温升高，可有患侧淋巴结肿大、压痛。血常规白细胞计数明显升高。

（3）泌尿系感染：多有尿频、尿急、尿痛，排尿不适，下腹疼痛，腰痛，可伴有寒战、高热、恶心呕吐等症状。体格检查：输尿管点和脊肋角压痛、肾区叩击痛。血常规、尿常规及细菌培养可助鉴别。

五、中医治疗

（一）治疗原则

以清热解毒、凉血化瘀为主要治法，对热毒炽盛、热入营血、热陷心包甚或亡阳者，应分清标本缓急，急宜清心凉血开窍或回阳救逆。

（二）分证论治

（1）感染邪毒证：产后高热寒战，小腹疼痛拒按，恶露量多或少，色紫暗如败酱，气臭秽，烦躁，口渴引饮，尿少色黄，大便燥结，舌红，苔黄而干，脉数有力。

治法：清热解毒，凉血化瘀。

处方：五味消毒饮（《医宗金鉴》）合失笑散，加丹皮、赤芍、鱼腥草、益母草（金银花、野菊花、蒲公英、紫花地丁、紫背天葵）。

加减：若高热不退，大汗出，烦渴引饮，脉虚大而数者，加生石膏、知母、天花粉、芦根、沙参等以清热透邪，生津止渴；若下肢肿胀、疼痛者，加路路通、鸡血藤、丹参等活血通络；若发热，腹痛拒按，大便不通，热瘀成脓者，用大黄牡丹皮汤加味（大黄、丹皮、桃仁、芒硝、冬瓜仁、败酱草、红藤、薏苡仁、玄参、金银花、鱼腥草、益母草）以清热逐瘀，排脓通腑。

（2）热入营血证：高热汗出，烦躁不安，皮肤斑疹隐隐，舌红绛，苔黄燥，脉弦细而数。

治法：清营解毒，散瘀泄热。

处方：清营汤（《温病条辨》）加紫花地丁、蒲公英、栀子、丹皮（犀角、生地黄、玄参、竹叶心、麦冬、丹参、黄连、银花、连翘）。

（3）热陷心包证：高热不退，神昏谵语，甚至昏迷，面色苍白，四肢厥冷，舌红绛，脉微而数。

治法：清心开窍。

处方：清营汤送服安宫牛黄丸（《温病条辨》）或紫雪丹（《温病条辨》）。

（4）瘀热互结证：高热恶寒，恶露排出不畅，色暗味臭，腹痛拒按，大便秘结，舌红，苔黄腻，脉弦数。

治法：清热逐瘀，排脓通腑。

处方：大黄牡丹汤（《金匮要略》）加败酱草、红藤、薏苡仁、益母草（大黄、丹皮、桃仁、冬瓜仁、芒硝）。

（三）中医特色治疗

1. 专方专药

（1）五草红藤汤：益母草30g，败酱草30g，车前草30g，金钱草30g，红藤30g，龙胆草20g。气滞明显型：下腹痛绕脐走窜或腹痛阵发性发作，腹胀，肠鸣音亢进，加川楝子、广木香、延胡索各15g。热毒炽盛型：高热或伴有畏寒，口干舌燥，面红耳赤，便秘，舌质红，苔黄燥，脉滑数，下腹肌紧张拒按，压痛反跳痛明显，加山栀15g，黄柏12g，黄连6g，丹皮12g。血瘀明显型：下腹持续疼痛，子宫或宫旁压痛点固定，或可触及包块，加当归20g，赤芍10g。瘀热酿脓型：发热、腹痛加重，恶露增多，腥臭味，且伴有脓性分泌物，加银花、连翘、紫花地丁、蒲公英、生薏苡仁各30g。（吴惠敏.五草红藤汤治疗产褥感染72例临床研究.时珍国医国药，1999）

（2）自拟方：小荆芥3～5g(出血多者用炭)，泽兰叶10～15g，秦艽5～10g，炮姜炭2～5g。（裘玉鹏.秦正生老师治疗产后发热的经验.辽宁中医杂志，1984）

（3）中成药

1）安宫牛黄丸、紫雪丹：适用于热陷心包证。安宫牛黄丸：口服，一次1丸，一日1次；紫雪丹：口服，一次1.5～3g，一日2次。

2）西黄丸：适用于盆腔或生殖道有脓肿形成者。口服，一次3g，一日2次。

2. 名中医经验

（1）梁惠萍经验：产褥感染因产后元气受损，抵抗力减弱，腠理不密，营卫失调，热毒病邪乘虚而入，血热互结，郁于胞宫。应采用中西医结合治疗，从而达到邪去炎消、瘀去血活的目的。有组织残留者行钳刮术，术后加服中药清热解毒，活血化瘀。方用银翘红酱解毒汤和生化汤加减：银花30g，连翘30g，红藤30g，败酱草30g，丹皮9g、山栀子12g、桃仁12g、薏苡仁12g、川芎9g、当归9g、炮姜3g、益母草30g，水煎服。（梁惠萍等.产褥感染58例中西医结合治疗临床观察.临床医药实践，2009）

（2）张惺荣经验：产褥感染多为感染邪毒，夹湿夹瘀，治宜清热化湿解毒，凉血化瘀。药用艾叶、生大黄各5g，白花蛇舌草、败酱草各15g，桃仁、丹皮、泽兰、枳壳、柴胡、苍术各10g，青蒿、地骨皮各20g，薏苡仁30g。自拟清化汤，以青蒿、地骨皮清虚热，以艾叶、桃仁活血化瘀，并随症加减，可取得满意的疗效。（张惺荣.清化汤治疗产后发热112例.四川中医，2000）

3. 针灸

取穴：曲池、中极、足三里。感染邪毒者加合谷；血瘀者加地机；外感者加风门；血虚者加三阴交。每日1~2次。

4. 食疗

将金银花10g，菊花10g用开水浸泡，闷10分钟后即可代茶饮用，加入适量冰糖更宜。

六、西医治疗

（一）治疗原则

增强机体抵抗力，正确处理局部病灶，清除病原组织，控制感染，积极抢救中毒性休克。

（二）常用方法

（1）支持疗法：加强营养，补充足够维生素，纠正贫血与电解质紊乱，增强免疫力。

（2）有效抗感染的同时，清除宫腔残留物，脓肿切开引流，取半卧位等手段去除病原组织。

（3）抗生素的应用：应注意需氧菌、厌氧菌及耐药菌株的问题。感染严重者，首选广谱高效抗生素等综合治疗。必要时可短期加用肾上腺糖皮质激素，提高机体应激能力。

（4）适量选用肝素：对血栓性静脉炎者，在应用大量抗生素的同时，加用肝素48~72小时，即肝素50mg加5%葡萄糖溶液静脉滴注，6~8小时一次，体温下降后改为每日2次，维持4~7日。也可用活血化瘀中药及溶栓类药物治疗。若化脓性血栓不断扩散，可考虑结扎卵巢静脉、髂内静脉等，或切开病变静脉直接取栓。

（5）手术治疗：子宫严重感染，经积极治疗无效，应及时行子宫切除术，清除感染源，抢救患者生命。

七、预防调护

（1）产后注意保暖，注意休息，避免劳累，保持外阴清洁干燥。
（2）出现感染症状，尽早治疗处理。

八、疗效判断标准

参照《中医病证诊断疗效标准》（2012版）：
治愈：体温正常，症状消失，体征及实验室检查恢复正常。
好转：体温下降，症状及实验室检查好转。
未愈：症状无变化，甚至病情恶化。

（张亚嘉　刘亚虹）

第四节　产后缺乳

一、概述

产妇在产后哺乳期内，乳腺无乳汁分泌，或泌乳量少，不能满足喂养婴儿者，称为产后缺乳。据报道产后1个月内及以后母乳喂养失败因乳量不足者约占34.39%。
中医有"产后缺乳"的病名，可参照进行辨证论治。

二、病因病机

中医认为，本病有虚实两证，虚者多因脾胃虚弱，气血化源不足，不能上化为乳汁而缺乳。实者多因素性忧郁，加之产时失血，肝失所养，肝气郁结，乳络乳脉涩滞，乳汁运行受阻而缺乳。

三、辨病

（一）症状

产妇哺乳时，无乳汁分泌或泌乳甚少，不足以喂养婴儿。
乳汁是否不足，应通过观察婴儿喂养和排尿、排便情况来确定。

（二）体征

检查时，乳房柔软，不胀不痛，或稍有胀痛，加压乳房，不见有乳汁排出或排出甚少。

（三）辅助检查

无特殊检查。

四、类病辨别

本病应与乳痈缺乳相鉴别，后者有初起乳房红肿热痛、恶寒发热、继之化脓成痈等临床特征。

五、中医治疗

（一）治疗原则

调补气血，通络下乳。

（二）分证论治

（1）气血虚弱证：产后乳少或全无，乳汁清稀，乳房柔软，无胀感，面色少华，神疲乏力，食欲不振，或心悸头晕，舌淡，少苔，脉虚细。

治法：补气养血，佐以通乳。

处方：通乳丹（《傅青主女科》）去木通，加通草（人参、黄芪、当归、麦冬、木通、桔梗、猪蹄）。

加减：若食欲不振，大便溏泄者，加茯苓、山药、扁豆；头晕心悸者，加阿胶、白芍、首乌；兼肾气不足，症见腰酸腿软者，加紫河车、鹿角胶、巴戟天、熟地黄。

（2）肝郁气滞证：产后乳汁甚少或全无，乳汁浓稠，乳房胀硬或疼痛，情志抑郁，或有微热，食欲不振，舌质正常或暗红，苔薄黄，脉弦或弦数。

治法：疏肝解郁，通络下乳。

方药：下乳涌泉散（清太医院配方）（当归、白芍、川芎、生地黄、柴胡、青皮、天花粉、漏芦、通草、桔梗、白芷、穿山甲、王不留行、甘草）。

加减：若有身热者加黄芩、蒲公英；乳房胀硬者，加橘络、丝瓜络、路路通；乳房肿痛者加蒲公英、全瓜蒌、夏枯草。

(三)中医特色治疗

1. 专方专药

(1)燥湿化痰通乳汤:苍术10g,厚朴10g,半夏10g,茯苓10g,陈皮10g,通草10g,石菖蒲10g,焦山楂30g,炒王不留行30g,薏苡仁30g,甘草3g。水煎服,每天1剂。用于痰湿中阻型。[张更生经验方。张庆好.张更生老中医治疗产后缺乳经验.新中医,2001,33(9):8]

(2)补气通乳汤:人参10g,白术10g,茯苓10g,当归10g,白芍10g,麦冬10g,通草10g,炮穿山甲粉10g(分2次冲服),炙黄芪30g,炒王不留行30g,甘草6g,猪蹄3条。水煎服,每日1剂。用于气血虚弱型。(张更生经验方)

(3)舒肝下乳汤:柴胡10g,当归10g,川芎10g,天花粉10g,炮穿山甲粉10g(分2次冲服),漏芦10g,通草10g,香附15g,蒲公英15g,丝瓜络15g,炒王不留行30g,路路通30g,甘草6g。水煎服,每日1剂。用于肝郁气滞型。(张更生经验方)

(4)安神通乳汤:白芍12g,熟地黄15g,茯苓15g,茯神15g,黄芪30g,当归10g,石菖蒲10g,通草10g,人参10g,琥珀粉6g(分2次冲服),甘草6g。水煎服,每日1剂。用于惊恐所致。(张更生经验方)

(5)自拟缺乳方:黄芪30g,党参15g,当归12g,益母草10g,漏芦12g,王不留行10g,天花粉10g,麦冬12g,桔梗6g,通草10g,穿山甲10g,甘草5g。水煎服,每日1剂。(高卫辉等.自拟缺乳方治疗产后缺乳68例临床观察.中医中药,2010)

(6)自拟活血通乳汤:当归12g,赤芍12g,川芎12g,桃仁12g,路路通10g,穿山甲10g,益母草30g,王不留行30g,太子参20g,通草6g,桔梗6g,炙甘草6g。加减:情志不舒、胸胁胀闷者加郁金、厚朴;少腹胀痛怕冷者加桂枝、炮干姜;脘腹胀、纳差者加炒白术、大枣、山楂;汗出较多者加浮小麦;夜寐不佳者加夜交藤、炒酸枣仁;若少腹痛块消失,而泌乳仍不多者加黄芪、升麻等升补通乳之品。水煎服,每日1剂,分2次服,3天为1个疗程。(鲁文珍.活血通乳汤治疗产后缺乳.山东中医杂志,2009)

(7)中成药

1)催乳丸:适用于气血虚弱证。口服,一次1丸,一日2次。

2)涌泉散:适用于肝郁气滞证。口服,一次3g,一日3次,用湿黄酒冲服。

2. 名中医经验

(1)易修珍经验:芪君汤,药用黄芪20g,太子参15g,炒白术12g,茯苓15g,砂仁10g,怀山药15g,苏梗12g,麦冬15g,王不留行15g,通草10g,甘草10g。方中黄芪益气,太子参、炒白术、茯苓、砂仁健脾除湿,怀山药健脾补肾渗湿,苏梗宽中行气,麦冬滋阴,与黄芪相配气阴双补,与王不留行、通草相配可下乳,王不留行、通草祛瘀通络，甘草调和诸药，全方共奏益气养阴、通络下乳之功。

（2）李春华经验：产后缺乳常以气血虚弱、肝郁气滞两个证型论治。临床实践中发现，除上述两个证型外，常见的还有痰湿壅阻证型。其病因是由肥胖痰盛所致，乳汁不行是痰湿壅阻气机的结果，随着现代社会生活水平的提高，产前产后恣食膏粱厚味或盲目进补，中洲失健，水谷精微不能化气血，反致痰湿内生，痰脂充溢，壅阻于乳络之间而致乳汁不行。其次产后阴血津液多虚，津血同源，津血即亏，则乳汁亦难以生成；由于"津液由水谷之物所化，化失其正则脏腑病，津液败而血气即成痰饮"。总之痰湿壅阻经脉，导致气机失畅，阻滞于乳则乳汁不行。故治以健脾化痰，疏肝通络每可获良效。

健脾化痰通乳方：苍术12g，香附10g，陈皮10g，半夏10g，枳壳12g，茯苓15g，石菖蒲10g，路路通15g，王不留行15g，无花果15g，丝瓜络10g。

（3）哈荔田经验：缺乳的治疗，哈师以"虚者补而行之，实者疏而通之"为法，多从脾、胃、肾、肝四脏腑入手。因为乳汁资于血而化于气，其源在脾胃，其根在肾，其行在肝。同时应据证之虚实及因素之兼夹分别论治。如虚证以补脾肾、益气血为主，参以理气通络之品，药如党参、白术、黄芪、花粉、麦冬、王不留行、穿山甲、漏芦等；实证则治以理气化瘀，通络下乳，继补脾肾，药如刘寄奴、穿山甲、王不留行、青皮、党参、黄芪、山药等。其间，夹寒者温之，夹热者清之，以期补中有疏，行中有补，扶正不碍邪，祛邪不伤正。此外，哈师常用猪蹄煎汤代水煮药，尤其适用于虚证类患者，借血肉有情之品以补养气血，扶正以通乳。哈师治本病又常以湿热毛巾敷两乳，并轻轻揉按以宣通气血，助乳脉通畅。

（4）何子淮经验：产后乳汁稀少或不行，临床以气虚血少者多见。气血虚而乳汁稀少者，症见乳汁量少，或不行，无乳胀感，以手揉之濡软，挤之仍无乳汁泌出或仅见点滴，质多清稀而淡，而色白无华，精神疲倦，头目眩晕，或耳鸣，心悸，或盗汗，食欲不振，脉虚细，或细数。治则当壮脾胃，以滋化源，化益气血，佐以通乳。何氏自拟益源涌泉饮（党参、黄芪、当归、熟地、焦白术、天花粉、通草、王不留行）。此外民间单方取猪蹄、路路通，混合煎汁服，效也佳。《本草通读》谓猪蹄入胃经。《随息居饮食谱》记载，猪蹄能助血脉，能充乳汁，引方宜在食欲正常时服。如纳谷不香，则使脾胃湿热壅滞，更难生化。《备急千金要方》有鲫鱼汤下乳的记录，《医林纂要》谓其补脾而不濡。鲫鱼加水清炖，肉汁热服，有醒脾胃、生津液的作用，从而以添乳汁之来源。这些单方，亦可参考。

尚有肝郁而乳汁不行者，症见乳胀有硬块作痛（有时也不作痛），挤之不出，两胁肋胀痛，胸闷嗳气，饮食少思，脉弦。何氏常仿《傅青主女科》"大舒其肝木之气，而阳明之气血通乳亦通"的理论，治宜疏肝通乳。药用青皮、橘叶络、通草、柴胡、炒白芍、郁金、八月札、漏芦、路路通等。此类乳汁不行者，易郁而化热成痈，故对乳房有块，伴发热者，应早期做乳腺炎预防处理。

（5）朱小南经验：《妇人良方大全》谓："妇人乳汁不行，皆由气血虚弱，经络不调所致。"乳汁为血生化，产后气血虚亏者，则乳源不充，乳汁不多。此时若单用行乳药疏通，无济于事，必须在调养气血中，稍佐一二味行血药，通乳即效。根据黄芪八物汤（《医略六书》方）化裁，用归、芍、芎补血养血活血，黄芪补气，术、陈、苓健脾胃以充气血之源，郁金宽中解闷，枳壳行气除胀，路路通、通草乃性质缓和的通乳药，服药后效颇显著。虚证乳汁不足，一般为身体虚弱，乳汁少而乳房不胀，除服药外尚可配合食疗作为辅助，如用猪蹄煎汤或多饮赤豆汤均可。此外，也有一简便有效的方法，即为多饮米汤。凡煮饭或烧粥时，煮沸后上层滚浮稠浓成泡沫形状胡浓汁即是，将该汁盛起后，温饮代茶，有和胃生津，充养乳汁之功，此法惠而不贵，值得推广。尚有一种实证乳汁少，乃是身体壮实，由于气郁滞结，乳汁流出突少而乳房胀痛者，治宜理气通乳，可用涌泉散（《医宗金鉴·妇科心法要诀》方：王不留行、白丁香、漏芦、天花粉、僵蚕），加香附、砂仁、枳壳、合欢皮等即可。

3. 针灸

针刺疗法：主穴取双侧乳根、天溪、神封、膺窗、胞中。气血亏虚者配脾俞、足三里；肝郁气滞者配期门、太冲。操作：穴位常规消毒，取3寸毫针，双侧乳根、天溪、神封、膺窗均向乳房基底部平刺1.5～2寸，膻中穴向下平刺1寸。直至双乳房有胀满感后，可行轻微捻转，留针30分钟。取针后用拇指、示指、中指指腹由乳根部轻轻向乳头方向按摩10分钟。每日1次，7天为1个疗程。一般3～4次即可见效。

4. 按摩疗法

先用湿毛巾温拭乳房5分钟，再用拇指及示指指肚轻轻按揉。每次5～10分钟，每日2～3次。

5. 外治

（1）鲜柑皮或陈皮50～100g，煮水外敷。

（2）金银花根30g，通草20g，当归10g，芙蓉花60g。上药捣烂或煮水浓缩，贴敷外用。

6. 食疗

（1）气血虚弱者，选用①猪蹄1对，章鱼50g，当归25g，枸杞子25g，煎服；②猪蹄1只，人参3g，黄芪10g，当归15g，麦冬12g，木通9g，桔梗6g，先炖猪蹄半小时，再用纱布包药同炖，至蹄烂汤浓为止，食肉饮汤，每日3次；③猪蹄1只，姜、盐适量炖服。

（2）肝郁气滞者，选用①橘叶、青皮各10g，猪蹄1只，同煮至烂熟，加少许油、盐调味，喝汤吃肉；②丝瓜络15g，佛手10g，猪蹄筋250g，煲至烂熟，加盐、姜少许调味，分次喝汤。

（3）其他食疗方：①花生米60g，猪蹄100g，共煲食；②生木瓜60g，猪蹄100g，共煲食；③南瓜子25g，去壳取仁纱布包裹捣碎如泥，加糖搅拌，早晚空腹各食1次；④赤小豆200g，水煎为浓汤样，吃豆喝汤；⑤鲜鲫鱼去鳞和内脏，加花生仁捣烂，或黄豆芽清炖食用；⑥鲤鱼 1 尾（约 500g），去鳞及肠杂，洗净切块；通草 10g，加水煎汁去渣；把鱼、药汁及黄酒 30ml 共清炖至熟，吃鱼喝汤。

六、西医治疗

西医对本病无针对性治疗，疗效不甚理想。主要有服用大量维生素 B 类药物、超声波、红外线乳房照射等方法。

七、预防调护

（1）妊娠前注意乳房及乳头的保养。
（2）产后注意均衡饮食，注意营养的摄取特别是注意钙质与铁质的摄取，补充水分，切忌急于减肥而减少进食。
（3）注意休息，保持心情愉快。

八、疗效判断标准

参照《中医病证诊断疗效标准》（2012 版）：
治愈：乳汁分泌正常，能正常哺乳。
好转：乳汁分泌增多，或乳汁分泌正常，但量少不够喂养婴儿。
未愈：乳汁分泌无改变。

（张亚嘉　刘亚虹）

第五节　急性乳腺炎

一、概述

急性乳腺炎（acute mastitis）是乳腺的急性化脓性感染，是产褥期的常见病，好发于产后第 3～4 周。
本病归属于中医乳痈范畴进行论治。

二、病因病机

中医认为，本病的发生主要与乳汁郁积有关；或产后哺乳不当，或情志不遂，肝郁化火，热毒内蕴；或产后恣食厚味，脾胃失司，内生湿热，热伤乳络，发为内吹乳痈；热瘀互结乳络，失治误治，血败肉腐成痈；热瘀壅阻乳络，血败肉腐化脓，乳络损伤溃破于表，则见溃脓排出；乳痈溃破外泄后，邪毒渐尽，热邪渐退，病情趋于好转。

三、辨病

（一）症状

（1）急性单纯乳腺炎初期：主要是乳房胀痛，局部皮温高、压痛，出现边界不清的硬结，有触痛，可伴发热。

（2）急性疏松结缔组织炎：局部皮肤红、肿、热、痛，患者体温可高达38～39℃。

（3）乳腺脓肿形成：由于治疗措施不得力或病情进一步加重，产妇持续高热，乳房剧烈跳痛，局部皮肤可溃破，亦可见乳头向外排脓。

（二）体征

（1）初起阶段：初起常有乳头破裂，哺乳时感觉乳头刺痛，伴有乳汁郁积不畅或结块，有时可有一二个乳管阻塞不通。继而乳房局部肿胀疼痛，结块或有或无，伴有压痛，皮色不红或微红，皮肤不热或微热。

（2）成脓阶段：患乳肿块不消或逐渐增大，局部疼痛加重，或有搏动性疼痛，甚至持续性剧烈疼痛，伴有明显触痛，皮色红，皮肤灼热，并有壮热不退，口渴思饮，恶心厌食，同侧腋窝淋巴结肿大压痛。

（3）溃后阶段：局部流脓，形成乳漏时，乳汁可从疮口溢出，表面皮肤可见静脉扩张，腋下淋巴结肿大并有压痛。

（三）辅助检查

（1）血常规检查：白细胞总数及中性粒细胞增加，有核左移现象。

（2）乳腺红外线透光检查：可见血管充血，局部有炎症浸润阴影。

（3）B超检查：乳腺体积明显增大，回声增强。如有脓肿形成，可见1个到数个局限性液性暗区。

四、类病辨别

（1）产褥感染：可有高热、寒战、恶露异常及腹痛，但无乳腺局部表现。

（2）单纯乳腺肿胀：一般发生于产后2～5天，属泌乳前的静脉与淋巴液充盈所致。乳房局部也有轻度发热或触痛，但经过冷敷及哺乳可很快消退。

五、中医治疗

（一）治疗原则

以清热解毒，托里排脓为主，兼顾疏通经脉，行气活血，止痛。溃脓时托毒排脓以祛邪，大补气血以扶正。

（二）分证论治

（1）气滞热壅证：急性乳腺炎初起阶段，乳房肿胀疼痛，皮肤微红或不红，肿胀或有或无，排乳不畅；伴有恶寒，发热，口渴烦躁，厌食，便干，舌红，舌苔薄黄，脉浮数或弦数。

治法：清热解毒，行气散瘀止痛。

处方：瓜蒌牛蒡子汤（《医宗金鉴》）（瓜蒌、牛蒡子、天花粉、黄芩、陈皮、生栀子、皂角刺、金银花、青皮、柴胡、连翘、甘草）。

加减：热重者，加蒲公英、石膏、夏枯草；若肿痛者加乳香、没药、王不留行；如仍哺乳，加穿山甲、木通；恶露较多者，加益母草、当归、川芎；若回乳，加焦山楂、炒麦芽。

（2）热毒炽盛证：急性乳腺炎成脓阶段，乳房胀痛剧烈，皮肤焮红，肿块逐渐增大，跳痛拒按，壮热不退，口渴喜饮，或烦躁汗出，舌质红，苔黄，脉弦数。

治法：清热解毒，通乳透脓。

处方：透脓散（《外科正宗》）加牛蒡子、银花、连翘、白芷、地丁（当归、生黄芪、炒山甲、川芎、皂角刺）。

加减：跳痛者，加蒲公英、丹皮。

（3）正虚毒恋证：急性乳腺炎溃后阶段，乳房肿胀疼痛，热势可稍减，乳房破溃流脓，脓液黏稠，并可自乳头流出脓汁样乳汁，脓出后破口逐渐愈合；或破溃后脓出不畅，肿痛不减，身热不退，疮口经久难愈，伴神疲，体倦，舌质淡红，苔薄白，脉沉。

治法：补气益阴，清除余毒。

处方：四妙勇安汤（《验方新编》）加黄芪、党参、白术（玄参、当归、金银花、甘草）。

（三）中医特色治疗

1. 专方专药

（1）瓜蒌牛蒡汤加减：瓜蒌仁20g，牛蒡子15g，天花粉15g，黄芩10g，陈皮10g，金银花30g，皂角刺15g，柴胡15g，蒲公英30g，栀子10g，白芷10g。仍哺乳加王不留行10g，路路通15g；回乳者加焦麦芽30g；热重者加生石膏30g，连翘10g；有结块者加莪术10g，橘核12g。每日1剂，水煎2次，取汁400ml，早晚分服。（吕玉兰等．瓜蒌牛蒡汤加减治疗急性乳腺炎42例．辽宁中医杂志，2006）

（2）归芍英花汤：当归15g，赤芍15g，蒲公英30g，七叶一枝花30g，龙葵15g，瓜蒌20g，郁金15g，香附12g，穿山甲6g，皂刺10g。水煎2次，取汁200ml，分2次服，5天为1个疗程。（刘亚欣．归芍英花汤联用综合疗法治疗急性乳腺炎疗效观察．中西医结合实用临床急救，1997）

（3）乳腺炎Ⅰ号方：二花30g，蒲公英30g，全瓜蒌30g，穿山甲15g，王不留行15g，柴胡15g，青皮15g，皂刺15g，赤芍15g，陈皮30g，生甘草10g，生黄芪30g。用于急性乳腺炎早期毒热炽盛者加石膏30g，黄芩15g；肿痛甚者加制乳没各15g；偏于气郁者加枳壳、合欢皮、金铃子各15g；阴伤者加玄参、生地、麦冬各15g。每日1剂，连煎2次，两汁混合，分早晚2次服。（冯变景等．乳腺炎Ⅰ号方治疗急性乳腺炎早期58例．河南中医药学刊，1998）

（4）消乳饮：生赤芍60g，蒲公英30g，生甘草30g，炮穿山甲粉6g，王不留行20g，橘叶20g。每日1剂，水煎分3次服。用于郁滞型急性乳腺炎。（邓群．消乳饮为主治疗郁滞型急性乳腺炎69例．现代中西医结合杂志，2011）

（5）中成药

1）犀黄丸：适用于热毒炽盛证。口服，一次3g，一日2次。

2）十全大补丸：适用于乳痈溃脓期身体羸弱，溃口流脓清稀，经久不愈者。口服，一次8～10丸，一日3次。

2. 名中医经验

（1）易修珍经验：经验方柴括散，药用柴胡15g，全瓜蒌15g，炒黄芩12g，连翘12g，王不留行15g，浙贝母12g，夏枯草15g，桔梗10g，猪鬃草15g，蒲公英15g，木通10g，甘草10g。

柴胡舒肝解郁，瓜蒌清热化痰、宽中散结，枳壳行气宽中，炒芩清热燥湿解毒，蒲公英、连翘清热解毒消肿，桔梗、夏枯草、浙贝母开宣肺气祛痰、散结。木通、猪鬃草清利小便引邪下行，共奏舒肝清热解毒、行气散结除痰之功。立法组方均突出肝之舒泄作用的重要，以舒肝行气、活血通络为主，辅以清热解毒消痈。

（2）李春华经验：本病的发生主要由于情志不畅，肝气不舒，郁而化痰，热结不散；或产后恣食厚味；或孕期胎气旺盛，气机失于疏泄，致乳房脉络阻塞，乳滞壅结而结块，腐肉酿脓所致。局部可用发面或新鲜蒲公英捣烂以蛋清拌之均匀地涂于乳房上，每日3次。内服经验方解毒排脓散结方：金银花10g，连翘15g，牛蒡子15g，瓜蒌壳15g，天花粉30g，青皮10g，枳壳10g，路路通15g，王不留行籽15g，夏枯草30g，蒲公英30g，甲珠10g，当归15g，黄芪30g，天丁15g，天葵子15g。加减：高热者加炙知母10g、生石膏30g。

（3）来春茂经验（云南名老中医）：治疗外吹乳痈经验方：蒲公英30g，麻黄9g，天花粉12g，全瓜蒌15g，青皮9g，甘草6g，川芎9g，水煎服，有清热解毒，疏气宣窍的功效。外敷香附饼（《医学心悟》）：生香附净末30g，麝香1g(由冰片1g代)共研匀，以蒲公英60g，酒水各半煎，去渣，取药汁调上药末，加热敷患处。

治疗妊娠期乳痈（内吹乳痈），为胎气过旺，肝木失调，气不顺降，郁热上冲所成，当和血安胎，开郁达热，散结消肿。经验方：当归12g，川芎9g，生地12g，白芍9g，乳香6g，没药6g，白芷9g，浙贝15g，全瓜蒌30g，蒲公英30g，甘草6g，夏枯草15g，水煎服。外敷香附饼。内吹乳痈，病由胎气逆而郁热于上，病在气、血分，以瓜蒌、蒲公英、夏枯草、浙贝母之类清热而解肝胃二经热毒，散结宣窍治其标，伍以养血和血之四物汤治其本，以血和气，则胎气之旺者自调。乳痈既成，乳腺壅阻，必以乳、没之辛香活血，通气而开其壅，白芷引经，散风消肿，甘草解毒而调和诸药。乳没等活血化瘀药，虽有碍胎之弊；然病来受药，决不损胎气，所谓"有故无殒，亦无殒也"。乳痈治疗不当，或耽延3~5天，不消之硬块，易酿作脓，常须手术切开。香附饼中之香附，长于疏肝解郁，行气止痛，结合清热解毒，消肿散结之蒲公英，走窜宣窍之冰片，局部外敷患处，相得益彰，临床证验确有消炎镇痛的良效。

3. 针灸

针刺疗法：主穴取足三里、梁丘、期门、内关、肩井。配穴：肝郁甚者，加太冲；胃热甚者，加内庭。

4. 外治

（1）外敷：初期皮色焮红灼热者，用金黄散、玉露散或双柏散，调敷患处；也可用50%芒硝溶液湿敷，每日3~4次；或用仙人掌去刺捣烂外敷。脓尽改用生肌散、生肌玉红膏外敷。

（2）切开引流：适用于脓肿形成期。应循乳络方向做放射状切口，以免损伤乳络、乳晕、乳头。

六、西医治疗

（一）治疗原则

尽量使乳汁排空，局部置冷敷，同时用抗感染药物，抗感染药物以肌内注射、静脉注射或静脉滴注为宜，必要时行手术治疗。

（二）常用方法

（1）药物治疗：应根据细菌的敏感程度选择抗生素。可用青霉素每日320万至 960 万 U 静脉滴注。或先锋霉素类，每日 2～6g，静脉滴注。

（2）手术切开引流：已形成脓肿，应切开排脓。切口应与乳头成放射方向，避开乳晕。乳腺后脓肿或乳房下侧深部脓肿，可在乳房下胸乳折处作弧形切口。

七、预防调护

（1）妊娠期的乳房卫生极为重要，从孕后 6 个月开始，每天用清洁水或中性肥皂水擦洗乳头、乳晕，或用白酒（75% 乙醇也可）棉球蘸涂乳头及乳晕，以提高局部的抵抗力。

（2）注意哺乳期卫生，定时哺乳，每次将乳汁吸尽，如吸不尽，可用吸乳器或按摩挤出，以使乳汁尽量排空。如乳汁过稠，发生凝乳阻塞乳管，要多进汤液饮食，多饮用液体，使乳汁变稀，减少淤滞，利于乳汁排出。

（3）不要养成乳婴含乳头睡眠的习惯，注意哺乳姿势。对已有乳头皲裂者积极治疗。

八、疗效判断标准

参照《中医病证诊断疗效标准》（2012 版）：

治愈：全身症状消失，肿块消散，疮口愈合。

好转：全身症状消失，局部肿痛减轻，或疮口尚未愈合。

未愈：反复"传囊"或形成乳漏。

（胡红娟　罗福兰）

第十六章

妇科其他难治性疾病

第一节 不孕症

一、概述

不孕症（infertility）是指有正常性生活，未避孕达1年未妊娠者。未避孕而从未妊娠过称为原发性不孕；继发性不孕指曾有过妊娠，之后1年以上未避孕而未孕。我国不孕症的发病率为7%～10%。不孕症为中西医通用病名。

二、病因病机

中医认为，本病的发生主要为脏腑功能失常，气血失调导致冲任病变，胞宫不能摄精成孕。导致本病常见的病因主要有肾虚、肝郁、痰瘀。先天肾气不足，或房劳伤肾，冲任虚衰，胞脉失养，不能摄精成孕；或肾阳不足，命门火衰，冲任失于温煦，不能摄精成孕；或肾阴不足，胞失滋润，血海蕴热，冲任失调，不能摄精成孕。素体肝血不足，或七情内伤，肝郁气滞，疏泄失常，气血不调，冲任失调，胞宫不能摄精成孕。情志内伤，气机不畅，血随气结；或经期、产后，余血未净，寒、热、湿邪入侵，留于下焦，气血失和，瘀血阻滞，胞络受阻，冲任不通，不能摄精成孕。素体脾虚或劳倦思虑过度，饮食不节伤脾，或肾阳虚不能温脾，脾虚湿盛，水湿内停，湿聚成痰，阻滞胞脉胞络，不能摄精成孕。

三、辨病

（一）症状

不同原因引起的不孕症患者伴有不同的症状。

（1）排卵功能障碍引起者，常伴有月经紊乱、闭经、多毛、肥胖等。

（2）输卵管炎引起者，常伴有下腹痛、白带增多等。

（3）子宫内膜异位症引起者，常伴有痛经、经量过多、或经期延长，性交痛。

（4）宫腔粘连引起者，常伴有周期性下腹痛，闭经或经量少。

（5）免疫性不孕症，可无症状。

（二）体征

因致病原因不同，体征各异。

（1）输卵管炎症者，妇科检查可见有附件增厚、压痛。

（2）子宫内膜异位症者，妇科检查后穹窿可触及触痛结节。

（3）子宫肌瘤者，可伴有子宫增大。

（4）多囊卵巢综合征者，常伴有痤疮、多毛、肥胖，或扪及增大的卵巢等。

（5）闭经泌乳综合征者，可见患者肥胖、溢乳。

（6）促性腺激素不足者，可见阴毛和腋毛稀少或缺如。

（7）特纳综合征表现为身材矮小，第二性征发育不良，蹼项、盾胸、后发际低、肘外翻等。

（三）辅助检查

通过男女双方全面检查找出不孕原因是诊断不孕症的关键。

1. 男方检查

精液常规：检查前 4~5 天排精一次，然后禁欲，取精采用手淫法。正常一般每次排出精液 2~6ml，数量应在 2 千万/ml 以上，多者可达 2 亿/ml，活动精子应 >50%。其中快速直线运动精子具有授精能力。

2. 女方检查

（1）卵巢功能检查：包括监测排卵和黄体功能检查。常用方法有 B 超监测排卵、基础体温测定、女性激素测定。

（2）输卵管通畅试验：常用方法有输卵管通液术、子宫输卵管碘油造影、子宫输卵管超声造影等；目前应用最广泛、诊断价值最高的方法为子宫输卵管造影法。

（3）宫腔镜检查：了解宫腔内情况，对于宫腔粘连、黏膜下肌瘤、内膜息肉、子宫畸形等具有重要价值。

（4）腹腔镜检查：上述检查未见异常者，可做腹腔镜了解盆腔情况，直接观察子宫、输卵管、卵巢的病变，并且具有治疗作用。

四、类病辨别

本病的鉴别诊断与其他疾患不同。由于涉及的病因十分复杂，故凡涉及可能影响整个生殖及性腺－内分泌轴的各种疾患，都与本病有关，明确诊断这些疾患可为本病的诊断提供依据。

五、中医治疗

（一）治疗原则

补肾气，益精血，养冲任，调经。

（二）分证论治

（1）肾虚证

1）肾气虚证：婚久不孕，月经不调，经量或多或少，头晕耳鸣，腰膝酸软，精神疲倦，小便清长，舌淡，苔薄，脉沉细，两尺尤甚。

治法：补肾益气，填精益髓。

处方：毓麟珠（《景岳全书》）（人参、白术、茯苓、芍药、川芎、炙甘草、当归、熟地、菟丝子、鹿角霜、杜仲、川椒）。

2）肾阳虚证：婚久不孕，月经后期，量少色淡，甚则闭经，平时白带量多，腰痛如折，腹冷肢寒，性欲淡漠，小便频数或不禁，面色晦暗，舌淡，苔白滑，脉沉细或迟或沉迟无力。

治法：温肾助阳，化湿固精。

处方：温胞饮（《傅青主女科》）（巴戟天、补骨脂、菟丝子、肉桂、附子、杜仲、白术、山药、芡实、人参）。

加减：若寒客胞中，致宫寒不孕者，症见月经后期，小腹冷痛，畏寒肢冷，面色青白，脉沉紧，方用艾附暖宫丸：艾叶、香附、当归、续断、吴茱萸、川芎、白芍、黄芪、生地黄、肉桂。

3）肾阴虚证：婚久不孕，月经延期，量少色淡，头晕耳鸣，腰酸腿软，眼花心悸，皮肤不润，面色萎黄，舌淡，苔少，脉沉细。

治法：滋肾养血，调补冲任。

处方：养精种玉汤（《傅青主女科》）（熟地、当归、白芍、山萸肉）。

加减：若血虚伤阴，阴虚内热者，症见月经先期，量少，色红，腰酸腿软，手足心热，甚则潮热盗汗，口燥咽干，颧赤唇红，舌红而干，脉细数。治宜养阴清热。方用清热养阴汤：生地、丹皮、白芍、玄参、黄柏、女贞子、旱莲草。若兼有潮热者，酌加知母、青蒿、龟板、鳖甲等以滋阴而清虚热。

（2）肝郁证：婚久不孕，月经前后不定，经前乳房胀痛，经血夹块，胸胁不舒，小腹胀痛，精神抑郁，或烦躁易怒，舌红，苔薄，脉弦。

治法：舒肝解郁，养血理脾。

处方：开郁种玉汤（《傅青主女科》）（当归、白芍、白术、茯苓、丹皮、香附、花粉）。

加减：若见乳胀有结块者，加王不留行、路路通、橘核破气行滞；乳房胀痛灼热者，加蒲公英清热泻肝；如梦多寐差，加炒酸枣仁、夜交藤宁心安神。

（3）瘀血阻滞证：多年不孕，月经后期，经量多少不一，色紫夹块，经行腹痛，少腹作痛不舒，或腰骶疼痛拒按，舌紫暗，或舌边有瘀点，脉弦涩。

治法：活血化瘀，温经通络。

处方：少腹逐瘀汤（《医林改错》）（小茴香、干姜、肉桂、当归、川芎、没药、蒲黄、五灵脂、延胡索、赤芍）。

加减：若血瘀日久化热者，症见小腹灼痛、拒按，月经量多，色红，质黏有块，舌红，苔黄，脉滑数。治宜清热解毒，活血化瘀。方用血府逐瘀汤加味：当归、生地、桃仁、红花、枳壳、赤芍、柴胡、甘草、桔梗、川芎、牛膝、红藤、败酱草、薏苡仁、金银花。若兼血虚者，伴头昏眼花，心悸少寐。治宜养血活血。方用调经种玉汤：当归、川芎、熟地、香附、白芍、茯苓、陈皮、吴茱萸、丹皮、延胡索。

（4）痰湿内阻证：婚久不孕，形体肥胖，经行后期，甚或闭经，带下量多，色白黏无臭，头晕心悸，胸闷泛恶，面色㿠白，舌淡胖，苔白腻，脉滑。

治法：燥湿化痰，调理冲任。

处方：苍附导痰丸（《叶氏女科证治》）（茯苓、法夏、陈皮、甘草、苍术、香附、胆南星、枳壳、生姜、神曲）。

加减：若胸闷气短者，酌加瓜蒌、南星、石菖蒲宽胸利气以化痰湿；经量过多者，黄芪加量，酌加续断补气益肾以固冲任；心悸者，酌加远志以祛痰宁心；月经后期或经闭者，酌加鹿角胶、仙灵脾、巴戟天以补益冲任；痰瘀互结成瘕者，加昆布、海藻、石菖蒲、三棱、莪术以软坚化痰消瘕。

（三）中医特色治疗

1. 专方专药

（1）自拟银英三黄利痹汤：金银花30g，连翘9g，蒲公英30g，紫花地丁15g，黄连3g，黄柏9g，大黄9g，炮山甲9g，路路通9g。主治湿热瘀阻证。（山东省淄博市中医院王云铭主任医师经验方）

（2）自拟清利痰湿化瘀方：猪蹄15g，橘红核15g，路路通15g，丹皮12g，怀牛膝12g，香附12g，地骨皮9g，木通9g，穿山甲9g，地龙9g，川萆薢9g，红花9g，车前子9g，茯苓9g，生甘草6g。主治痰湿瘀阻证。（滨州郑长松主任医师经验方）

（3）自拟三七红藤汤系列，分周期治疗输卵管阻塞性不孕症：经期第1～10天服第一方（红藤30g，金银花10g，桃仁12g，当归15g，川芎6g，香附12g，麦冬10g，薏苡仁30g，三七粉3g）；第11～20天服第二方（当归15g，赤芍

15g，丹参 15g，炙甲片 12g，玄参 15g，红藤 15g，蒲公英 15g，水蛭 6g，莪术 15g，五灵脂 12g，三七粉 3g）；第 21～30 天服第三方（金银花 15g，败酱草 30g，鸡血藤 30g，香附 10g，金樱子 30g，大青叶 15g，茜草 10g，益母草 30g，延胡索 15g，川楝子 10g，三七粉 3g）。（崔文清.三七红藤汤治疗输卵管阻塞 50 例.浙江中医学院学报，1985）

（4）周期治疗排卵障碍性不孕症：经前期，方选毓麟珠合越鞠丸（当归、赤白芍、怀山药、山萸肉、丹皮、茯苓、川断、菟丝子、紫石英、五灵脂、制苍术、制香附）。月经期，方选越鞠丸合五味调经散（制苍术、制香附、丹参、赤芍、生山楂、丹皮、茯苓、川断、益母草、五灵脂、泽兰叶、川牛膝）。经后期，分初、中、末期，经后初期，方选归芍地黄汤（炒当归、白芍、怀山药、山萸肉、熟地、丹皮、茯苓、泽泻、川断、寄生、怀牛膝）；经后中期，方选归芍地黄汤合苁蓉散；经后末期，方选补天五子种玉丹（当归、白芍、怀山药、山萸肉、熟地、紫河车、杜仲、五味子、枸杞子、菟丝子、川断、茯苓、五灵脂）。排卵期，方选补肾促排卵汤（当归、赤白芍、怀山药、山萸肉、丹皮、茯苓、川断、菟丝子、五灵脂、鹿角片、红花）。（夏桂成经验。史玉梅等.夏桂成教授补肾调经治疗排卵障碍性不孕症经验撷要.山西中医，2006）

（5）中成药

1）定坤丹：适用于气血两虚兼有瘀滞证。一次半丸至 1 丸，一日 2 次，温开水送服。

2）逍遥丸：适用于肝郁气滞证。口服，一次 9g，一日 2 次。

3）暖宫孕子丸：适用于血虚气滞证。口服，一次 8 丸，一日 3 次。自月经周期第 1 天起连服 14 天。

4）调经促孕丸：适用于脾肾阳虚证。口服，一次 1 袋，一日 2 次。自月经周期第 5 天起连服 20 天；无周期者每月连服 20 天，连服 3 个月。

2. 名中医经验

（1）张良英经验：张氏认为流产及产后感染是造成输卵管阻塞性不孕的主要原因。病机特点主要是"瘀血阻络"，外邪久伏冲任胞宫，阻碍气机，气滞血瘀，胞脉阻塞，并影响冲任功能，导致不孕。由于流产及产后血室正开，湿热易于内侵，湿热瘀血互结，壅遏胞脉、胞络，使冲任不通，两精不能相搏，从而导致不孕。张氏通畅助孕方（当归 15g，川芎 10g，枳壳 10g，台乌 10g，丹参 15g，路路通 12g，桂枝 15g，甲珠 10g，丝瓜络 12g，木通 10g，甘草 5g）专为输卵管阻塞而设，本方具有调畅气机，活血化瘀，通络助孕之功效。甲珠临床上亦用地龙代之。本方于月经干净后 3 天服药，若为输卵管炎而导致输卵管阻塞者加苡仁 15g，败酱草 12g，苍术 10g 以清热利湿；若为子宫内膜异位症而导致输卵管阻塞者，加三棱 10g，莪术 10g，橘核 12g 以活血化瘀通络；若为输卵管结核而导致输卵管阻塞者，加地骨皮 10g，银柴胡 10g 以清虚热。

（2）易修珍经验：古人曰："土中有石则草不生，渠中有阜则水积阻，妇人立身不产，断续不孕，皆子脏有瘕之故。"瘀血内停，气机升清降浊不顺畅，日久脾胃功能障碍，精微无以化生，聚湿为痰，与瘀血互结，壅塞胞宫，不能摄精成孕。治疗本病的原则为祛瘀散结通络、健脾化痰、补肾益精以助孕。临证要掌握病之新久、体之强弱、邪之盛衰而用药。于通中兼补，通而不伤正，补中兼通，使补而不滞瘀，达到肾精充盛、胞脉畅通得以濡养，血海按时满盈，经血畅通而受孕目的。胞宫胞脉瘀阻不孕，是一个渐进性漫长的过程，根深蒂固，病程缠绵，反复投医不愈，使正气耗损，故除瘀血阻滞以外，往往有不同程度的脾肾亏虚之象，多选择在经净胞宫空虚之时，运用益气养血、补肾填精的药物，自拟补肾益精汤4～5剂。并针对临床虚实夹杂或寒热错杂证多见的情况，提倡一定要辨证准确，灵活选方用药。经诊治后怀孕的患者，较易胎不成实发生堕胎小产，故需及时固元安胎，一般要保胎到妊娠3～5个月。

（3）李春华经验：经验方通管煎，药用生黄芪30g，柴胡15g，王不留行15g，路路通15g，桂枝15g，白芥子15g，赤芍10g，枳壳10g，地龙10g，没药6g，水蛭6g，卷柏30g，蜈蚣2条。若带下量多加败酱草30g，白花蛇舌草15g清热止带；白带少者加制首乌15g，肉苁蓉15g，黄精15g以滋补肝肾；经行腹痛者加香附12g，五灵脂15g以活血化瘀、行气止痛；腰痛者加桑寄生30g，牛膝15g以强壮筋骨；月经量多者加蒲黄15g，五灵脂15g以化瘀止血；月经量少者加益母草15g，鸡血藤15g以补肾活血；阳虚肢冷者加仙茅15g，淫羊藿15g，巴戟天15g以温肾阳；阴虚内热者加生地15g，女贞子15g，旱莲草15g以养阴清热；痰湿体胖者加苍术15g，香附15g，石菖蒲10g以行气燥湿化痰；输卵管积水者加茯苓30g，泽泻15g以健脾渗湿。

通管煎组方依据：①化瘀药物的运用：引起输卵管阻塞的原因很多，但导致的结果是输卵管不通，如陈士铎云："任督之间，倘有疝瘕之征，则精不施，因外有所障也。"故以"闭者通之"为原则，活血化瘀为大法。活血祛瘀通络药是治疗输卵管阻塞性不孕症的必用之品。没药祛瘀活血，王不留行配白芥子行气化痰消瘕，卷柏配路路通行气活血，祛瘀通络。李氏认为卷柏象形于输卵管伞端，两药合用通管效果最佳。临床还多选用藤类枝条药，通关窍与桂枝合用温经通管。②调肝药物的运用：叶天士云："肝为女子之先天。"且输卵管部位是足厥阴肝经的循行路线。不孕症患者多兼有因病而郁之症。故调肝疏肝养血药是治疗输卵管阻塞之要药，调肝即调气血，气行则血畅。选用柴胡、枳壳疏肝调气，赤芍活血养血行瘀止痛。③虫类药物的运用：输卵管阻塞是因气血凝滞，痰瘀互结致闭塞不通。此病非草木药物所能通达，必须借虫蚁类药物搜剔穿透开结方能奏效。选用水蛭、蜈蚣破血逐瘀，通经散结；地龙活血穿透。④益气药物的运用：在活血祛瘀中配以生黄芪益气扶正，气行血行，补肝气，生肝血，调畅气血，有利于散结，并且防破瘀之药克伐正气。

（4）李广文经验（山东名老中医药专家指导老师）：李氏组方用药非常重视中

药的配伍,形成了一些固定的药物配伍模式,如赤芍配白芍,取赤芍清热凉血,活血祛瘀,通经脉,以泻为用,药理研究证实其有消炎止痛之效;白芍以补为功,能补血敛阴,柔肝和营,且有缓急止痛的作用。两药配对应用,敛散相抑,补泻并举,有养血活血、和营止痛之效,对虚中夹瘀或久瘀致虚者用之尤宜。常用于治疗月经后期、闭经、痛经、盆腔炎、输卵管梗阻等病所致的不孕。在用量方面,治疗痛经重用白芍,取其缓急止痛之功;治疗盆腔炎、输卵管梗阻重用赤芍,取其活血祛瘀、清热止痛之效。肉桂配丹皮,也是李氏常用药对之一。肉桂辛甘大热,温中补阳,散寒止痛,并能温通经脉,鼓舞气血运行,宫寒不孕、月经后期、闭经、痛经等病常用之。因其大热易生火,故配用丹皮凉血活血,可制约肉桂燥热之性,且凉而不滞,效果较好。此外,尚有知母配黄柏、淫羊藿配知柏。

不孕症病程较长,病情复杂,治疗时间相对较长。李氏遣方用药特别注意顾护胃气。一方面尽量不用有异味、对胃刺激性强的药物,如乳香、没药、五灵脂、蜈蚣、败酱草、水蛭等。因服用这些药物患者常可产生恶心等不良反应,对药物产生畏惧感,心理负担增加,容易中断治疗。脾胃素虚的患者用药尤应谨慎,必用时,用量不宜大,可适当加用健脾和胃之品。另一方面,李氏采用间断服药法,即连服3天停1天,使胃得到"休息"。(刘静君.李广文教授治疗不孕不育用药特点探要.新中医,1999)

(5)秦继章经验(河南省洛阳市第二中医院主任医师):《女科要旨》云:"种子之法即在于调经之中。"种子先调经,是嗣育之道的主要机制。调经应本着"经本于肾"和"肾主冲任"。肾阳逐渐滋长是排卵的基础,冲任气血正常是排卵的条件,肾阴阳消长转化异常是排卵功能失调的内在因素。故顺应月经周期、阴阳消长的转化规律,补肾调和阴阳是恢复排卵功能的根本治法。所以在治疗上应本着滋肾壮阳,疏肝理气,养血调经的原则。经后服药应用滋肾养血法,肾阴虚者以滋阴养血为主,适当辅以助阳药;肾阳虚者宜酌情增加助肾阳之品;排卵前及排卵后补肾、理气、活血,使气机调整,血脉通畅。(秦继章.不孕症的辨治思路与方法.河南中医,1997)

(6)丁启后经验(国家级名老中医,贵阳中医学院教授):丁氏认为"久不孕,必有瘀""久不孕,必治瘀"。丁氏临床常用活血四法:①行气活血法:适用于气机不畅,气血瘀阻胞脉的不孕。气滞偏重,选"柴胡疏肝散""开郁种玉汤"等加减。②化痰活血法:适用于痰湿素重,痰瘀阻胞的不孕,选"启宫丸""苍附导痰汤"加减。③温经活血法:用于胞宫寒冷,寒瘀阻胞的不孕,选"毓麟珠""右归丸"加减。若为实寒症,宜温经散寒,活血祛瘀,选"艾附暖宫丸""温经汤"加减。④育阴活血法:适用于肝肾阴虚,精血不足的不孕,方选"养精种玉汤""左归饮"加减。

丁氏强调,不能单纯从寒、从热、从虚、从实治不孕,必重视活血祛瘀,只有"瘀去血畅,孕育可望"。"瘀"为不孕的必然病理产物,为不孕临床表现的重要特征。不孕治瘀是重视肾气旺,肾精充的前提下提出的。如"温肾助阳,活血化瘀法""滋肾调肝，活血化瘀法"及"温阳化痰，活血化瘀法"，都无不在注意"温肾益精"或"滋肾填精"这一根本。只有温补肾阳或滋养肝肾或温化痰湿的同时活血化瘀，才能使瘀去血畅，肾精更充，肾气更旺，冲任通利，孕育可望。可以说"不孕治瘀"既重视了"补肾育胞"这一根本，又未忽略"通胞脉"的治疗。"不孕治瘀"常用鸡血藤、益母草、丹参、当归、郁金、川芎、延胡索、怀牛膝、月季花、赤芍、红花等，丹参活血祛瘀养血；鸡血藤补血活血，行血调经；怀牛膝活血通经，补益肝肾；益母草活血调经，利水消肿；川芎活血行气，祛瘀止痛；当归活血养血。丁老"不孕治瘀"的用药特点是：作用平中，照顾气血；一药多功，祛补皆宜；忌用大辛大热、大苦大寒，免伤正气，不耗生机。（丁丽仙.丁启后教授谈"久不孕，必治瘀".贵阳中医学院学报，1992）

3. 针灸

针刺疗法：取穴神阙、中极、关元、子宫、足三里、三阴交。操作：针刺前嘱患者排空小便，中极、关元、子宫、足三里、三阴交，分别选用30mm×40mm不锈钢毫针，常规消毒后直刺30mm左右，得气后大幅度提插捻转9次，中极、关元、子宫的针感向会阴放射为佳。每隔10分钟捻针1次，留针30分钟。神阙、三阴交分别用艾条悬灸30分钟，以局部潮红为度。针灸治疗从月经周期的第5天开始，每天1次，连续治疗10天。

4. 推拿

（1）小腹部操作：取仰卧位。用摩法按顺时针方向进行，手法要求深沉缓慢，同时配合按摩气海、关元，约10分钟。

（2）背部操作：用㨰法在腰脊柱两旁治疗后，按揉肾俞、肝俞2~3分钟，以有酸胀感为度。

（3）下肢部操作：三阴交按揉2~3分钟。

5. 外治

（1）中药灌肠法：当归15g，苏木10g，三棱15g，莪术15g，水蛭10g，延胡索15g，木香10g，乌药10g，桂枝10g。浓煎100ml，保留灌肠，每晚1次，经期停用。功能活血祛瘀，理气止痛。适用于气滞血瘀型不孕症。

（2）药枕法：川椒、桔梗、荆实子、柏子仁、姜黄、吴茱萸、白术、薄荷、肉桂、川芎、益智仁、枳实、全当归、川乌、千年健、五加皮、蒺藜、羌活、防风、辛夷、甘草、荆芥、菊花、杜仲、乌药、半夏、白芷、附子、白芍、藁本、肉苁蓉、北细辛、猪牙皂、芫荑各30g。上药研末，绢袋盛之装入枕中，夫妇皆以此为枕，3~5个月换料1次。以温经散寒，暖宫祛痰，养血补肾。

6. 食疗

（1）党参10g，黄芪10g，山药10g，大豆20g，猪大骨适量煲汤，每周1~2次，或用石斛10g，胡萝卜、香菇适量煲汤，每周1~2次。两方均重点在补脾胃，兼以补肾。多用于不孕症前期的治疗。

（2）石斛10g，黄精15g，铁棍山药15，香菇2个，筒子骨1个，香葱2根，食盐适量煎汤服用，每周2次，有利于卵泡的生长发育。

（3）黄精15g，瘦肉50g，荸荠3个，胡椒2粒，香葱1根，食盐适量煎汤服用，每周1～2次。对卵巢早衰、子宫内膜薄、体虚多病者大有裨益，并可长期服用。

六、西医治疗

（一）治疗原则

（1）及时诊治，持之以恒。
（2）对症治疗。
（3）夫妻双方均应检查。
（4）遵从医嘱，合理治疗，必要时选取人工受精、体外受精（IVF）等辅助生殖技术。
（5）改掉不良的生活习惯，增强体质。患者应戒烟、戒酒、忌辛辣之品，养成良好的生活习惯，加强营养，进行适度的体育锻炼。

（二）常用方法

1. 治疗生殖道器质性病变

（1）输卵管慢性炎症及阻塞的治疗：包括一般保守疗法、输卵管成形术及输卵管内注药。

（2）卵巢囊肿：有内分泌功能的卵巢肿瘤应予切除，对性质不明的卵巢囊肿倾向于手术探查，剔除或切除并明确性质后进行不孕症的治疗。

（3）子宫病变：肌瘤、息肉、粘连、纵隔可行宫腔镜切除病灶、粘连分离或矫形手术。

（4）子宫内膜异位症：应行腹腔镜治疗后，对中重度患者术后应用药物治疗（孕激素或GnRH-a）治疗3～6个月。

（5）生殖系统结核：活动期应抗结核治疗。

2. 诱发排卵

（1）氯米芬：适用于体内有一定雌激素水平和下丘脑－垂体轴反馈机制健全的患者，月经周期第5日起，每日口服50mg，连用5日，连续服用3个月经周期为1个疗程。

（2）绒促性素（HCG）：常在卵泡成熟后一次注射5000～10 000U，诱导卵母细胞减数分裂和排卵发生。

（3）尿促性素（HMG）：75U中含FSH和LH各75U，促使卵泡生长发育成熟，于周期第2～3日起，每日或隔日肌内注射HMG75～150U，直至卵泡成熟。用药期间需 B 超和血雌激素水平监测卵泡发育情况，卵泡发育成熟后 HCG5000～10 000U 一次肌内注射，促进排卵和黄体形成。

（4）溴隐亭：适用于高泌乳素血症导致排卵障碍者，从 1.25mg/d 开始，酌情加量到 2.5mg/d，分 2 次口服，血清催乳激素降至正常水平后继续用药 1～2 年。

3. 免疫性不孕的治疗

抗精子抗体与不育的关系尚不明确，目前缺乏肯定有效的治疗方案；对抗磷脂抗体综合征阳性的自身免疫性不育患者，采用泼尼松每次 10mg，每日 3 次，加阿司匹林 80mg/d。

4. 辅助生殖技术

辅助生殖技术包括人工受精、体外受精－胚胎移植及其衍生技术等。

七、预防调护

（1）定期进行妇科检查，注意个人卫生，预防感染。
（2）调畅情志，保持情绪稳定。
（3）积极治疗月经不调及盆腔感染。

八、疗效判断标准

参照《中医病证诊断疗效标准》（2012 版）：
治愈：2 年内受孕者。
好转：虽未受孕，但与本病有关的症状、体征及实验室检查有改善。
未愈：症状、体征及实验室检查均无改善。

（钱艳平　姜丽娟）

第二节　子宫内膜异位症

一、概述

具有活性的子宫内膜组织（腺体和间质）出现在子宫内膜以外部位时称为子宫内膜异位症（endometriosis，EMT），简称内异症。异位内膜绝大多数位于盆腔脏器和壁腹膜，故常称盆腔子宫内膜异位症。

本病根据症状表现不同，分别归属中医痛经、妇人腹痛、癥瘕等病范畴进行论治。

二、病因病机

中医认为，本病以瘀为主要病因。外邪入侵，情志内伤、素体因素或手术损伤等原因，致脏腑功能失调，冲任损伤，气血失和，血液离经，瘀血形成，瘀阻脉络，不通则痛，瘀积日久，形成癥瘕；瘀阻胞脉，两精不能结合，以致不孕。

三、辨病

（一）症状

内异症的临床表现因人和病变部位的不同而多种多样，症状特征与月经周期密切相关。有25%的患者无任何症状。

（1）下腹痛和痛经：痛经是本病的主要症状，继发性痛经、进行性加重是内异症的典型症状。疼痛多位于下腹、腰骶及盆腔中部，有时可放射至会阴部、肛门及大腿，常于月经来潮时出现，并持续至月经结束。

（2）不孕：本病患者不孕率高达40%。不孕与内膜异位症的因果关系尚有争论，盆腔内膜异位症常可引起输卵管周围粘连，进而影响卵母细胞捡拾或导致管腔堵塞。或因卵巢病变影响排卵的正常进行而造成不孕。

（3）月经异常：15%～30%的患者有经量增多、经期延长或月经淋漓不尽。

（4）性交不适：一般表现为深部性交痛，月经来潮前性交痛最明显。多发生于子宫直肠窝、阴道直肠隔的子宫内膜异位症，使周围组织肿胀而影响性生活。

（5）其他特殊症状：因内膜异位侵犯部位不同，患者可出现腹痛、腹泻、便秘或尿痛、尿频，甚至有周期性血便、血尿。此外，身体其他任何部位有内膜异位种植和生长时，均可在病变部位出现周期性疼痛、出血或块物增大。

（二）体征

（1）典型盆腔异位症双合诊检查时可发现子宫后倾固定，在子宫直肠窝、子宫骶韧带或宫颈后壁常可触及一二个或更多硬性小结节，如黄豆大小，多有明显触痛，偶然在阴道后穹窿可见到黑紫色大出血点或结节。

（2）卵巢异位囊肿常与周围粘连、固定，妇科双合诊时可触及张力较大的包块并有压痛，破裂后发生内出血，表现为急性腹痛，腹膜刺激征阳性。

（三）辅助检查

（1）B超声象图：B超显象是目前辅助诊断子宫内膜异位症的有效方法，主要用以观察卵巢子宫内膜异位囊肿，可确定异位囊肿的位置、大小和形状，其诊断敏感性和特异性均在96%以上。

（2）血清CA125值测定：用于监测异位内膜病变活动情况。

（3）抗子宫内膜抗体：此抗体是内异症的标志抗体，特异性为90%～100%。

（4）腹腔镜检查：是目前诊断子宫内膜异位症的金标准，通过腹腔镜可直接窥视盆腔，见到异位病灶即可明确诊断，且可进行临床分期，以决定治疗方案。

四、类病辨别

（1）卵巢恶性肿瘤：早期无症状，有症状时多呈持续性腹痛、腹胀，病情发展快，一般情况差，除查有盆腔包块外，多伴有腹水。B超显示包块为混合性或实性，血清CA125值多显著升高。腹腔镜或剖腹探查可鉴别。

（2）盆腔炎性包块：有急性或反复发作的盆腔感染史，疼痛无周期性，平时亦有下腹部隐痛，可伴有发热和白细胞增高等，抗生素治疗有效。

（3）子宫腺肌病：主要症状是经量过多、经期延长和进行性痛经加重，疼痛位于下腹正中，妇科检查子宫呈均匀增大或有局限性结节隆起，质硬，触痛明显。

五、中医治疗

（一）治疗原则

活血化瘀，消癥散结，理气止痛为主。

（二）分证论治

（1）气滞血瘀证：经前、经行下腹胀痛、拒按，前后阴坠胀欲便，经血紫暗有块，块去痛减，腹中积块，固定不移，伴胸闷乳胀，舌紫暗有瘀点，脉弦涩。

治法：理气活血，化瘀止痛。

处方：膈下逐瘀汤（《医林改错》）（当归、川芎、赤芍、桃仁、红花、枳壳、延胡索、五灵脂、丹皮、乌药、香附、甘草）。

加减：若肛门坠胀、便结者加大黄化瘀通腑；前阴坠胀者加柴胡、川楝子以理气行滞；盆腔结块者加皂角刺、三棱、莪术、穿山甲、血竭化瘀消癥；经量多夹块者加炒蒲黄、槐花、茜草根以化瘀止血；疼痛剧烈者加全蝎、地鳖虫、三棱、莪术以活血通络止痛。

（2）寒凝血瘀证：下腹结块，经前或经行小腹冷痛，喜温畏寒，疼痛拒按，得热痛减，经量少，色紫暗，或经血淋漓不净，形寒肢冷，面色苍白，舌紫暗，苔薄白，脉沉紧。

治法：温经散寒，活血祛瘀。

方药：少腹逐瘀汤（《医林改错》）加三棱、莪术（小茴香、干姜、肉桂、当归、川芎、赤芍、没药、蒲黄、五灵脂、延胡索)。

加减：若恶心呕吐加吴茱萸、半夏以温中止呕；腹泻者加肉豆蔻、藿香、白术；腹痛甚，肢冷汗出者加川椒、制川乌、制草乌以温经活血；阳虚内寒者加人参、熟附子、淫羊藿以散寒祛瘀。

(3) 湿热瘀结证：下腹结块，平时小腹隐痛，经期加重，灼痛难忍，拒按，得热痛增，月经量多，色红或深红，质黏，带下量多，色黄质黏味臭，或伴低热绵绵，或经行发热，舌质紫暗，舌边尖有瘀斑、瘀点，苔黄腻，脉濡数或滑数。

治法：清热利湿，活血祛瘀。

处方：清热调血汤 (《古今医鉴》) 加黄柏、红藤、薏苡仁、三棱 (丹皮、黄连、当归、川芎、生地、赤芍、红花、桃仁、莪术、香附、延胡索)。

加减：若月经量多者，经期去三棱、莪术破血之品，加茜草炭、生地榆以凉血止血。

(4) 痰瘀互结证：下腹结块，婚久不孕，经前经期小腹挚痛，疼痛剧烈，拒按，平时形体肥胖，头晕沉重，胸闷纳呆，呕恶痰多，带下量多，色白质黏，无味，舌暗，或舌边尖有瘀斑、瘀点，苔白滑或白腻，脉细。

治法：化痰散结，活血逐瘀。

处方：丹溪痰湿方 (《丹溪心法》) 合桃红四物汤 (《医宗金鉴》) 加海藻、昆布、贝母、三棱、莪术、水蛭、荔枝核、夏枯草 (苍术、白术、半夏、茯苓、滑石、香附、当归、桃红、红花、熟地、白芍、当归、川芎)。

加减：若婚久不孕，输卵管不通者，加路路通、穿山甲以通络助孕。

(5) 气虚血瘀证：经前或经后腹痛，喜温喜按，经色淡质稀，或婚久不孕，面色少华，神疲乏力，大便不实，舌淡暗边有齿痕，苔薄白，脉细无力。

治法：益气化瘀。

处方：理冲汤 (《医学衷中参西录》) (黄芪、党参、白术、山药、花粉、知母、三棱、莪术、生鸡内金)。

加减：腹痛甚者加艾叶、小茴香、附片、干姜以温经止痛；血虚者加鸡血藤以养血活血。

(6) 肾虚血瘀证：经行或经后腹痛，痛引腰骶，月经先后不定期，经行量少，色淡暗质稀，或有血块，不孕或易流产，伴头晕耳鸣，腰膝酸软，舌暗滞或有瘀点，苔薄白，脉沉细而涩。

治法：益肾调经，活血祛瘀。

处方：归肾丸 (《景岳全书》) 合桃红四物汤 (《医宗金鉴》) 加延胡索、三七 (熟地、山药、山茱萸、茯苓、当归、枸杞、杜仲、菟丝子、桃仁、红花、当归、川芎、赤芍、熟地)。

加减：若偏肾阳虚加仙茅、补骨脂、艾叶、肉桂；偏肾阴虚者加地骨皮、鳖甲。

（三）中医特色治疗

1. 专方专药

（1）自拟内异消癥汤：黄芪30g，当归15g，白术15g，牡蛎20g，水蛭粉6g，藁本12g，生三七粉10g，夏枯草15g，甘草10g。临证时酌情加减调整，腹痛甚时加延胡索、川楝子；小腹及肛门坠胀作痛者加槟榔；腰痛者加骨碎补、续断；月经量多或淋漓漏下者去水蛭加续断、炒卷柏、茜草；经行不畅或月经量少则合四物汤；口干苦，苔薄黄腻者加茵陈；若宿有胆囊炎或胆结石者加鸡内金、茵陈。每3天服药2剂，每日服药2次。（云南名中医易修珍主任医师经验。金凤丽等.内异消癥汤治疗子宫内膜异位症临床观察.云南中医中药杂志，2000）

（2）自创罗氏内异方：由益母草、牡蛎、土鳖虫、桃仁、延胡索、海藻、乌梅、台乌、川芎、浙贝、山楂、丹参、蒲黄、五灵脂组成。广州中医药大学第一附属医院制剂室制成口服液，每毫升含生药1g，每次服30ml，每日3次。

（3）宋氏经产宝：由白芍、柴胡、川楝子、延胡索、红藤、忍冬藤、生地、麦冬、川断、杜仲、侧柏炭、莲房炭组成。每日服2次，每次服1包；症状加重者，每日服3次，每次1包，1个月为1个疗程，一般使用1～3个疗程。（浙江宁波宋氏妇科世家宋光济教授经验。宋世华.宋氏经产宝治疗子宫内膜异位症103例临床观察.第九次全国中医妇科学术研讨会论文集，2009）

（4）中成药

1）桂枝茯苓胶囊：用于气滞血瘀证。口服，一次3粒，一日3次，饭后服，经期停服，疗程3个月。

2）少腹逐瘀颗粒：用于寒凝血瘀证。用温黄酒或温水送服，一次1袋，一日3次。

3）丹莪妇康煎膏：用于气滞血瘀证。口服，一次10～15g(2～3勺)，一日2次；自月经前第10天开始，连服10～15天为1个疗程。经期可不停药。

4）定坤丹：用于气血两虚兼有瘀滞证。一次半丸至1丸，一日2次，温开水送服。

2. 名中医经验

（1）易修珍经验：经验方内异消癥汤，药用黄芪30g，当归15g，白术15g，牡蛎20g，水蛭粉6g，藁本12g，生三七粉10g，夏枯草15g，甘草10g。

《济阴纲目》引病源曰："……血瘕者……令腰痛不可俯仰，横骨下有积气，牢如石，小腹里，苦痛，背膂痛，深达腰腹下挛……，月水不时，乍来乍不来，此病令人无子。疗之瘕当下即愈。"由于瘀血内阻，气机升清降浊不顺畅，脾胃功能障碍，精微无以化生，聚湿为痰，与瘀血互结，阻滞胞宫、胞脉。日久使肾精内耗，致生殖轴（肾-冲脉、任脉-胞宫）平衡破坏，月水不利，正如张景岳《妇人规》所言："妇人久癥宿痞，脾肾必亏，邪正相搏，牢固不动，气联子脏则不孕；气联冲任则月水不通。"认为本病的病机是因瘀阻胞脉，脾肾亏虚，加重瘀血证，而成为虚实夹杂之顽疾。易氏经多年临床经验总结出本病治疗原则为祛瘀散结通络以消癥、健脾化痰助消癥。临证要掌握病之新久、体之强弱、邪之盛衰而用药。于通中兼补，通而不伤正，补中兼通，使补而不滞瘀，达到肾精充盛、胞脉畅通得以濡养，血海按时满盈，经血畅通目的，主张采用"祛瘀固本"法治疗。同时指出该病终致瘀血顽痰互结，造成患者少腹急、结、胀、满、痛剧之症，根深蒂固。除以专方"内异消癥汤"及辨证加减中药内服外，应配合综合治疗以增强药力，每获良效。

（2）来春茂经验：以抵当汤加味治疗本病有效。该方系仲景《伤寒论》破血逐瘀的名方，主治蓄血发狂证，少腹硬满，小便自利，大便硬而色黑，脉沉结者；妇人经水不利，少腹硬满拒按者。蓄血之证单用草木之品已不能取效，故以搜剔嗜血之虫类药物直入血络，方能行瘀破结。处方：水蛭6g，土鳖虫6g，生大黄5g，川楝子9g，延胡9g，桃仁9g，滑石12g，车前子9g，木通6g，没药9g，蒲黄9g，五灵脂9g；其中胃纳欠佳时加砂仁或波蔻，后期加太子参、怀山药扶正。方中水蛭咸苦性平，入肝、膀胱二经，功专峻逐恶血瘀血，破血癥积聚，破瘀不伤新血；虻虫破血逐瘀之力更峻，服药可致暴泻，故以土鳖虫易之，功同水蛭；大黄荡涤邪热，导瘀下行，桃仁破血行瘀，加用失笑散活血化瘀，散结止痛；川楝子、延胡索疏肝泄热，行气止痛，没药活血散瘀止痛，并佐滑石、车前子、木通以清利湿热，符合子宫内膜异位之瘀热腐肉互结而致少腹剧痛、拒按、硬满如蓄血发狂者，故疗效显著。

（3）王子瑜经验：王氏认为子宫内膜异位症患者虽然证型繁多，但总以血瘀为致病枢纽。气滞、寒凝、热郁、气虚、阳虚等均为瘀血产生的始因，但并非本病的直接致病因素。瘀血形成之后，成为有形之邪实，停留于体内，瘀阻于冲任胞宫、胞脉胞络，从而导致本病的发生。故瘀血阻滞于冲任、胞宫、胞脉、胞络，日久结块，形成癥瘕；经前、经期，血海由满盈到溢泻，气血变化急剧，但因有瘀血停留，阻碍其气血变化，瘀滞更甚，气血运行不畅，不通则痛，从而在经前、经期出现剧烈腹痛，按之益甚；瘀血阻滞冲任胞脉，气机不利，血行不畅，不能摄精成孕，故而不孕；瘀血阻滞冲任、胞宫，新血不得归经，故而妄行以致经行紊乱、经期延长、经血量多。据此，临床治疗以活血、逐瘀、消癥为其大法，取三棱、莪术、水蛭、延胡索、木香、细辛等药制成水丸。其中桃仁、三棱、莪术、水蛭活血逐瘀消癥；延胡索、木香理气行滞，使气行则血行；细辛温经通络，血得热则能畅行，以增活血化瘀之效。因此，王氏认为，根据血瘀为子宫内膜异位症的主要病机，采用活血逐瘀消癥法治疗，可起到药专效高之功。（王阿丽等.对子宫内膜异位症机理的认识.中国医药学报，1995）

（4）王法昌经验：瘀血阻滞下焦是本病的主要病因，内膜异位症的痛经表现为经量越多、夹块大下，则腹痛越重，因子宫内膜异位于宫腔之外，可谓"离经之血"之故。因此，治疗应以化瘀为主，不可一味祛瘀通下。行经前治疗以活血祛瘀，通络止痛为主；月经后治疗以补肾祛瘀为主。如经期感受寒湿之邪，或嗜食生冷，致经行少腹冷痛，得温则舒，伴恶心呕吐，舌苔白，脉弦紧者，治宜温经散寒，活血祛瘀，用自拟温少汤（炒小茴10g，乌药10g，蒲黄10g，五灵脂10g，川芎10g，白芍10g，肉桂3g，香附10g，清半夏10g）。若素体虚弱，气血不足，倦怠乏力，月经量多色淡红，经行腹痛下坠，按之则舒，舌边有齿痕，苔薄白，脉沉弱者，治宜补气养血，佐以活血祛瘀。方宜圣愈汤加升麻10g，香附10g，桂枝10g，炒艾叶10g，蒲黄15g。还可配合中药滴肛疗法：用丹参30g，桃仁15g，红花10g，蒲公英30g，益母草15g，泽兰10g，黄柏10g，牛膝15g，肉桂6g，没药8g。水煎300ml，过滤后用输液管插入肛门滴注，每分钟40滴，药温39～40℃。（孙建等.治疗子宫内膜异位症经验.山东中医杂志，1999）

（5）李春英经验：李氏认为，瘀血既是引起内异症临床症状和体征的主要因素，又是本病发生发展的病理基础。瘀血留于体内为邪实，应"血实者宜决之"，活血化瘀为本病的重要治法。但仅用此法是不够的，因为通利攻伐之品易伤精血，且本病在病变发展过程中不仅有血瘀的表现，还常见肾虚的症状。病机多为虚实错杂，其中肾虚为本，血瘀为标，治疗当标本兼顾，攻补兼施。临床常以补肾活血法贯穿治疗的始终，祛瘀则气血通畅，补肾养血，调理冲任以养胞宫；补肾药常选用巴戟天、鹿角霜、覆盆子、仙茅、淫羊藿、川断、菟丝子、肉苁蓉、桑寄生、熟地等；祛瘀药常选用当归、赤芍、丹参、桃仁、红花、蒲黄、五灵脂、乳香、没药等。补肾活血的用药比例应结合月经周期的特点及患者的寒热虚实加以适当调整，临床证实，比单纯使用活血化瘀法效果为佳。（王蕾等.李春英教授治疗子宫内膜异位症的经验.北京中医，1999）

3. 针灸

俞募配穴组针刺法：取穴肝俞、脾俞、肾俞、期门、章门、京门。操作：患者取坐位，局部皮肤常规消毒，用0.25 mm×40 mm毫针快速进针，斜刺行针得气后，留针30分钟。每日1次，20天为1个周期，停针10天，3个周期为1个疗程。结果：能改善痛经、月经不调、腰骶痛、肛门坠胀等症状。

4. 推拿

（1）捏脊法：先在脊柱下端（骶尾部）向左右两侧按摩半分钟，然后提起脊柱下端正中两侧的皮肤及皮下组织沿脊柱正中线向上移动，边提边捏推进到第七胸椎处，即膈俞处。

（2）推拿自疗法：即患者取仰卧位，自行用双手示、中、环指沿任脉（腹正中线）上下摩擦，从神阙开始，逐次摩气海、关元、中极，随之按摩双侧天枢、四满、归来、子宫、气冲等穴，最后按摩腹部结束。经前7天开始施术，至经后3天停止，每次月经为1个疗程。

5. 外治

（1）洗浴法：经前5～6天于澡堂热水中通身洗浴，以葱白1根，胡荽60g，经前煎汤顿服。

（2）贴脐法：元参、白芷、当归、赤芍、肉桂、大枣、生地各30g，麻油1000g等制成膏剂贴脐。

（3）药熨法：生姜120g，花椒60g，共捣细末，炒热包熨痛处。

（4）中药外敷：选用活血化瘀，消癥散结药物外敷下腹部。

（5）中药灌肠：选用理气活血消癥药物保留灌肠。

6. 食疗

益母草50g，延胡索20g，鸡蛋2枚共煮。蛋熟后去壳再煮片刻，去渣，吃蛋饮汤。经前服，每日1次，连服3～5天。行气化瘀，用于气滞血瘀型子宫内膜异位症。

六、西医治疗

（一）治疗原则

治疗子宫内膜异位症的根本目的是"缩减和去除病灶，减轻和控制疼痛，治疗和促进生育，预防和减少复发"。

（二）常用方法

1. 期待疗法

对症处理病变引起的轻微经期腹痛，希望生育者应尽早行孕前检查，促使其尽早受孕。一旦妊娠，异位内膜病灶坏死萎缩，分娩后症状缓解并有望治愈。

2. 药物治疗

（1）口服避孕药：目前临床上常用低剂量高效孕激素和炔雌醇复合制剂，用法为每日1片，连续用6～9个月，适用于轻度子宫内膜异位症患者（假孕疗法）。

（2）孕激素：如可用炔异诺酮、炔诺酮或醋酸甲羟孕酮（安宫黄体酮）等作连续用药治疗，使异位内膜退化。

（3）孕激素受体水平拮抗剂：米非司酮，每日口服25～100mg，造成闭经使病灶萎缩。

（4）达那唑：可直接抑制卵巢甾体激素的合成或竞争性与雌孕激素受体结合，从而导致异位内膜萎缩，不排卵及闭经。

（5）促性腺激素释放激素激动剂（GnRH-a）：目前常用的药物有亮丙瑞林3.75mg，月经第1日皮下注射，每隔28日注射一次，共3～6次。

3. 手术治疗

手术治疗为子宫内膜异位症的主要方法，因为在直视下可以基本上明确病灶范围和性质，对解除疼痛，促进生育功能效果较好。尤其对重症者纤维化多，粘连紧密，药物不易奏效。较大卵巢内膜样囊肿，药物治疗无效，手术尚有可能保留有效卵巢组织。手术可分为保守性手术、保留卵巢功能手术和根治性手术三种。

（1）保守性手术：主要用于年轻、有生育要求者。保留子宫及附件（尽量保留双侧），只是切除病灶，分离粘连，重建卵巢，修复组织。

（2）保留卵巢功能手术：无生育要求，病灶严重，而年龄较轻者（<45岁），可行子宫和病灶全切，但尽可能保留一侧正常的卵巢组织，以避免绝经期症状过早出现。

（3）根治性手术：年龄接近绝经期，尤其病情重，有过复发者，应实行全子宫及双侧附件切除。

七、预防调护

（1）月经期避免剧烈活动，严禁性生活。
（2）适龄婚育。
（3）药物避孕。
（4）避免手术操作中所引起的子宫内膜移位种植。

八、疗效判断标准

参照《中药新药临床研究指导原则》（中华人民共和国卫生部制定）：

痊愈：症状（包括瘀血证候）全部消失，盆腔包块等局部体征基本消失，不孕症患者在3年内妊娠或生育。

显效：症状（包括瘀血证候）基本消失，盆腔包块缩小（月经周期的同时期检查对比，B超检查治疗前后同时期的对比），虽局部体征存在，但不孕患者得以受孕。

有效：症状减轻，盆腔包块无增大或略缩小（月经周期的同时期检查对比，B超检查治疗前后同时期的对比），停药3个月症状不加重。

无效：主要症状无变化或恶化，局部病变有加重趋势。

（万茜茜　金凤丽）

第三节　子宫肌瘤

一、概述

子宫肌瘤（uterine myoma）是女性生殖器最常见的良性肿瘤，由平滑肌及结缔组织组成。常见于30～50岁妇女，据统计，30岁以上女性，约有20%的育龄妇女有子宫肌瘤。

本病归属于中医癥瘕范畴进行论治。

二、病因病机

中医认为，本病的发病与气滞、痰瘀有关。情志不遂，郁怒伤肝，肝郁气滞，气滞血瘀，瘀血内阻；或经期、产时、产后摄生不慎，外邪入侵；或脾肾阳虚，痰湿内生，致湿、痰、郁、瘀等蕴结胞宫。

三、辨病

（一）症状

有时无明显症状，仅在体检时偶然发现。症状与肌瘤部位、有无变性相关，常见症状如下：

（1）月经改变：为最常见的症状，表现为月经周期缩短、经量增多、经期延长、不规则阴道流血等。

（2）下腹包块：肌瘤较小时在腹部摸不到肿块，当肌瘤逐渐增大使子宫超过3个月的妊娠大时可从腹部触及。

（3）白带增多：肌壁间肌瘤使宫腔面积增大，内膜腺体分泌增多导致白带增多，感染产生大量脓血性排液及腐肉样组织排出伴臭味。

（4）压迫症状：肌瘤向前或向后生长，可压迫膀胱、尿道或直肠，引起尿频、排尿困难、尿潴留或便秘；当肌瘤向两侧生长，形成阔韧带肌瘤，压迫输尿管时，可引起输尿管或肾盂积水；如压迫盆腔血管及淋巴管，可引起下肢水肿。

（5）其他：肌瘤压迫输卵管使之扭曲，或使宫腔变形而妨碍受精卵着床，导致不孕。若患者长期月经过多可导致继发贫血，出现全身乏力、面色苍白、气短、心慌等症状。

（二）体征

与肌瘤大小、位置、数目及有无变性相关。

（1）大肌瘤可在下腹部抠及实质性不规则肿块。妇科检查子宫增大，表面不规则单个或多个结节状突起。

（2）浆膜下肌瘤可抠及单个实质性球状肿块与子宫相连。

（3）黏膜下肌瘤位于宫腔内者子宫均匀增大，脱出于宫颈外口者，窥器检查可发现子宫颈口处有肿物，粉红色，表面光滑，宫颈四周边缘清楚，若伴感染时可有坏死、出血及脓性分泌物。

（三）辅助检查

（1）超声检查：目前国内 B 超检查较为普遍。鉴别肌瘤，准确率可达 93.1%，它可显示子宫增大，形状不规则；肌瘤数目、部位、大小及肌瘤内是否均匀或液化囊变等；以及周围是否压迫其他脏器等表现。

（2）探测宫腔：用探针测量宫腔，壁间肌瘤或黏膜下肌瘤常使子宫腔增大及变形，故可用子宫探针探测宫腔的大小及方向，对照双合诊所见，有助于确定包块性质，同时可了解腔内有无包块及其所在部位。

（3）诊断性刮宫：小的黏膜下肌瘤或功能失调性子宫出血，子宫内膜息肉不易用双合诊查出，可用刮宫术协助诊断。如为黏膜下肌瘤，刮匙在宫腔感到有凸起面，开始高起后又滑低，或感到宫腔内有物体在滑动，刮出物应送病理检查。疑为黏膜下肌瘤而诊刮仍不能明确者，可采用子宫造影术或宫腔镜探查术。

（4）子宫输卵管造影：理想的子宫造影不但可显示黏膜下肌瘤的数目、大小，且能定位。因此，对黏膜下肌瘤的早期诊断有很大帮助，而且方法简单。在有肌瘤处造影摄片显示宫腔内有充盈残缺。

四、类病辨别

（1）妊娠子宫：子宫肌瘤并发囊性变时，易误诊为妊娠子宫；妊娠者有停经史、早孕反应，子宫随停经月份增大变软，经 B 型超声检查或 HCG 测定不难确诊，必要时应刮宫加以鉴别诊断。

（2）卵巢肿瘤：实性卵巢肿瘤可能误诊为浆膜下肌瘤；反之，浆膜下肌瘤囊性变也常误诊为卵巢囊肿，当卵巢肿瘤与子宫有粘连时鉴别更为困难，可做 B 型超声检查，有时需在剖腹探查时方能最后确诊。

（3）子宫肌腺瘤：临床上也表现为月经量增多及子宫增大，与子宫肌瘤的明显不同处在于以痛经为主要症状。检查时子宫多呈均匀性增大，且有经期增大而经后缩小的特征。

（4）子宫恶性肿瘤：包括子宫肉瘤、子宫内膜癌、子宫颈癌。子宫肉瘤好发于老年妇女，生长迅速，多有腹痛、腹部包块及不规则阴道流血，B 超及 MRI 检查有助于鉴别。子宫内膜癌以绝经后阴道流血为主要症状，好发于老年女性，子宫呈均匀增大或正常，质软，诊刮或宫腔镜有助于鉴别。子宫颈癌有不规则阴道流血及白带增多或不正常排液，可借助 B 超、TCT、宫颈活检、宫颈管搔刮及分段诊刮等鉴别。

五、中医治疗

（一）治疗原则

活血化瘀消癥虽为本病的治疗大法，但仍应辨证与辨病相结合，在月经中期、后期以益气活血化瘀、软坚散结为主，月经期视经、量、色、质，结合其症状辨证论治，多为益气止血、祛瘀止血、清热止血等法。

（二）分证论治

（1）气滞血瘀证：精神抑郁，经前乳房胀痛，胸胁胀闷，或心烦易怒，腹有癥瘕，小腹胀痛或有刺痛，舌苔薄，舌边有瘀点或瘀斑，脉弦。

治法：温阳散寒，活血化瘀，软坚散结。

处方：膈下逐瘀汤（《医林改错》）（当归、川芎、赤芍、桃仁、红花、枳壳、延胡索、五灵脂、丹皮、乌药、制香附、甘草）。

加减：若乳房胀痛者，加郁金、橘核络、八月札、路路通；血瘀重者，加三棱、莪术、夏枯草、瓦楞子。

（2）寒湿凝滞证：月经后期，量少色暗有块，或量多色暗，经期延长，下腹冷痛喜温，四肢不温，带多色白清稀，大便不坚，舌质淡紫，苔薄白而润，脉沉紧。

治法：温经散寒，活血消癥。

处方：少腹逐瘀汤（《医林改错》）加艾叶、刘寄奴、吴茱萸（肉桂、小茴香、干姜、当归、川芎、延胡索、制没药、蒲黄、五灵脂、赤芍、艾叶）。

加减：若带多如水，加苍术；若血瘀重，加三棱、莪术、水蛭、桃仁；若经量过多，可用《金匮要略》温经汤，炮姜易生姜，加益母草、香附炭。

（3）痰湿瘀阻证：月经后期，经少不畅，或量多有块，色紫暗，或夹有黏稠白带，下腹胀满，脘痞多痰，体形肥胖，舌质胖紫，苔白腻，脉沉滑。

治法：化痰理气，活血消癥。

方药：开郁二陈汤（《万氏妇人科》）加苍术、丹参、水蛭（半夏、陈皮、茯苓、青皮、香附、川芎、莪术、木香、槟榔、甘草）。

加减：若食欲不振，加山楂、内金以助运消癥；若痰湿眩晕，加天麻、菖蒲以化湿清窍；若大便溏薄，加炒薏苡、炒白术以健脾止泻；若带下量多，加海浮石、制南星、海蛸以化痰止带；经量过多者可用四物汤合二陈汤加香附炭、益母草、党参、白术、仙鹤草、阿胶珠等，以健脾化痰，和血止血。

（4）湿热夹瘀证：经行量多色红，有血块，经期延长，下腹疼痛，腰骶酸痛下坠，时有发热，带下量多，色黄，秽臭，舌红，苔黄腻，脉滑数。

方法：清热利湿，活血消癥。

处方：清宫消癥汤（经验方）（半枝莲、白花蛇舌草、皂角刺、夏枯草、败酱草、石见穿、紫草、莪术、三棱、桃仁、赤芍、丹参）。

加减：若下腹疼痛较重，加制乳香、没药；带下量多者，加贯众、土茯苓；发热不退者，加蒲公英、紫地丁、马齿苋；经量过多时去莪术、三棱、桃仁、赤芍，加贯众炭、地榆、槐花、侧柏、马齿苋。

（5）阴虚内热证：经行量不多，偶尔崩下，经色暗红，头晕心悸，腰酸，口干咽燥，大便干结，舌红，苔薄，脉细数。

治法：养阴清热，凉血止血。

处方：清海丸（《傅青主女科》）（熟地、山萸肉、山药、丹皮、五味子、麦冬、白术、白芍、龙骨、桑叶、地骨皮、玄参、沙参、石斛）。

加减：若出血多者，加大小蓟、槐花、旱莲草、荷叶炭；头晕腰酸者，加女贞子、枸杞子、龟板。

（三）中医特色治疗

1. 专方专药

（1）消瘤Ⅰ号方：枳壳10g，川芎10g，桃仁12g，赤芍12g，三棱10g，夏枯草12g，荔枝核12g，当归15g，白术12g，甘草6g。非经期服用。（云南名中医张良英教授经验方）

（2）消瘤Ⅱ号方：潞党参15g，黄芪30g，升麻8g，当归15g，白术15g，浙贝母12g，陈皮10，熟地20g，鸡内金15g，茯苓15g，甘草5g。行经期服用。（云南名中医张良英教授经验方）

（3）温经汤加减：吴茱萸、艾叶、当归、桂枝、香附、丹皮各10g，党参15g，川芎5g，白芍12g，甘草6g，姜枣为引。适用于子宫肌瘤初起。（"岭南派"创始人之一梁剑波经验）

（4）丹栀逍遥散合香棱丸加减：柴胡、白芍、云茯苓各12g，白术、丹皮、当归、广木香、莪术、三棱各10g，益母草15g，甘草5g。适用于肝郁气滞，时间较长迁延不愈的子宫肌瘤。（梁剑波经验）

（5）蓬莪术丸加减：莪术15g，炒鳖甲20g，当归、赤芍、桃仁、大黄、蒲黄、五灵脂、桂枝各10g，槟榔12g。适应于肌瘤日久，久治不愈者。（梁宏正.梁剑波名老中医治疗子宫肌瘤临床经验.新中医，1994）

（6）自拟消瘤方：石见穿20g，丹参15g，穿山甲10g，地鳖虫10g，三棱15g，莪术15g，夏枯草15g，炙鳖甲25g，白花蛇舌草25g。腹胀者加香附、青皮；腹痛者加乳香、没药、延胡索；湿热盛，带下量多者加苍术、黄柏；体虚者加党参、黄芪。（江苏省名老中医陈丹华经验方。陆启滨.陈丹华老中医治疗癥瘕经验撮要.江苏中医，1988）

（7）中成药

1）桂枝茯苓胶囊：用于气滞血瘀证。口服，一次3粒，一日3次，饭后服。

2）宫瘤消胶囊、红金消结胶囊：用于气滞血瘀证。宫瘤消胶囊：口服，一次3~4粒，一日3次，1个月经周期为1个疗程，连续服用3个疗程。红金消结胶囊：口服，一次4粒，一日3次。

3）脉血康胶囊：用于瘀血内阻证。口服，一次2~4粒，一日3次。

2. 名中医经验

（1）张良英经验：由于经、孕、产、手术等耗伤气血，气血本虚，气虚运血无力，气血失和，血瘀成癥；或因其他因素致瘀血留阻胞脉，新血不得归经，崩中漏下，气随血脱，固摄无权，在病机上形成恶性循环。瘀血停积于体内，作为致病因素，影响血的运行，致肝、脾、肾等脏腑功能失调，水液代谢障碍，水液蕴蓄而成痰湿，痰湿与瘀血相并，胶着难分，使子宫肌瘤成为虚实夹杂、病程较长、治疗难奏速效的一个疑难病证。因此，在治疗时必须正确掌握扶正与祛邪的关系。月经期应以扶正为主，以确保气血不再重伤，常用消瘤Ⅱ号方。经净后虽可祛邪，但也应加入大剂量的黄芪、潞党参等益气扶正，使其攻不伤正。此外大剂量的益气药还能通血脉、破坚积，促使瘀积消散，常用消瘤Ⅰ号方，但不宜用破血逐瘀之三棱、莪术等，因其过分峻猛，必将重伤气血，不仅达不到消除肌瘤的目的，相反加重患者的病情。除活血化瘀之外，尚须注重配伍祛痰散结类药物，如浙贝母、鸡内金、神曲等。李东垣曰："善治癥瘕者，调其气而破其血，消其食而豁其痰。"祛邪除了活血化瘀与祛痰消食散结外，还应注意行气散结。治疗子宫肌瘤，行气药切不可少，尤其是川芎之类，既能活血祛瘀以消癥，又能行气开郁而止痛，前人称之为血中气药，实具通达气血的双重功效，此外尚可配伍行气散结之橘核、荔枝核等，使气血流通，癥结消散。

（2）李春华经验

验方1：非经期化痰破瘀消癥方，药用昆布15g，海藻15g，夏枯草30g，瓦楞子30g，白芥子15g，三棱10g，莪术10g，五灵脂15g，蒲黄15g，生甘草10g。

验方2：经期仙乌五草汤，药用仙鹤草30g，仙桃草30g，乌梅30g，海螵蛸15g，五灵脂15g，炒蒲黄15g，益母草15g，夏枯草30g，旱莲草30g。

《血证论》云："瘀血在脏腑经络之间，则结为癥瘕。"《丹溪心法》云："凡人身上中下有块者，多是痰。"认为瘀血在子宫肌瘤的发病中是决定性因素，而痰在肌瘤的发生和发展中是不可忽视的重要因素，特别是对痰瘀凝结的认识是不可忽视的。女性善郁，若七情所伤，情志失调，肝之疏泄失常，肝气郁结，气滞而致血瘀。究痰之产生，肝失疏泄，疏泄不及，木不疏土，脾失健运，使水湿内停，聚湿生痰。其他脏腑功能失调均可致痰的产生。痰随气机升降，无处不达，下可直达胞宫，痰与瘀血，均为有形之物，既是病理产物，又是致病因子，且痰与瘀血，有形相感，易于搏结，壅阻冲任，结于胞宫，而成为痰瘀凝聚的子宫肌瘤有形肿块。

（3）肖承悰经验：肖氏认为子宫肌瘤患者大多伴有带下量多，色白，质稀或稠，或在月经近净及刚净后，阴道排液，或血水交融，自觉困倦、腰酸、腿沉及不同程度的浮肿等，此属湿浊下注之证，湿浊久蕴凝滞成痰，痰湿瘀血互结，结于胞中成瘕。而血瘀日久，气机不利，亦可生痰湿，致痰瘀互结，阻滞冲任气血，致使瘀积愈加坚固。正如《济阴纲目》所云："盖痞气之中未尝无饮，而血瘕、食瘕之内未尝无痰，则痰、食、血又未有不先气病而后形病也"；最终痰、湿、瘀互结，形成瘀积肿块。但因气虚是发病基本因素，故其治当益气化瘀散结，补消结合，攻补兼施。因而提出"益气祛瘀，补消结合"的治疗原则，寓补于消之中，消于补之上，创制了"肌瘤内消丸"（鬼箭羽15g，生牡蛎30g，鳖甲15g，枝核15g，首乌10g，黄芪15g，牛膝15g等为小蜜丸，每次6g，每日2次，非经期服）及"安宫止血丸"（党参15g，太子参15g，沙参15g，白术10g，益母草15g，茜草根15g，三七粉2g，牡蛎30g等为小蜜丸，每次6g，每日2次，经期服），对子宫肌瘤采取分期治疗，取得了较好的疗效。

（4）易修珍经验：治疗以活血化瘀，消"癥"为法，治疗中有经期和非经期之分，非经期用药以活血祛瘀、消癥散结为法；而经期往往出血量多，或兼少腹疼痛，脉沉弦，舌质厚，舌苔薄，或有瘀点，其治疗应以养血活血止血为法。经验方（经期方）：当归、地黄、白芍、茜草、丹参、阿胶、刘寄奴、益母草、蒲黄炭、紫草根、川芎；功效：活血养血，调经消癥。本方当归、川芎、地黄、白芍养血活血，阿胶养血止血，丹参、茜草、刘寄奴、益母草、蒲黄炭活血止血，全方养血之中兼有活血，调经之时顾及消癥散结。经验方（非经期方）：当归、川芎、地黄、白芍、桃仁、红花、昆布、海藻、三棱、莪术、土鳖虫、丹参、刘寄奴、鳖甲、青皮、荔枝核、橘核。常见少腹痛，舌质暗，有瘀点，舌苔薄，脉沉弦，功效：活血化瘀，消癥疾。本方祛瘀生新消包块，方中桃红四物汤养血活血，三棱、莪术破血消积，昆布、海藻软坚散结，土鳖虫、刘寄奴破血逐瘀，丹参养血活血，青皮、荔枝核、橘核理气散结，气行则瘀血消散。

（5）何子淮经验：血竭化癥汤，仿王肯堂《女科准绳》治妇人癥瘕久不消，身瘦羸弱，两胁烦闷，心腹疼痛。何子淮经验方（仿干漆散）：干漆、木香、芫花、赤芍、桂心、当归、川芎、琥珀、大黄、牛膝、桃仁、麝香、血竭末（酒吞）、干漆（青烟）、制没药、五灵脂、穿山甲、桃仁、制大黄。治属实证者的包块型癥瘕和郁滞气蓄的癥瘕。功效：逐瘀攻积。取干漆破血散瘀，消经年坚结之积滞；桃仁性降，祛局部瘀血；另加没药散血消肿；五灵脂行血中气滞；穿山甲散血通络。而以血竭为君者，其功虽"补血不及地黄、当归，破血不及桃仁、红花，止血不及蒲黄、三七"，然一药而功兼补血、破血、止血之用，能攻补兼施、散瘀生新、活血定痛，与较多的攻积散瘀之品同用则较稳妥，且无后顾之忧。

（6）龙家俊经验：自拟"温宫消瘤汤"是针对子宫肌瘤的病因病机以补肾助阳，活血化瘀，除痰散结为治疗原则。龙家俊经验方：鹿角片（先煎）、仙灵脾、八月札、三棱、莪术、大贝母、生牡蛎、白芥子、川牛膝、地鳖虫、夏枯草、石打穿。功效：补肾壮阳，活血化瘀，除痰散结。方中鹿角片、仙灵脾温补肾阳；八月札疏肝理气，活血止痛，散瘀消结；三棱、莪术、地鳖虫散瘀消瘤；大贝母、生牡蛎、白芥子化痰散结；病久郁痰化热，又用石见穿、夏枯草清热散结；川牛膝引药下行。诸药合用，以消散肌瘤。（陈新等.龙家俊治疗子宫肌瘤的经验.江苏中医，1994）

3. 针灸

（1）体针：取中极、子宫、曲骨、关元、气海、阴交。实证用泻法，虚证用补法。

（2）耳针：内分泌、交感、皮质下、子宫、内生殖器。

4. 推拿

（1）气滞血瘀：取穴气海、中极、八髎、合谷、三阴交、血海。手法：推擦任脉，点揉气海、中极，使小腹部有胀感。点按八髎，使麻胀感向腹部扩散。点按合谷、三阴交、血海，每穴2分钟。

（2）气血两虚：取穴关元、气海、天枢、脾俞、胃俞、三阴交、足三里。操作：脾俞、胃俞至局部有酸胀感。按揉三阴交、足三里2分钟。

5. 外治

（1）妇科如意散：适用于瘀热互结引起的盆腔包块。用法用量：外用取45g，用热水调成糊状，酌加白酒或醋10ml，包小腹，夜包晨取，1次/日。（云南省中医医院妇科经验）

（2）中药保留灌肠：适用于气滞血瘀型患者。用桃仁、三棱、莪术、赤芍、丹参、穿山甲、昆布、牡蛎等药物制成灌肠液，每次取100ml，水温39~40℃保留灌肠，1次/日。月经期暂停。

6. 食疗

（1）消瘤蛋：鸡蛋2枚，壁虎5只，莪术9g。上三味加水400ml共煮，待蛋熟后剥皮再煮，弃药食蛋，每晚服1次。破瘀消癥，用于气滞血瘀型子宫肌瘤。（《中医妇科治疗大成》）

（2）二鲜饮：鲜藕片120g，鲜茅根120g，用水煮汁，以代茶饮，不拘时，频频服之。滋阴凉血，祛瘀止血，用于血热瘀阻型子宫肌瘤。（《中医妇科治疗大成》）

六、西医治疗

（一）治疗原则

根据患者年龄，生育要求，症状，以及肌瘤的部位、大小、数目全面考虑，有期待疗法、药物治疗及手术治疗。

（二）常用方法

1. 药物治疗

（1）促性腺激素释放激素类似物（GnRH-a）：一般应用长效制剂，每月皮下注射一次，常用药物有亮丙瑞林，每次 3.75mg，或戈舍瑞林，每次 3.6mg。

（2）米非司酮：日量 12.5mg 口服，作为术前用药或提前绝经使用。

2. 手术治疗

（1）肌瘤剥除术：适用于 35 岁以下、未婚、或未生育患者，术后有 50% 的复发概率。

（2）子宫切除术：适用于子宫 >3 个月妊娠子宫大小、肌瘤虽不大但症状明显，或肌瘤增长快不能排除恶性者。

七、预防调护

（1）定期进行妇科检查，以早期发现，早治疗。
（2）培养良好的饮食习惯，避免长期大量进食高脂肪饮食，控制体重。
（3）调畅情志，注意卫生，避免过度劳累。

八、疗效判断标准

参照《中药新药临床研究指导原则》（中华人民共和国卫生部制定，273）：

痊愈：肌瘤消失，临床症状消失。

显效：临床症状减轻或消失，肌瘤缩小 1/2 以上者。

有效：症状减轻或消失，肌瘤缩小 1/3 以上者；或停药以后肌瘤稳定，症状消失，持续半年以上者。

无效：症状无改变，肌瘤未见明显缩小。

（彭强丽　周　靖）

第四节　多囊卵巢综合征

一、概述

多囊卵巢综合征（PCOS）是以稀发排卵或无排卵，高雄激素血症的临床表现和（或）高雄激素血症，卵巢多囊性改变为临床特征的综合症候群，在我国有着庞大的患者群，属于生殖功能障碍为主的内分泌紊乱疾病。PCOS 占生育年龄妇女的 5%~10%，占无排卵性不孕患者的 30%~60%。从内分泌变化到临床表现呈现高度异质性，临床上多表现为不孕、月经失调、多毛，伴或不伴痤疮。

本病因临床表现偏重不同而分别归属于中医月经后期、闭经、崩漏、不孕、癥瘕等范畴进行论治。

二、病因病机

中医认为，本病主要与肾的先天禀赋不足、脾胃后天运化失调及肝气郁结有关。本病病机复杂，涉及肾、脾、肝三脏功能失调，并有痰湿、瘀血等病理产物，使肾-天癸-冲任调节功能紊乱所致。先天禀赋不足，或阴精不足，蕴育乏源；或阳气不足，无力温养，因而卵泡发育迟滞，卵巢内缺乏优势卵泡；肾中阳气虚弱，推动无力，出现卵泡难以突破卵巢，排卵障碍而被闭锁；痰湿脂膜下注，壅塞冲任，血海不能按时满溢，遂致月经后期，甚至闭经；痰湿阻滞，冲任失司，躯脂满溢，闭塞胞宫，而致不孕；抑郁恼怒，肝失疏泄，肾精施泄不足，阻碍冲任相资，氤氲期肾中阴阳难以转化，排卵受阻，气血失和，月经推后或停闭，不孕；肝郁化热犯肺并上蒸颜面，导致面部痤疮、毛发浓密；肝失疏泄、横逆犯脾，运化失司，湿聚痰盛，形体肥胖；肾虚血行无力，肝郁血行不畅，痰湿壅滞脉络，均可致瘀，瘀阻冲任胞脉，则月经后期量少，甚至闭经；瘀血阻滞，瘀久成癥，以致卵巢包膜增厚。

三、辨病

（一）症状

（1）月经异常：月经稀发、闭经，少数可表现为不规则子宫出血。多发生在青春期，为初潮后2~3年不能建立规则月经，有时伴痛经。

（2）不孕：由于长期不排卵，患者多合并不孕症，有时偶发性排卵而受孕，但易流产，发生率可达74%。

（二）体征

（1）多毛、痤疮：以性毛为主，多见于上唇、下颌、乳晕周围、下腹正中线等部位出现粗硬毛发。

（2）肥胖：50%以上患者肥胖（体重指数≥25），常呈腹部肥胖型。

（3）黑棘皮症：在阴唇、颈背部、腋下、乳房下、腹股沟等处皮肤有灰褐色色素沉着，呈对称性，皮肤增厚。

（4）卵巢增大：一侧或双侧卵巢中卵泡直径为2~9mm≥12个，和（或）卵巢体积≥10ml。

（三）辅助检查

（1）常规检查：主要有基础体温测定、B超检查、性激素及胰岛素测定。

（2）特殊检查：必要时行诊断性刮宫，应选在月经前数日或月经来潮6小时内进行，刮出的子宫内膜呈不同程度增殖改变，无分泌期变化。为进一步了解卵巢情况，可进行腹腔镜检查，直接窥视卵巢并取卵巢活组织检查可确诊。

四、类病辨别

（1）产生雄激素的卵巢肿瘤：如门细胞瘤、支持-间质细胞瘤，可产生大量雄激素，出现男性化表现，阴蒂增大，血雄激素水平较高，行B超及CT检查可协助诊断。

（2）卵泡膜细胞增殖症：临床表现及内分泌检查与PCOS相仿甚至更严重，血睾酮高值，血硫酸脱氢表雄酮正常，LH/FSH值可正常。卵巢活组织检查，镜下见卵巢皮质黄素化的卵泡膜细胞群，皮质下无类似PCOS的多个小卵泡。

（3）高催乳素血症：血清催乳素水平异常升高，临床表现闭经或月经紊乱、溢乳、不孕。行血清催乳素、CT检查及MRI检查可协助诊断。

（4）皮质醇增多症（库欣综合征）：各种原因导致肾上腺皮质功能亢进，雄激素分泌过多，临床表现为满月脸、水牛背、向心性肥胖、多毛、痤疮等。血清皮质醇水平增高且呈昼夜节律性消失，可通过地塞米松试验进行诊断。

五、中医论治

（一）论治原则

益肾调肝，健脾化痰，行滞祛瘀，助孕调经。

（二）分证论治

本病为多种病因、病机相互错杂，导致多种症状同时出现。中医药治疗本病的研究众多，辨证主要分以下六型论治。

（1）脾肾阳虚证：月经后期量少色淡，或闭经，婚久不孕，面色晦暗，腰膝酸软，性欲淡漠，畏寒肢冷，小便清长，大便溏薄，舌淡苔白，脉沉细。

治法：温肾健脾，调补冲任。

方药：右归丸（熟地黄、山药、当归、鹿角胶、菟丝子、山茱萸、肉桂、枸杞、附子、杜仲）。

加减：酌加黄芪、党参、白术补气健脾。月经量多者去附子、肉桂、当归温阳活血之品。

（2）肾阴虚证：月经量少或闭经，或见月经先期，淋漓不尽，婚久不孕，腰膝酸软，眩晕耳鸣，失眠多梦，手足心热，咽干颧红，小便短赤，大便干结，舌红少津，苔少或光剥，脉细数。

治法：滋补肾阴。

方药：六味地黄丸加减（山茱萸、生地、茯苓、女贞子、旱莲草、当归、炒白芍、枸杞子、黄精、菟丝子）。

加减：经期加红花、桃仁、川芎、泽兰、生山楂；经后期加女贞子、旱莲草；排卵期加川芎、红花、鹿角片；经前期加续断、紫石英、杜仲、巴戟天。

（3）痰湿阻滞证：月经量少，经期延后甚或闭经，婚后不孕。或带下量多形体肥胖，胸闷泛恶，四肢倦怠，痰多，四肢多毛，面部痤疮，苔腻，脉滑或濡。

治法：燥湿除痰，理气行滞。

方药：苍附导痰丸加减（苍术、白术、法半夏、厚朴、神曲、香附、郁金、茯苓、胆南星、石菖蒲、山楂、白花蛇舌草）。

加减：经少、闭经者加当归、川芎、桃仁、牛膝；痰多湿盛，形体肥胖，多毛显著者加山慈菇、甲珠、皂角刺、石菖蒲；小腹有结块者，加昆布、海藻、夏枯草。

（4）肝经郁热证：闭经，或月经稀发，量少，或闭经，或月经先后不定期，婚久不孕，面目红赤，痤疮丛生，烦躁易怒，头痛眩晕，胸胁胀痛，经前乳房胀痛，失眠多梦，口干喜冷饮，大便干结，舌红苔薄黄，脉弦数。

治法：疏肝解郁，清热泻火。

方药：丹栀逍遥散（丹皮、焦栀子、柴胡、当归、白芍、白术、茯苓、薄荷、甘草）。

加减：大便秘结者加大黄；溢乳者加牛膝、炒麦芽；胸胁、乳房胀甚者加郁金、王不留行、路路通。

（5）气滞血瘀证：月经延后，量少不畅，色暗红，有血块，经行腹痛。或闭经，婚后不孕，精神抑郁，胸胁胀满，舌质紫暗，边尖有瘀点，苔薄，脉弦或涩。

治法：行气导滞，活血化瘀。

方药：膈下逐瘀汤（当归、川芎、赤芍、桃仁、红花、五灵脂、丹皮、乌药、延胡索、香附、枳壳、甘草）。

加减：心烦易怒者加柴胡、薄荷、佛手、青皮；腹内有痞块者加三棱、莪术；闭经者加牛膝、泽兰。

（三）中医特色治疗

1. 专方专药

（1）苍附导痰汤加味：苍术10g，制香附10g，胆南星10g（先煎），法夏12g，茯苓15g，白术10g，党参15g，山药15g，续断15g，当归15g，丹参15g，神曲12g，生甘草6g。用于脾虚痰湿证。（云南名中医张良英教授经验方）

（2）助孕Ⅰ号方：熟地20g，山茱萸12g，山药15g，茯苓15g，丹皮12g，当归15g，丹参15g，党参15g，续断15g，女贞子15g，枸杞子15g，制首乌15g。用于肾虚血瘀证。（云南名中医张良英教授经验方）

（3）中成药

1）定坤丹：适用于气血两虚兼有瘀滞证。口服，一次半丸至1丸，一日2次，温开水送服。

2）逍遥丸：适用于肝郁气滞证。口服，一次9g，一日2次。

3）暖宫孕子丸：适用于血虚气滞证。口服，一次8丸，一日3次。

4）调经促孕丸：适用于脾肾阳虚证。口服，一次1袋，一日2次。自月经周期第5天起连服20天；无周期者每月连服20天。

5）血府逐瘀丸：适用于气滞血瘀证。口服，一次1~2丸，一日2次。

6）右归丸：适用于肾虚证。口服，一次1丸，一日3次。

7）龙胆泻肝丸：适用于肝经郁热证。口服，一次3~6g，一日2次。

2. 名中医经验

（1）张良英经验：月经停闭日久，或为冲任瘀滞、胞脉阻隔，或为冲任不足，血海空虚，在证因结合的基础上，可先以"通经"对症治疗。常用的药物通经法有两种：一是以中药调经Ⅰ号加减应用；一是用黄体酮，促使月经尽快来潮，对症用药还可起到治疗和诊断的双重作用。以行气活血、化痰调经为常用治法，用验方调经Ⅰ号加减：当归15g，川芎15g，赤芍15g，丹参15g，台乌10g，枳壳10g，法夏12g，陈皮10g，胆南星10g，甘草5g。月经来潮后或以燥湿化痰为主，方选苍附导痰丸，或以补肾调经为主，使月经逐渐恢复正常。

（2）李春华经验：化痰活血通经汤，药用陈皮12g，法夏12g，苍术15g，香附10g，川芎15g，柴胡12g，当归15g，白芍15g，茯苓15g，白术15g，益母草15g，鸡血藤15g。李氏认为是脏腑功能失调，气机阻滞，使津液凝聚为痰；血行不及致瘀，形成痰瘀互结，壅塞胞宫，占驻血海，经络受阻，冲任不通，经水闭塞。月经量少甚至闭经之痰湿之证，从脏腑考虑，核心是脾，因脾为生痰之源，但要兼顾肝与肾，治以燥湿化痰，健脾和胃，佐以疏肝理气，温补肾阳。常选用二陈汤、苍附导痰丸、启宫丸、逍遥散、二仙汤等方，在运用补肝肾之药时，忌用阴柔滋腻碍脾助湿之药，用理气活血流通之药，常用首乌代替俱补肝肾。

（3）褚玉霞经验：褚玉霞教授认为肾的阴阳失调是导致本病的关键，根据月经周期中阴阳消长的规律，结合天人相应的理论及多年的临床经验，形成燮理肾之阴阳贯穿全过程的周期治疗模式，自拟二紫方，药物如下：紫石英、紫河车、淫羊藿、熟地黄、菟丝子、女贞子、丹参、香附、川牛膝、砂仁。行经后治疗在平时用药中加入旱莲草、白芍等滋阴养血药，与方中补肾阳药同用，以达"阳中求阴"之效；排卵期应推动阴阳的消长转化，酌量加三棱、莪术、茺蔚子、皂刺、穿山甲等活血化瘀、理气通络之品，促进卵子排出；经前期可选加巴戟天、肉苁蓉、杜仲等以温补肾阳，以期达到"阴中求阳，水中补火"之效；行经期治疗应活血化瘀理气调经，因势利导，多用当归、川芎、桃仁、红花、丹参、香附、泽兰、延胡索、乌药、官桂、川牛膝等。（妇科名家诊治多囊卵巢综合征临证经验.韩延华，胡国华主编，人民卫

生出版社，2014：7）

（4）胥受天经验（江苏省名中医）：结合月经周期在经后期、经间期、经前期、行经期的阴阳转化和消长规律，进行分期治疗。即经后期以滋补肾阴而养冲任为主，常用药物为龟板、阿胶、女贞子、旱莲草、山茱萸、熟地、白芍、何首乌等。经间期治以益肾填精而疏冲任，常用药物如鹿角霜、肉苁蓉、紫石英、菟丝子、补骨脂、柴胡、皂角刺、丹皮等。月经前期主以温补肾阳而调冲任，常用药物如仙茅、淫羊藿、巴戟天、鹿角霜、补骨脂等。月经期治以活血化瘀而调月经，常用药物包括当归、川芎、赤芍、丹参、红花、益母草子等。临证用药上多选用具有"动"性之药物来启动体内阴阳转化机制，采用活血通络之品，善用动物药材、血肉有情之品。

3. 针刺疗法

主穴：三阴交、关元。配穴：足三里、血海、肾俞、太冲、中极、命门、气海、归来、脾俞等；或根据月经周期采用不同手法针刺治疗：在月经第5~9天采用补法针刺脾俞、肾俞、气海、三阴交、足三里、内关、期门；月经第12~15天采用平补平泻针法针刺肾俞、命门、中极、血海、行间、子宫。月经先期加太冲、太溪；月经后期及闭经加血海、归来；月经先后无定期加交信。

4. 食疗

（1）鳖甲、白鸽：将白鸽洗净，鳖甲打碎，放入白鸽腹内，共放瓦锅内，加水适量，炖熟后调味服食；鳖1只，瘦猪肉，共煮汤，调味服食。适用于肝肾阴虚证。

（2）苡米、炒扁豆、山楂、红糖适量，四味同煮粥食；苍术、粳米：先将苍术水煎去渣取汁，再入粳米煮粥。适用于痰湿阻滞证。

（3）益母草、橙子、红糖，水煎服；川芎、鸡蛋、红糖适量，加水煎煮，鸡蛋熟后去壳取蛋，再煮片刻，去药渣，加红糖调味，吃蛋喝汤。适用于气滞血瘀证。

PCOS患者无论是否有生育要求，首先均应进行生活方式调整，戒烟、戒酒。肥胖患者通过低热量饮食和耗能锻炼，降低全部体重的5%或更多就能改变或减轻月经紊乱、多毛、痤疮等症状并有利于不孕的再治疗。

六、西医治疗

（一）治疗原则

调整月经周期，治疗高雄激素血症，治疗胰岛素抵抗及促排卵性治疗。

（二）常用方法

1. 药物治疗

（1）调整月经周期（口服避孕药或孕激素后半周期疗法）。
（2）降低血雄激素水平。

（3）改善胰岛素抵抗。
（4）诱发排卵。

2. 手术治疗

手术治疗适用于严重的多囊卵巢综合征经药物治疗无效者。

（1）腹腔镜下卵巢打孔以提高排卵率和受孕率。
（2）卵巢楔形切除术：以降低雄激素水平，减轻多毛症状，提高妊娠率。

七、预防调护

（1）积极治疗月经不调，调整月经周期。
（2）环境调摄：不宜居住在潮湿的环境里；在阴雨季节，要注意湿邪的侵袭。
（3）运动锻炼：痰湿体质的多囊卵巢综合征患者，多形体肥胖，身重易倦，故应长期坚持体育锻炼，散步、慢跑、球类、游泳、武术、八锦、五禽戏及各种舞蹈，均可选择。
（4）放松心情，避免不良精神刺激和不良的饮食习惯。多囊卵巢综合征患者的饮食是非常重要的，合理的饮食习惯是辅助治疗的关键。患者的饮食宜清淡，避免辛辣刺激的饮食，需要避免甜食，绿豆、螃蟹、柿子也最好不要吃。

八、疗效判断标准

参照《中医妇产科学》第2版（刘敏如，谭万信. 人民卫生出版社. 2012）疗效标准：

治愈：月经基本正常，B超监测有成熟卵泡并有排卵，或基础体温连续3次以上出现双相（温差0.3~0.5℃，上升9天以上），或已妊娠。
显效：月经基本正常，基础体温多次出现双相或有排卵征象。
有效：月经情况改善，但基础体温无明显变化。
无效：治疗后月经情况、基础体温均无明显变化。

（牛红萍　苗晓玲）

第十七章

中医妇科特色治疗

第一节 妇科手术康复治疗

各类妇科手术后,部分患者机体恢复较慢,有的可能出现一些术后并发症,中医在预防和治疗术后并发症及帮助机体康复方面具有一定的特色和优势。对于恶性肿瘤手术后或放化疗后,配合中医扶正固本的方法,起到增效、减毒、扶正的效果,通过扶正提高机体免疫功能,提高血象和细胞免疫,增强巨噬细胞活力,促进机体恢复,延长患者生命,提高患者生存率。下面介绍一些妇科手术后的中医特色治疗方法。

一、计生术后

(一)流产术后阴道流血日久

(1)加味生化汤(《傅青主女科》):当归15~30g、赤芍15g、川芎9g、桃仁10g、山楂10g、黄芪12g、党参12g、益母草15~30g、川断15g、炮姜6g。江苏名中医夏桂成加减经验:兼湿热者,去炮姜、川芎,加败酱草15g、薏苡仁12g、马鞭草15g;兼阴虚火旺者,去川芎、炮姜、党参,加钩藤10g、丹皮10g、炙鳖甲12g。

(2)云南省中医医院妇科经验

1)计生术后宫腔组织残留:逐瘀康复汤,药用黄芪30g、当归15g、川芎15g、赤芍15g、麦冬15g、焦山楂15g、益母草15g、莪术10g、紫草15g、虎杖15g、卷柏10g、水蛭6g、蜈蚣3条、甘草10g。(云南名中医易修珍经验方)

2)计生术后宫缩不良:扶正康复汤,药用黄芪30g、当归15g、川芎15g、赤芍15g、炮姜6g、桃仁10g、莪术10g、炒卷柏10g、茜草15g、麦冬15g、三七6g、甘草10g。(云南名中医易修珍经验方)

(3)蒲黄汤:炒蒲黄、川芎、益母草、贯众、五味子。本方对子宫收缩

作用较强，适用于流产手术后子宫复旧不全者。(《现代名中医妇科绝技》张中琳经验方)

(4) 中成药：

1) 宫血宁胶囊：适用于实热证。口服，一次2粒，一日3次，4周为1个疗程。

2) 葆宫止血颗粒：适用于虚热证。开水冲服，一次一袋，一日2次。月经来后开始服药，14天为1个疗程，连续服用2个月经周期。

3) 龙血竭肠溶片、云南白药胶囊：用于血瘀证。龙血竭肠溶片：口服，一次4~6粒，一日3次。云南白药胶囊：用酒送服，一次1~2粒，一日4次。

4) 复方大红袍止血胶囊：收敛止血，用于各类血症。口服，一次3~4粒，一日3次；重症加倍服用。

(二) 流产术后感染

(1) 清宫汤：银花、蒲公英、马鞭草、败酱草各15g，炒当归、赤芍各10g，蒲黄6g，车前草、益母草各15g，焦山楂10g，五灵脂10g。小腹胀痛者，加广木香6g，制香附9g，延胡索10g；热重者，加大青叶、红藤各12g；出血多者，加大小蓟各15g，侧柏炭10g，大黄炭6g；腰痛者，加川续断、桑寄生各10g；食欲不振者，加谷麦芽、六曲各10g；盆腔炎性包块者，加三棱、莪术各10g，地鳖虫6g。(江苏名中医夏桂成经验方)

(2) 消炎Ⅰ号：炒黄柏10g，连翘15g，薏苡仁15g，车前子12g，茯苓15g，苦参10g，茵陈10g，苍术10g，红藤15g，丹皮10g，川萆薢9g，蒲公英10g，地丁10g，败酱草10g，益母草10g，枳壳10g，甘草6g。(云南名中医张良英经验方)

(三) 流产术后宫腔(宫颈管)粘连或术后经量过少

(1) 血府逐瘀汤加味：当归、桃仁、三棱、莪术、延胡索各10g，川芎6g，川桂枝5g，制乳香、制没药各5g，制香附10g，薏苡仁20g，冬瓜仁10g。经净后，去桃仁、三棱、莪术、制乳没，加赤白芍、炙鳖甲、山楂、怀山药、丹参、川续断、桑寄生等补肾养阴之品。(江苏名中医夏桂成经验方)

(2) 调经Ⅰ号：当归15g，熟地15g，川芎10g，桂枝12g，白芍12g，党参15g，苏木15g，泽兰12g，丹参15g，桃仁12g，香附10g，台乌10g，枳壳10g，川牛膝15g，甘草6g。若治疗宫腔或宫颈管粘连，本方于行宫腔或宫颈管粘连分离术后即服用可预防再次粘连；若治疗术后经量过少，本方于经前3~4天即开始服用直至月经通畅停服，血止之后换方为六味地黄汤加肉苁蓉15g，枸杞子15g，女贞子15g，菟丝子15g，麦冬15g，丹参15g，炙香附10g。(云南名中医张良英经验方)

（四）流产术后月经量过多

（1）止崩Ⅰ号：炙黄芪30g，党参15g，白术10g，炙升麻10g，熟地20g，菟丝子15g，山茱萸12g，阿胶15g，炒贯众10g，海螵蛸15g，芡实15g，赤石脂15g，甘草6g。伴腰酸明显者，加续断15g，补骨脂15g；兼见阴虚血热者，加女贞子15g，旱莲草15g。适用于脾肾两虚证。（云南名中医张良英经验方）

（2）两地汤加味：生地、玄参、白芍、麦冬、阿胶、地骨皮各10g，女贞子、旱莲草各15g，炒地榆、蒲黄炭、茜草炭、马齿苋各12g，甘草5g。心烦失眠者，加丹参、合欢皮各10g，钩藤15g，炒枣仁6g；腹胀矢气，大便偏溏者，上方去熟地，加煨木香6g，炒白术、六曲各10g。适用于阴虚血热证。（江苏名中医夏桂成经验）

（3）中成药：祥见流产后阴道流血日久。

（五）流产术后体质虚弱

（1）人参养荣汤加减：党参15g，炙黄芪30g，茯苓15g，炒白术10g，当归15g，川芎10g，熟地15g，白芍15g，制首乌15g，炙黄精15g，怀山药15g，益母草15g，枳壳10g，甘草6g。腰酸，阴道流血者，加女贞子、旱莲草各15g；流血量多者，加阿胶15g，海螵蛸10g；下腹隐痛者，加延胡索、没药各10g。（云南名中医张良英经验）

（2）加减归脾汤：党参、黄芪、白术各15g，当归、白芍各10g，艾叶炭6g，阿胶、桑寄生各10g，炙远志、炒枣仁各9g，陈皮6g，炙升麻5g。食欲差者，加炒香谷、麦芽各15g，山楂炭10g；出血多者，加炙乌贼骨15g，煅龙骨、煅牡蛎各20g，血余炭10g。（江苏名中医夏桂成经验）

（3）中成药

1）归脾丸：适用于术后心脾两虚者。口服，一次1丸，一日2～3次。

2）补中益气丸：适用于术后气虚明显者。口服，一次1丸，一日2～3次。

（六）放置宫内节育器后诸证

1. 放置宫内节育器后经期延长

（1）加味补中益气汤：党参15g，炙口芪30g，白术10g，当归15g，陈皮10g，炒柴胡12g，炙升麻10g，怀山药15g，炒蒲黄10g，枳壳10g，海螵蛸10g，赤石脂10g，芡实10g，炙甘草6g。伴腰酸者，加女贞子15g，旱莲草15g。本方于月经通畅后即服用，经净后去海螵蛸、赤石脂、芡实。适用于气虚血瘀证。（云南名中医张良英经验）

（2）清经散合加味失笑散：炒黄柏6g，熟地、白芍、地骨皮各10g，川续断15g，丹皮炭、荆芥炭、仙鹤草各12g，五灵脂10g，炒蒲黄6g。兼脾胃气虚者，加党参15g，白术10g；兼心肝郁火者，加黑山栀10g，钩藤（后下）15g，炒柴胡5g。适用于肝经郁热证。（江苏名中医夏桂成经验）

（3）血竭胶囊：一次2粒，一日2～3次，适用于血瘀证。

（4）宫血宁胶囊：一次1～2粒，一日2～3次，适用于血热证。

2. 放置宫内节育器后经量多（治法同流产术后月经量过多）

3. 放置宫内节育器后腰腹酸痛

归芍六君子汤加减：丹参、党参、炒白术、生炙黄芪、白芍各15g，煨木香5g，茯苓、焦山楂、炒谷芽、合欢皮各10g，广陈皮6g，荆芥炭5g。烦躁失眠者，加炙远志6g，炒枣仁9g，夜交藤15g；尿频者，加川续断、桑寄生、狗脊各10g；少腹刺痛为主，加鸡血藤12g，益母草15g，五灵脂10g。（江苏名中医夏桂成经验）

4. 放置宫内节育器后月经异常

胶艾汤加味：阿胶、艾叶、当归各10g，川芎9g，芍药、茯苓各12g，干地黄20g，益母草、仙鹤草各15g，甘草、没药、乳香各6g。月经量增多型：偏气虚者加黄芪、党参；有热象者加地榆、侧柏叶；有血瘀者加桃仁、红花。经期延长型：偏气虚者加黄芪、党参；冲任不固者加山茱萸、枸杞、菟丝子、鹿角胶等；夹湿热者加黄连、黄柏；偏瘀血者加三七、五灵脂、蒲黄等；偏气血瘀滞者加枳壳、柴胡；偏脾虚经血失统者加白术、山药、砂仁、薏苡仁等。胶艾汤系医圣张仲景《金匮要略》中名方，为调和冲任、补血固经之剂。运用胶艾汤加味治疗放置宫内节育器所引起的月经异常，经临床验证，服用方便，还可减少放置宫内节育器术后并发症的发生，值得临床推广应用。（齐宝宁等.胶艾汤加味治疗放置宫内节育器术后月经异常208例.陕西中医，2006）

二、盆腔术后

（一）盆腔术后助通肠气

（1）四磨汤口服液：一次10～20ml，一日2～3次。

（2）加味小承气汤：大黄12g，川厚朴6g，枳实9g为主方。伴恶心欲呕者，加山楂9g，麦芽15g；湿盛纳差者，加茯苓15g，神曲15g，砂仁6g；腹胀者，加广木香10g，青皮12g，丹参10g，川楝子10g；阴虚舌燥、口干者，加石斛12g，大枣10枚，知母6g。于术后10小时予加味小承气汤口服，24小时内排气率为86.25%，而未服中药的对照组24小时内排气率为11.43%，提示中药治疗对促进术后肠蠕动恢复有效。（赵青.中药治疗盆腔手术后胃肠功能紊乱80例.中医研究，2004）

(二)盆腔术后排尿困难的治疗

(1)举元煎加减:人参、黄芪、升麻、炙甘草加桔梗、茯苓、猪苓、泽泻、通草;或生津止渴益气水饮(《傅青主女科》):人参、麦冬、当归、生地、黄芪、葛根、升麻、茯苓、炙甘草。

(2)封闭疗法联合中药增液承气汤口服和保留灌肠治疗产后及盆腹腔术后顽固性尿潴留,优良率为81.2%。

药物组成:大黄10g,芒硝10g,厚朴12g,枳壳12g,当归12g,肉苁蓉12g,玄参15g,麦冬15g,甘草5g。(廖明秀等.中西医结合治疗产后及盆腹腔术后顽固性尿潴留32例的临床分析.医学信息,2010)

(3)针刺疗法:取穴三阴交、足三里穴,均取双侧。操作方法:患者先取仰卧位,穴位处皮肤常规消毒,选用0.30m×(40~50)mm毫针快速进针法准确刺入穴中,进针深度为1.0~1.5寸,待手下针感沉紧时,开始施以补泻手法。治疗结束后,接着用艾条灸关元穴及腰骶部的三焦俞、肾俞、膀胱俞、上髎、次髎等穴位,用两根艾条同时施灸,每次30~40分钟,待穴位处皮肤温热潮红为宜,每日1次,5次为1个疗程。此种方法多用于治疗盆腔术后尿潴留。

(三)盆腔术后预防肠粘连

(1)麻仁丸:每次6~8g,每日2~3次。王德明研究显示,麻仁丸可增加动物肠系膜前动脉血流量,改善腹腔组织缺血,有显著的抗粘连效果。(王德明.三物备急丸、十枣汤抗腹部手术后腹腔粘连的实验研究.药学进展,2000)

(2)三物备急丸:王德明研究显示,三物备急丸术后第2天开始口服,能显著增加动物肠系膜前动脉血流量,改善腹腔组织血供,所以抗腹腔粘连效果显著,有临床运用价值。

(3)活血通腑方:大黄、芒硝、桃仁、红花、三棱、莪术、赤芍、延胡索、木香、莱菔子等理气活血药能防治术后腹腔粘连的发生。(曾莉等.活血通腑方对大鼠术后腹腔粘连的实验研究.中国中西医结合外科杂志,2005)

(四)盆腔手术后胃肠功能紊乱的治疗

于妇科盆腔手术后10小时可进流质时,先予加味小承气汤口服促进肠蠕动助排气,待排气后进半流质,大便后可进普食,并改服加减参苓白术散3剂调理脾胃功能,每日1剂。上药均加水500ml,煎至150ml,温服。此法对促进排气,调整胃肠蠕动助消化,对肠功能紊乱、小肠吸收不良综合征等有显著疗效,还可以增强机体的免疫能力,有利于阻断感染-营养不良间的恶性循环,促进患者的康复。

加味小承气汤:以大黄12g,川厚朴6g,枳实9g为主方。伴恶心欲呕者,加山楂 9g，麦芽 15g；湿盛纳差者，加茯苓 15g，神曲 15g，春砂仁 6g；腹胀者，加广木香 10g，青皮 12g，丹参 10g，川楝子 10g；阴虚舌燥、口干者，加石斛 12g，大枣 10 枚，知母 6g。

参苓白术散加减：以党参 30g，茯苓 15g，白术 10g，怀山药 12g，白扁豆 12g，桔梗 10g，薏苡仁 20g，春砂仁 6g 为主方。伴气虚神倦懒言者，加北黄芪 20g，柴胡 10g；伴血虚眩晕者，加当归 8g，熟地 12g，白芍 12g；伴夜寐不安者，加茯神 15g，远志 3g，龙眼肉 15g，酸枣仁 20g。（赵青.中药治疗盆腔术后胃肠功能紊乱 80 例.中医研究，2004）

（五）盆腔手术后预防下肢静脉血栓（云南省中医医院妇科经验）

（1）中药热奄包热敷双下肢：每日 2 次，7 天为 1 个疗程，以促进下肢血液循环，预防下肢静脉血栓形成。

（2）艾灸双侧足三里：每侧灸 15 分钟，每日 1 次，7 天为 1 个疗程，以益气扶正固本，同时也可促进下肢血液循环，预防下肢静脉血栓形成。

（3）针刺治疗：主穴取上脘、中脘、下脘、天枢、足三里，配穴取太冲、三阴交、血海、丰隆等，每日 1 次，10 天为 1 个疗程，可促进血液循环及肠蠕动，预防血栓形成及肠粘连、肠梗阻。

（六）盆腔手术后促进切口愈合（云南省中医医院妇科经验）

术后第 3 天，激光照射腹部切口，改善切口血液循环，促进切口愈合。每次 15 分钟，每日 1 次，7 天为 1 个疗程。

三、剖宫产术后

（一）剖宫产术后肠气不通

（1）草果 50g，加冷水 200ml，浸泡 30 分钟，煮沸 15 分钟后口服。治疗剖宫产术后腹胀，服药后 6 小时内排气有效率为 97.62%。（戴芙蓉.草果治疗剖宫产术后腹胀 42 例临床分析.中国民族民间医药杂志，2003）

（2）益气滋阴通肠液：党参、白术、当归、黄芪各 15g，白芍、麦冬、枳壳、川朴、陈皮各 10g，莱菔子 20g，生地 12g，木香 9g，大黄、砂仁、甘草各 6g。由本院制剂室加工制成每瓶 250ml，每次服 50ml，每日 3 次，至肛门排气。本方既能有效预防手术后腹胀的发生，又可使术后肛门排气时间明显提前，胃肠功能早日恢复。（付延林.益气滋阴通肠液预防性治疗妇产科手术后腹胀临床研究.现代中西医结合杂志，2010）

（二）剖宫产术后尿潴留

（1）产妇康复治疗仪联合针刺疗法能够较快解决产妇尿潴留问题，且无任何毒副作用，值得临床推广使用。（郭颖艳等.产妇康复治疗仪联合针刺解除尿潴留的疗效观察.中国美容医学，2011）

1）治疗仪使用方法：接通治疗仪电源，打开开关，将电极治疗片置于耻骨联合上方及骶尾部各一片，调节治疗强度为100HZ左右，然后根据患者耐受程度可逐渐加大到200～220HZ，时间50分钟。

2）针刺疗法

A.针刺穴位：气海、中极、关元、归来（双）、三阴交（双）。

B.针刺方法：产妇仰卧位，腘窝处垫一软枕，腿呈半屈膝状，使腹部放松。用30号1.5～2寸毫针，中极穴向下斜刺0.5～1寸，气海穴直刺1～1.5寸；关元穴向下斜刺0.5～1寸；归来穴向下斜刺0.5～1寸；三阴交穴直刺1～1.5寸。进针得气后施以平补平泻手法，留针30分钟。留针期间，每隔10分钟行针一次。

（2）针刺疗法：主穴取双侧八髎穴。配穴取委阳、三阴交、足三里、血海。操作方法：患者取侧卧位，八髎穴用1寸毫针直刺入0.5寸，补法捻转行针得气使针感向会阴及膀胱方向传导；委阳、三阴交、足三里、血海均单取（如左侧卧位取左三阴交、血海，余右取），用2寸毫针直刺入1～1.5寸，用平补平泻法得气后留针。其中双次髎穴、足三里、三阴交接G-6805电针治疗仪，采用连续波30分钟，每日1次，5次为1个疗程。

（3）江苏名中医夏桂成经验

1）补中益气汤加味：党参20g，炙黄芪20g，白术、茯苓各10g，陈皮、升麻各6g，枳壳、当归、山药、泽泻、猪苓、桔梗各10g，车前子（包煎）15g。适用于气虚证。

2）金匮肾气丸加味：干地黄10g，山药15g，山茱萸、茯苓、丹皮、泽泻、桂枝各10g，附子6g，车前子（包煎）15g，怀牛膝10g。偏阳虚者，重用附子、桂枝；偏阴虚者去附子、桂枝，加熟地黄、麦冬各10g。适用于肾虚证。

3）外敷加艾灸：盐炒，加麝香150mg混匀，填脐中，外用葱白10余根作一束，切如半指厚，置盐于脐上，艾灸，觉热气入腹难忍时小便即通。适用于气虚者。

（4）木通散（《妇科玉尺》）：木通、滑石、冬葵子、槟榔、枳壳、甘草。适用于术后气滞膀胱之尿潴留。

（5）灌肠疗法：枳实、厚朴各12g，生大黄20g（后下），水煎取汁100～200ml保留灌肠。每日1～2次，每次间隔4～6小时，每次保留30～60分钟，疗程1天。适用于术后尿潴留无膀胱损伤者。

（6）穴位注射法

取穴：中极、阴陵泉、足三里、三阴交、关元、气海。

药物：维生素 B_{12}、B_1、新斯的明注射液。

方法：每次选 1～2 个穴，常规消毒，选 1 种药液，每穴注入 0.5～1ml。一般一次可通。无效可再次注射。

（7）药膳疗法：蝉蜕（去头足）9g，加水 500～600ml，煎至 400ml，去渣加红糖适量，1 次服完，服后 5 小时不排，可再服 1 剂。

（三）剖宫产术后大便难

（1）四物汤加味：熟地、当归、白芍各 10g，川芎 5g，火麻仁、柏子仁各 10g，生首乌、肉苁蓉各 15g。兼术后气虚，临厕努责乏力者，加党参、黄芪各 10g，白术 15g，广木香 9g；兼阴虚内热者，去川芎、肉苁蓉，加生地、知母、黄柏、玄参各 10g。适用于术后血虚证。（江苏名中医夏桂成经验）

（2）经验方：潞党参 60g，鸡血藤 18g，生黄芪 60g，炒升麻 20g，当归身 10g，制香附 10g，广木香 10g，九香虫 10g，地鳖虫 9g，槟榔 10g，益母草 20g，鹿角胶 24g。适用于术后气虚失运证。（《王渭川妇科治疗经验》）

（3）当归麦冬汤：当归身 10g，川芎 30g，茯苓 6g，肉苁蓉 10g，火麻仁 10g，核桃仁 5g，地骨皮 10g，广陈皮 5g，炙甘草 3g，白蜜糖 30g（分冲），麦冬 6g，北五味子 1g。适用于术中出血多，术后阴虚血少肠道失润。（《李聪甫医案》）

（4）玉烛散（《玉机微义》）：熟地、当归、白芍、川芎、大黄、芒硝、甘草。脘腹胀满甚者，加炒鸡内金、佛手、枳壳；心烦口臭、口疮者，加黄芩、栀子、竹叶。适用于术后食热瘀互结者。

（5）麻仁丸：每次 6～8g，每日 2～3 次。

（6）针灸疗法：膈俞、肝俞、天枢，针刺行补法，适用于术后虚秘。

（7）按摩疗法：用双手示指以适当的压力按压迎香穴 5～10 分钟，然后将手指向四周移动，逐渐扩大面积，可使肠蠕动加快。

（8）药膳疗法

1）黑芝麻、胡桃、松子仁等分，研碎加白糖或蜂蜜适量和服。

2）首乌粥：首乌（生、制者皆可）30g，粳米 30～60g，将首乌洗净切片，与粳米共为粥，每日 1 次，适用于术后血虚证。

（9）饮食指导：剖宫产后饮食开始少量多餐进食，进食高营养、高热量、高维生素的食物，多饮汤水，如骨头汤、菜汤。术后 6 小时先喝 1 杯淡盐水，以后每日晨起、饭前先喝 1 杯温开水，术后第 1 餐以咸流质饮食为主，产后 3 天内少吃或不吃较甜的点心、奶粉等，每次进食尽量细嚼慢咽，避免吞咽过程吞进较多空气而引起腹胀，尽量嘱产妇剖宫产后早期活动。（邓晓云等．剖宫产后便秘的饮食指导．ZHINESE GENERAL NURSING，2009）

（四）剖宫产术后汗出

（1）经验方：党参、炙黄芪、糯稻根、当归、炒白芍、炒枣仁、瘪桃干、淡附片、远志炭、炙甘草。适用于术后自汗者。（《何子淮女科经验集》）

（2）经验方：龙齿15g，牡蛎20g，白芍10g，生地20g，当归30g，阿胶10g，菊花10g，天麻6g，党参15g，麦冬10g，五味子6g，炙甘草6g。适用于术后汗出较多出现烦躁、昏迷、循衣摸床等虚脱危候者。（《女科临证验方集要》）

（3）针灸疗法

1）针法

A.大椎、合谷、肾俞、脾俞、足三里、复溜，针用补法，加灸。大汗淋漓不止者加气海；心悸者加内关。

B.气海、后溪、阴郄，针用补法。

2）灸法

A.神阙、气海、关元、大椎、合谷、复溜，每次选2~3个穴。重灸，每日1次。适用于自汗者。

B.左阴郄穴，艾灸5分钟，患者可感自阴郄穴沿手少阴经上传至心前区，20分钟后，阴郄穴处无感觉而心前区则感热如火灼，约40分钟后，此感觉消失则停灸。适用于盗汗者。

3）耳针

A.主穴：肺、交感、肾。配穴：内分泌、肾上腺、三焦。局部消毒后取王不留行籽贴压穴位，按压3分钟，每日5次。3~5天换1次。适用于自汗者。

B.主穴：交感、心、肺、肾。配穴：神门、三焦、肾上腺、内分泌。每次选用3~4个穴，取王不留行籽贴压耳穴，按压每日5次，每次3~4分钟，3天换1次穴位。适用于盗汗者。

（4）药膳疗法

1）仙鹤草60g，黄芪30g，红枣60g，麻黄根15g，煎水内服，每日2次。

2）乌骨鸡1只，生地250g，食糖适量。将鸡宰杀去毛及内脏，生地切碎与食糖和匀，置于鸡腹，蒸熟，单吃鸡肉。适用于术后盗汗。

（五）剖宫产术后缺乳

（1）通肝生乳汤（《傅青主女科》）：当归、白芍、白术、生地黄、麦冬、柴胡、远志、通草、炙甘草。适用于术后乳汁不通，乳房胀或有硬结者。

（2）漏芦散加味：漏芦、瓜蒌皮、茯苓、土贝母各10g，炙远志、制苍术、制香附、王不留行、炙山甲片各6g。大便溏泄者，去瓜蒌皮，加炒白术、砂仁各5g。治疗术后痰湿壅滞证。（江苏名中医夏桂成经验）

（3）养荣下乳汤：党参15g，炙黄芪30g，茯苓15g，炒白术10g，炙黄精

15g，怀山药15g，当归15g，熟地15g，白芍15g，川芎10g，山茱萸10g，丝瓜络10g，益母草15g，枳壳10g，麦冬15g，桔梗10g，甘草6g。肝郁气滞者，加炒柴胡、陈皮各10g；术后用抗生素苔腻者，去熟地、白芍，加砂仁10g；纳差者，加木香、砂仁各10g；乳胀痛、硬结者，加甲珠10g，王不留行15g，路路通10g，柴胡10g。（云南名中医张良英经验）

（4）健脾化痰通乳方：苍术12g，香附10g，陈皮10g，半夏10g，枳壳12g，茯苓15g，石菖蒲10g，路路通15g，王不留行15g，无花果15g，丝瓜络10g。适用于产后痰湿壅滞证。（云南名中医李春华经验方）

（5）针灸疗法

1）体针：主穴取膻中、乳根、少泽。偏于气血虚弱者，加足三里、三阴交、脾俞、胃俞、膈俞；肝气郁结者，加太冲、合谷、内关、肝俞。其中，膻中、乳根平刺，针尖向乳头，刺入1～1.5寸，以乳房部有胀感为宜。虚证可加灸法，实证用泻法或平补平泻。

2）灸法：取膻中、乳根。用艾条温和灸10～20分钟，每日2次，7～10天为1个疗程。

（6）推拿疗法，适用于乳房结块乳汁不通者。（云南省中医医院乳腺病科经验）

患者用毛巾热敷双侧乳房数分钟，取坐位，医者与患者同向，站于患者背后向前用食用油润滑乳房后，双掌顺时针推揉一侧乳房或乳房包块数分钟，之后再顺乳络方向自外向乳头单向按摩数分钟，按摩的同时一手牵拉乳头数次以便于乳汁的排出，直至乳房或包块变软。同法推拿另一侧乳房。每日1～2次，直至乳汁通畅。

（7）贴敷疗法：金银花根30g，通草20g，当归6g，芙蓉花叶60g，上药捣烂，贴敷于乳房胀痛部位，每日2次，3天为1个疗程。（《新编妇人大全良方》）

（8）药膳疗法

1）黄芪通草鸡：炙黄芪50g，通草10g，母鸡1只。洗净膛鸡切块，再将黄芪、通草洗净放入，撒上细盐，淋入黄酒1勺，旺火隔水蒸3～4小时，空腹吃。适用于术后体虚乳汁不足者。

2）落花生粥（《粥谱》）：花生45g（不去红衣），山药30g，百合15g，粳米100g，冰糖适量。将花生洗净捣碎，加粳米、山药、百合同煮粥，熟时放入冰糖稍煮即可。有健脾开胃，润肺止咳，养血通乳之功。

（六）剖宫产术后恶露不绝

（1）益气生化汤：党参15g，炙黄芪30g，当归15g，川芎10g，桃仁10g，炮姜6g，益母草15g，枳壳10g，甘草6g。汗多，乏力者，加炒白术10g，防风10g；头晕、面白、恶露色淡者，加熟地15g，白芍15g，阿胶20g，制首乌15g，炙黄精15g；腰酸者，加女贞子、旱莲草各15g；苔腻，纳差，加茯苓15g，怀山药15g，薏苡仁15g；恶露色暗有块者，加炒蒲黄15g；恶露味腥臭，小腹隐痛者，加蒲公英10g，败酱草15g，延胡10g，没药10g。恶露量多者，酌加海螵蛸、赤石脂、芡实各10g。适用于术后子宫复旧不良引起的恶露不绝。（云南名中医张良英经验）

（2）扶正康复汤：黄芪30g，当归15g，川芎15g，赤芍15g，炮姜6g，桃仁10g，莪术10g，炒卷柏10g，茜草15g，麦冬15g，三七6g，甘草10g。适用于术后气虚血瘀宫缩不良引起的恶露不绝。（云南名中医易修珍经验方）

（3）缩宫灵：马齿苋30g，益母草30g。两药水煎服，每日1剂，共服8天，治疗剖宫产术后子宫复旧不全引起的恶露不绝有效率为96.2%。本方药味虽少，但疗效较高，对各种证型的产后出血均可应用，值得在临床上推广应用。（凌学民等．马齿苋益母草配伍治疗剖宫产术后子宫复旧不全131例．中医药学刊，2003）

（4）针灸疗法

1）体针

A.取穴：关元、中极、足三里、三阴交。关元向下斜刺1~2寸，施提插补法，使针感传到外阴部。中极直刺，施提插补法。足三里、三阴交均直刺，施平补平泻法。诸穴均可针灸并施。适用于术后脾虚气陷证。

B.取穴：石门、气海、维胞、地机、三阴交。石门、气海均直刺，施捻转提插泻法。维胞直刺1.2~1.5寸，施提插泻法。地机、三阴交直刺，施提插或捻转平补平泻法。适用于术后气血瘀滞证。

2）耳针：神门、交感、皮质下、脾、肾、内分泌等穴中，每次选用2~3穴，中强刺激，留针15~20分钟，亦可用埋藏火按压法。

3）灯火灸法

A.取穴：三阴交、关元、隐白。用明灯爆灸法，每日灸1次，每穴1~2壮，7日为1个疗程。适用于术后气虚宫缩不良引起的产后恶露不绝。

B.取穴：神阙、中极、血海、归来。用明灯隔艾叶灸法，每日灸1~2次，每次灸1~3壮，以恶露停止为度。适用于术后血瘀型产后恶露不绝。

（5）口服中成药

1）益母草膏：适用于血瘀证。每次20ml，每日3次。

2）龙血竭胶囊：适用于气血瘀滞证。每次4~6粒，每日3次。

3）云南白药胶囊：适用于血瘀证。每次2粒，每日3~4次。

4）致康胶囊：适用于瘀热互结证。每次2~4粒，每日3次。

（6）药膳疗法

1）参术黄芪粥：党参9g，黄芪15g，白术18g，粳米60g，先将前三味药煎汤30分钟后再入粳米煮粥食用。每日1剂，服6~7天。适用于术后脾虚证。

2）山楂糖水：山楂30g，红糖30g。山楂干，加水煎至山楂煮烂，加入红糖即可服用。适用于术后气血瘀滞证。

3）益母草、黑木耳各10g，白糖50g。将益母草、黑木耳洗净放入锅内，加水适量煎煮半小时，后入白糖溶化即成，每日1次，服5～7天。适用于血热内扰证。

（七）剖宫产术后发热

（1）小柴胡汤加减：柴胡10g，黄芩10g，半夏10g，党参10～30g，当归15g，川芎10g，益母草30g，生甘草6g。风寒束表，恶寒汗少，加荆芥、防风、桂枝发汗疏表；感暑夹湿，头重肢体酸楚，舌苔黄腻，加鸡苏散（刘河间《医学六书》）、青蒿、佩兰等清暑化湿；乳汁郁结，乳胀结块，加橘叶、橘核、夏枯草、炮山甲等活络通乳；风邪犯肺，咳嗽咳痰，加杏仁、桔梗等宣肺化痰；瘀阻胞络，小腹疼痛，恶露色暗量少夹块，加桃仁、生山楂、炮姜等温经活血。每日1剂，清水800ml煎至400ml，分2次口服。（刘芳.小柴胡减治疗产后发热42例.广西中医药，1999）

（2）云南名中医张良英经验：剖宫产后发热首先应根据病因和临床表现区分外感与内伤发热。外感发热一般发病较急，发热较高，伴有恶寒或寒战、头痛等症。治宜解表清热，或凉血解毒为主。内伤发热起病较缓，病程较长，一般为低热，或午后渐热，伴有气血亏虚，或瘀血阻滞等症状，治以扶正祛邪并重为原则。

1）感受外邪之发热

A.银翘散加味：治疗剖宫产后风热袭肺之发热。咳嗽者加杏仁、枇杷叶；咽喉红肿疼痛者加玄参、板蓝根、川牛膝。

B.五味消毒饮加生地、丹皮、益母草、败酱草：治疗剖宫产后热毒内盛，热与瘀结之发热。便秘者加大黄、枳实；腹痛者加延胡索、五灵脂。

C.用三仁汤合二妙散加减：治疗剖宫产后湿热内蕴之发热。

2）血亏气虚之发热：以八珍汤为主方。食少不饥者加砂仁、波蔻；心悸少寐者加枣仁、远志、柏子仁；自汗者加黄芪、浮小麦、牡蛎；若气虚明显者，用补中益气汤，或黄芪建中汤，甘温除热。

3）阴虚内热之发热：青蒿鳖甲汤或清骨散加减。若阴虚火旺，虚火上炎者，用知柏地黄汤，以滋阴降火；伤阴明显，津液耗伤，加沙参、麦冬、白芍；失眠多梦者加枣仁、夜交藤；盗汗者加浮小麦、牡蛎、五味子。

4）瘀血内停之发热：生化汤或少腹逐瘀汤加减。若见气虚加黄芪、党参；血虚者加熟地、阿胶。

（八）剖宫产术后切口脂肪液化

微波透热疗法是一种物理疗法，除在治疗中可引起热感外，没有其他毒副作用，目前在国内外已被广泛应用，被称为绿色疗法，微波作用于机体组织时，其能量转变为热能，使人体组织细胞中离子、水分子的高频震荡，可加快组织血液循环，增强组织免疫能力，能有效改善局部血液循环，促进水肿吸收，消炎止痛，增进愈合。（邢曼丽.微波透热疗法治疗剖宫产术后切口脂肪液化疗效观察.中国美容医学，2011）

四、肿瘤术后

(1) 人参养营汤(《太平惠民和剂局方》)加减:人参、黄芪、白术、陈皮、甘草、白芍、熟地、五味子、茯苓、远志。纳谷不香者,加砂仁、鸡内金;发热者,加金银花、连翘。本方补血益气,扶正驱邪,适用于肿瘤术后气血两虚证。

(2) 五味消毒饮(《医宗金鉴》)加味:金银花、野菊花、蒲公英、紫花地丁、紫背天葵子、天花粉、败酱草。本方清热解毒,适用于肿瘤术后感染,配合西医抗感染治疗。

(3) 卵巢癌方:炙穿山甲15g、鳖甲15g、白花蛇舌草30g、桃仁30g、薏苡仁30g、熟地15g、赤芍12g、铁树叶30g、水蛭4.5g、䗪虫4.5g、丹参12g、三棱15g、莪术15g、枳壳9g、香附12g、黄芪15g、小茴香9g、七叶一枝花9g。本方活血软坚,破瘀祛痰,适用于卵巢癌术后阴道转移的治疗。(上海中医学院附属曙光医院肿瘤小组方)

(4) 加减二陈汤:基本方为半夏9g、陈皮6g、茯苓12g、甘草3g,兼失眠者加夜交藤、钩藤、远志;兼腹胀者加延胡索、香附、青皮;兼胸胁胀痛者加郁金、绿萼梅、川楝子;兼腹痛腹泻者加防风、苍白术。每日1剂,分2次内服,15~20日为1个疗程。本方对妇科肿瘤术后患者进行整体调理,使受创的机体在短时间内得到调整,从而缩短了手术以后的恢复期,提高了生活质量。(蒋小蔓.二陈汤在妇科肿瘤手术后的应用.辽宁中医杂志,2002)

(5) 以左归丸为基础方加减治疗临床常见的妇科肿瘤患者在术后及放疗、化疗前后出现以烘热汗出为主,并伴有烦躁易怒、头晕头痛、心悸失眠、健忘耳鸣等症,疗效显著。烘热汗出明显者,山茱萸可重用20~30g,并酌加五味子6g、浮小麦30g、生黄芪15~30g、煅牡蛎30g、知母10g、黄柏9g,以涩精固表,清虚热;汗出多、易感风寒者,加用玉屏风散;全身酸痛、关节不利者,加羌活6g、独活6g、桑枝24g、鸡血藤30g,以通经活络止痛;烦躁易怒、两胁胀满者,加柴胡6g、川楝子10g、白芍15~20g、香附12g,以疏肝理气;哭笑无常、悲伤欲哭者,加甘麦大枣汤及百合,以养心安神,和中缓急;头晕头痛者,加天麻20g、白蒺藜10g、石决明10~30g、钩藤10g、枸杞子12g、菊花10g,以柔肝平肝;心悸、失眠多梦者,加夜交藤30g、合欢皮10g、酸枣仁15~30g、磁石30g、生龙骨30g(先煎)、生牡蛎30g(先煎),以养心安神定志;耳鸣、健忘、眩晕者,加何首乌10g、天麻6~10g、桑椹10g、龙眼肉10g,以滋肾生髓;畏寒肢冷、倦怠浮肿者,加制附子6g(先煎)、肉桂10g、党参15~30g、防己10g,以助阳健脾利水,同时加用半枝莲15g、山慈菇12g、莪术10g,以抗癌解毒。(范宏宇.妇科肿瘤烘热汗出的辨治体会.中医研究,2010)

(6) 中西医结合预防性治疗妇科肿瘤术后下肢静脉血栓:治疗方法为术前3天服自拟逐瘀汤(黄芪15g、党参15g、丹参20g、当归20g、桃仁20g、红花

20g，川牛膝 15g，泽兰 15g，地龙 20g）以活血化瘀，利湿消肿，术后 20 小时加低分子肝素（5000U，皮下注射，每日 1 次，用 3 天）。方中黄芪补气，气盛则血行，有利于瘀血的消散。现代药理研究表明，丹参、赤芍、当归具有扩张血管、改善微循环、抑制血小板凝集、改善红细胞变形的作用，能起到抗凝的作用。联合使用低分子肝素与单独使用相比，效果显著，可以防止低分子肝素引起间质水肿的不良反应。（毕雪等.中西医结合预防性治疗妇科肿瘤术后下肢静脉血栓形成的临床研究.山西医药杂志，2008）

（7）中西医结合治疗妇科肿瘤术后深静脉血栓：方用脉痹汤（生黄芪 30g，当归、桃仁、地龙、焦山楂各 10g，川芎 6g，丹参、茯苓、猪苓各 30g）。发热者加金银花 10g，鸡血藤 15g，连翘 15g，红肿者加紫花地丁、天花粉各 15g；痛甚者加乳香、没药各 10g；瘀血重者加炮山甲、水蛭各 10g。水煎服，每日 1 剂口服，7～10 日为 1 个疗程，治疗 2～3 个疗程。其中生黄芪大补元气，当归养血活血，桃仁、川芎、丹参、鸡血藤、地龙活血祛瘀，通行经络，焦山楂开胃消食并助活血，全方益气活血、渗水利湿，攻补兼施，收到理想的治疗效果。（韩素新等.中西医结合治疗妇科肿瘤术后深静脉血栓临床分析.陕西中医，2008）

（8）温针灸促进妇科恶性肿瘤术后膀胱功能恢复：按循经取穴法，选取血海、绝骨、足三里、阴陵泉、三阴交、复溜等穴以疏导胃经腑气，通调三焦，鼓舞膀胱气化。同时，艾灸具有温通经络，行气活血之功效。对于妇科恶性肿瘤术后患者采用针刺加艾灸方法，可以积极预防尿潴留、膀胱麻痹等膀胱功能障碍，对患者的康复有积极作用。

五、放化疗术后

（1）香砂六君子汤（《名医方论》）：人参、白术、茯苓、甘草、木香、砂仁、陈皮、半夏、生姜、大枣。本方健脾和胃，降逆止呕，适用于放化疗术后，症见恶心呕吐，口中无味，纳谷不香，神疲思睡，甚则白细胞下降者。

（2）对放化疗术后的患者，配合中药扶正固本，可以减轻放疗、化疗的副反应，提高免疫功能，延长存活时间。化疗期间以养血活血，健脾和胃为主，可选用当归、赤白芍、川芎、生地、鸡血藤、天花粉、女贞子、党参、白术、薏苡仁、黄芪、大枣。放疗期间，以养血活血，养阴和胃为主，可选用当归、川芎、赤芍、生地、扁豆、黄芩、麦冬、天花粉。

（3）卵巢癌绝大多数患者终因肿瘤未控制在 2 年内复发或转移，因此，术后的综合治疗，对于患者的预后至关重要。庞教授提出了"益气养阴法"治疗卵巢癌化疗患者的学术思想，研制成颗粒剂：该药以党参、黄芪等为主益气健脾，天冬、麦冬、生地黄等养阴滋液，八月札、半枝莲等理气散结，清热消瘤。既往临床研究证实在减轻化疗毒副作用，抑制卵巢癌术后复发、转移，以及提高卵巢癌免疫功能方面具有良好的作用。原发性卵巢癌属中医"癥瘕""肠蕈""积证"等范畴。《外证医案》明确指出"正气虚则成岩"。可见本病的基础病理以正虚为本。抗肿瘤的作用是多方面的综合作用,减毒增效、改善生存质量及提高长期生存率是其疗效特点,作为卵巢癌术后综合治疗的有效手段,较单纯化疗效果更佳,具有良好的临应用前景。(齐聪等.160例卵巢癌中西医治疗临床疗效评价及生存分析.上海中医药杂志,2006)

六、妊娠滋养细胞疾病术后

(1)补益汤(经验方)加味:太子参、黄芪、当归、杭芍、鹿角胶、首乌、黄精、白术、陈皮、甘草、白花蛇舌草、败酱草、半枝莲。治疗妊娠滋养细胞疾病术后气血大亏者。若纳呆明显者,加佛手、砂仁。

(2)六味地黄丸加味:熟地黄、山茱萸、山药、泽泻、丹皮、茯苓、天花粉、黄精、薏苡仁、白花蛇舌草。治疗妊娠滋养细胞疾病术后肝肾阴虚证。

(3)桃仁承气汤加味:大黄、芒硝、桃仁、当归、芍药、丹皮、土茯苓、半枝莲、白花蛇舌草、蚤休、蒲公英、薏苡仁、鱼腥草、白茅根。治疗妊娠滋养细胞疾病术后瘀热成毒证。

(4)桂枝茯苓丸加味:桂枝、茯苓、丹皮、桃仁、芍药、乌药、香附、青皮、土茯苓、山慈菇、半枝莲、白花蛇舌草。治疗妊娠滋养细胞疾病术后气结血瘀证。

(5)天花粉针剂:静脉给药,每次100ml,溶于500ml生理盐水中,隔日或数日一次,静脉滴注时速度不得超过40滴/分,4~5小时滴完。滴注期间密切观察血压及全身反应。有助于减灭滋养细胞的活性。

(卜德艳 杨廷仙)

第二节 人工辅助生殖技术前后调理治疗

辅助生殖技术亦称医学助孕。中医药应用于助孕技术前后进行调理治疗,与西药发挥协同作用,可以提高助孕成功率,降低或减轻西药的不良反应。

一、助孕治疗前

(一)活血化瘀,调理冲任法

1. 子宫内膜异位症(尤其是卵巢巧克力囊肿)

按中医辨证分析,其病机本质是"瘀血"。在助孕治疗周期前,应用中医药方法可改善血瘀症状与体征,改善血液流变学,促使内异病灶粘连及结缔组织的松解,加快瘀血吸收；能抑制被活化的巨噬细胞产生成长促进因子和白介素-1，从而抑制异位内膜增殖和前列腺素的产生，为后续治疗做好准备。

（1）中成药：桂枝茯苓胶囊，按常规剂量口服2～3个周期，月经量多者经期停服。

（2）名中医经验方内服：消癥汤，药用黄芪、当归、莪术、牡蛎、水蛭粉、藁本、柴胡、生三七粉、甘草。（云南名中医易修珍经验）

（3）保留灌肠：丹参、赤芍、白花蛇舌草、黄柏、姜黄、败酱草。（云南名中医易修珍经验）

2.多囊卵巢综合征

中医认为，本病由肾气虚损、痰瘀互结所致。在助孕治疗周期前，应先治予补肾调经、健脾化痰、活血化瘀、降脂减肥等。

（1）名中医经验方内服

1）补肾1号方：紫石英、菟丝子、补骨脂、续断、党参、白术、熟地、当归、制首乌、女贞子、甘草。本方温补肾阳，益气调经，适用于肾虚证患者。（云南名中医张良英经验）

2）化脂调经方：苍术、香附、陈皮、半夏、茯苓、胆南星、枳壳、浙贝、生山楂、丹参、当归、川芎。本方健脾化痰、活血化瘀、降脂减肥，适用于湿瘀互结，体形肥胖患者。（云南名中医张良英经验）

（2）针灸减肥：主穴取关元、中极、大赫、阴陵泉、三阴交、天枢。配穴：痰湿阻滞者加曲池、中脘、丰隆，针用泻法；脾肾气虚者，加脾俞、肾俞、太白、太溪，针用补法加灸；肝郁气滞者加内关、期门，针用泻法。未闭经者与月经周期第6天开始针刺，1次/日，15次为1个疗程。月经周期第13～15天加用电针治疗。闭经者撤退性出血后开始治疗。

3.未破裂卵泡黄素化综合征

中医学认为，本病是由肾虚冲任虚损，精亏血少，加之瘀血阻滞胞宫脉络，卵子不能外排所致。故应在B超监测卵泡成熟后给予以下治疗，并每日B超监测，直至卵泡排出。

（1）口服中成药：桂枝茯苓胶囊，每次3粒，每日3次或定坤丹，每次1丸，每日2次。

（2）同时配合针刺促排卵，常用穴位有子宫、三阴交、气海、卵巢、中极等，每日1次，平补平泻，留针30分钟，5分钟捻转1次或用温针灸。

4.输卵管积水

在助孕治疗前，清热利湿、活血化瘀中药对于消除盆腔瘀血和炎性积水确有疗效，且能促进单核细胞吞噬功能，对血管扩张、血流量改变及纤溶活性升高也有一定影响，最终可有效改善盆腔粘连。治疗后，可见盆腔炎性肿块缩小、输卵管积水及子宫直肠陷凹积液消失等改变，为助孕周期的取卵术和胚胎移植术的顺利进行，作了有利的准备。

(1) 口服中成药：杏香兔耳风胶囊，每次4片，每日3次。

(2) 名中医经验方内服：消炎1号方，药用苍术、炒黄柏、车前子、茯苓、薏仁、丹参、莪术、丹皮、蒲公英、紫花地丁、红藤、败酱草、枳壳、甘草。（云南名中医张良英经验）

(3) 中药外敷：妇科如意散外敷（云南省中医医院院内制剂）外用。取50g用开水调成糊状，据病情加白酒或醋10ml，敷于下腹部或患处固定，并加热水袋，使药物温度维持在45~60℃。夜包晨取。每日1次，10日为1个疗程。

（二）补肾健脾，养血活血法

对于胚胎反复移植失败的患者，由于经过多次超促排卵后，肾中阴精失于润泽，冲任气血亏虚。且反复移植失败心情受挫，肝气郁结，胞脉瘀滞，故应健脾养血以养肾中先天精气，使肾中精血充沛。补肾活血之品能使冲任得调，肝郁得疏，并促肾中阴阳的转化，助胎成孕。常用中药有巴戟、菟丝子、党参、白术、陈皮、白芍、丹参等。

二、助孕周期中西结合，协同取效

（一）促卵泡发育成熟

对体外授精/单精子卵细胞浆注射中行超促排卵的患者，当优势卵泡直径达到18mm，且双侧卵巢合计5个卵子共同生长，在给予绒毛膜促性腺激素(HCG) 10 000U 肌内注射时，配合桂枝茯苓胶囊口服，每次3粒，每日3次，以促卵泡发育成熟。

（二）诱导成熟卵泡外排

成熟卵泡的排出与卵巢平滑肌的收缩、卵泡压力增高及卵巢、卵泡微循环的增加有关。对行人工授精的患者，当优势卵泡直径达18mm时，给予HCG 8000U 肌内注射，并加以桂枝茯苓胶囊，每次3粒，每日3次，尤其是既往有未破裂卵泡黄素化综合征的患者，多能实现成熟卵泡外排，从而提高人工助孕的成功率。

（三）改善子宫内膜环境

在人工授精或体外授精/单精子卵细胞浆注射治疗周期中，于HCG注射日，配合口服桂枝茯苓胶囊，除具有促使卵泡发育或诱导成熟卵泡外排作用外，尚可利用其活血化瘀、改善盆腔微循环的作用，有效于提高子宫内膜容受性。（张建伟等．桂枝茯苓胶囊在辅助生殖技术中的应用体会．中国中医药信息杂志，2005）

三、移植后补肾健脾，养血安胎（上海中医药大学附属曙光医院妇科经验）

移植后给予补肾健脾，养血安胎的治疗以维持肾中阴阳气血的充盈，有助于黄体发育和胚胎的着床。常用中药有巴戟、菟丝子、党参、白术、桑寄生、白芍、续断等。

（卜德艳　杨廷仙）

第三节　产后康复治疗

妇女产后均面临着泌乳、子宫复旧、排气、排尿、营养、精神状态六大问题，中医药在使产妇尽早泌乳、排气、排尿，帮助子宫复旧，以及补充营养，恢复体力和精神状态，早日康复方面具有一定的特色，现介绍如下。

一、尽早泌乳

（一）推拿疗法

（1）按乳腺管走行方向为产妇做按摩能有效预防乳腺管阻塞。

（2）体质虚者：取膻中、中堂、步廊、乳中、胸乡等穴及乳房。用拇指揉、四指揉、双手扭揉、拇指按摩等手法，顺着经络方向施行，每日1次，每次1分钟。

（3）体质壮实者：取食窦、膻中、灵墟、库房、乳中、乳根、中府、天池、极泉等穴及乳房。用拇指推压、四指揉压、双手扭揉中指点压等手法，逆着经络方向稍用力施行，每日1次，每次1分钟。

（二）药膳疗法

（1）茭白炖猪蹄：茭瓜50g，通草10g，猪蹄1只，加水煎汤，吃肉喝汤，1次吃完，连续3天，帮助产后催乳。

（2）莲子蒸乌鸡：乌鸡肉200g，西瓜1个，莲子250g，杏仁10g，桂圆肉50g，核桃仁50g，松子50g。乌鸡肉切丝，莲子去心用水泡发，杏仁用水浸泡去皮，西瓜蒂端切下，挖去瓤备用。将处理好的乌鸡肉、莲子、杏仁与桂圆肉、核桃仁、松子同放西瓜内，盖好瓜蒂，入锅隔水蒸熟，取出瓜内容物食用。利于产妇通乳。

（3）鲫鱼通乳汤：鲫鱼1条，通草20g，猪前蹄1个，料酒、盐、葱段、姜片、胡椒粉各少许。将猪蹄刮毛，洗净，放沸水锅中焯，去掉血水；鲫鱼去鳞、鳃、内脏后洗净；锅中放适量清水，放进猪蹄煮一段时间，加入鲫鱼、通草、料酒、盐、胡椒粉、葱段、姜片，煮至猪肉、鱼肉烂熟即食，能补中益气通乳。

（三）贴敷疗法

金银花根 30g，通草 20g，当归 6g，芙蓉花叶 60g。治疗产后乳房胀痛者。将上药捣烂，敷贴于乳房胀痛部位，每日 2 次，3 天为 1 个疗程。

（四）熏洗疗法

用热水或葱汤熏洗乳房，也可用桂皮煎水，或三棱 15g 煎汁后洗乳房，均有宣通乳络的功效，有助于产后尽早泌乳。

（五）服药加理疗

散结通乳方口服加产后康复综合治疗仪治疗，可以使乳腺管通畅，促进乳汁分泌，减轻乳块淤积，特别对乳腺管不通效果尤其突出。散结通乳方：炒柴胡、当归、王不留行、木通、漏芦各 15g，水煎服，每日 1 剂，共 3 天。

产后康复综合治疗仪治疗：使用产后康复综合治疗仪，输入功率为 ≤ 50VA，输出强度调节范围为 1～250 级。使用时将电极片置于乳房进行低频脉冲刺激，从低至高增大治疗强度，以患者舒适为宜，连续刺激 20 分钟，每日治疗 2 次，连续治疗 6 次；治疗期间鼓励产妇按需哺乳。

二、尽早排气

法同剖宫产术后助排气治疗方法。

三、尽早排尿

参考剖宫产术后尿潴留治疗方法。

四、帮助子宫复旧

五、及时哺乳可以有效帮助子宫复旧

莲藕桃仁汤：莲藕 250g，桃仁 10g，少量白糖。将莲藕洗净切小块，桃仁放入砂锅内（忌用铁锅），加适量水共煮汤，煮熟后加少量白糖调味，连汤食用，帮助产后恶露排出。

其余方法参照剖宫产术后恶露不绝。

六、补充营养，恢复体力

（一）服药

产妇康颗粒：当归15g，川芎10g，桃仁10g，炮姜10g，黄芪15g，益母草30g，赤芍15g，厚朴10g，莱菔子10g，何首乌30g，木香6g，炙甘草6g。术后6小时开始服用，连服6天。该药具有促进子宫复旧、胃肠功能恢复及乳汁分泌的功效，对剖宫产术后产妇的尽早康复具有良好的促进作用。（河南中医学院制剂）

（二）药膳疗法

（1）紫红糯米粥：紫红糯米50g，煮粥食用，能补血益气，帮助产妇恢复气血。

（2）八宝肉粥：乌鸡1只，猪瘦肉1500g，人参、茯苓、白术各10g，甘草5g，葱、姜各10g，盐5g。先将人参、茯苓、白术、甘草装入纱布袋中，扎紧袋口；把乌鸡去内脏洗净；猪瘦肉洗净切块；姜切片，葱切段，然后将药物与肌肉、猪肉一并入锅，用武火烧沸，去浮沫，加入葱、姜，用文火炖至肉烂。加盐调味，吃肉饮汤。能大补气血，健脾开胃，利于产妇体质恢复。

（3）萝卜汁口服：取萝卜500g切碎，加水500ml，煮沸5分钟，取汁，于术后16～20小时口服，一次100ml，1～2小时1次。萝卜富含维生素A、C、B_1、B_2、烟酸，微量元素Ca、P、Fe、Mg、Zn，以及蛋白质、粗纤维和糖类。剖宫产术后产妇服用萝卜汁，既能促进肠功能恢复及下乳，又能补充营养，可谓一举两得。

七、产后抑郁

（一）药物疗法

（1）甘麦大枣汤加味：小麦、甘草、大枣、枣仁、柏子仁。若失眠多梦，坐卧不安者，加龙骨、牡蛎、磁石、陈皮、麦冬、生地。

（2）四物补心汤加味：当归、川芎、生地、白芍、白术、半夏、桔梗、茯神、陈皮、甘草、炮姜、枣仁、远志。

（3）天王补心丹：人参、当归、丹参、生地、玄参、麦冬、天冬、朱砂、茯苓、远志、枣仁、柏子仁。

（二）心理治疗

现代研究认为，产后抑郁与许多因素有关，如产妇原有精神病史，产妇的性格，与父母、丈夫、公婆及相关人员的关系，分娩不顺利，产时、产后过劳或体弱，照料婴儿不顺，产后内分泌系统急剧变化等。故应全面、细致地了解以上情况，根据病因找到解决办法，可通过疏导解郁、移情易性、养心安神等方法，对患者进行说理、开导、解惑，或暗示、训练等，使其消除疑虑，化解郁结，建立信心，平衡心态，调和阴阳，必要时可运用中医五行生克制化的道理，用以情胜情治疗法，最终恢复心理和生理的健康。

（卜德艳　杨廷仙）

第四节　妊娠期食疗

妊娠期妇女由于孕卵的发育和胎儿的逐渐长大，内分泌系统及新陈代谢均发生了一系列变化，使其呈现为阴亏的一种特殊体质状态，因此，妊娠期科学、合理的膳食对保证胎儿正常的生长发育，增强母体健康，防止流产、滑胎，以及孕期并发症非常重要。遵循"达生篇"提出的"宜淡泊、不宜肥浓；宜轻清，不宜重浊；宜甘平，不宜辛热"及"择其所欲食者食之"，归纳了一些具有中医特色的妊娠期食疗方法。

一、妊娠期禁忌中药

凡属毒、剧药或破血破气、大寒大热、滑利沉降的药物都应尽量避免使用，以免危害孕妇、损伤胎元或导致流产。

（一）妊娠期禁用药

妊娠期禁用药多为毒性较强和药理峻猛的药物。
（1）毒、剧药：如生川乌、生草乌、生附子、马钱子、水银、砒霜等。
（2）峻下逐水药：如芫花、甘遂、大戟、牵牛子、商陆、芦荟、巴豆等。
（3）破血通经药：如三棱、莪术、干漆、水蛭等。
（4）辛香走窜药：如麝香、皂荚等。
（5）催吐药：如瓜蒂、藜芦、猪牙皂等。

（二）妊娠期慎用药

妊娠期慎用药多为破气破血或攻下滑利药。
（1）破气破血药：如枳实、苏木、牛膝、桃仁、红花等。
（2）攻下滑利药：如大黄、芒硝、冬葵子、瞿麦等。

（三）其他通过现代药理研究的妊娠期禁忌药

（1）木通：能造成盆腔充血，甚至堕胎。
（2）姜黄、蝉衣：对子宫，尤其妊娠子宫有兴奋收缩作用，造成流产。
（3）川芎：小剂量能兴奋子宫，大剂量则麻痹，造成流产。
（4）郁李仁、苦参、酒：所含的某些活性成分对胎儿有致畸作用。
（5）薏苡仁：对子宫有收缩作用。

二、妊娠期不宜吃的食物

（一）水果类

（1）山楂：具有活血化瘀的作用，易造成流产，应避免食用。
（2）龙眼肉：其性温热，食用过多易动火气，以致血热妄行而早产、流产，少食为宜。
（3）桃子：食用过多，易破气下血引起流产，少食为宜。

（二）菜类

臭豆腐：属于腥臭发物，对胎儿不利，应避免食用。

（三）调味品类

大蒜、花椒、胡椒皆是热性食品，食用过多易耗伤阴血导致流产，少食为宜。

（四）其他

（1）腌制品：如腌鱼、腌肉、香肠、火腿等，含有大量亚硝酸盐，致癌性很高，能通过胎盘影响胎儿，应避免食用。
（2）浓茶类、咖啡类（含巧克力）、可乐类饮料、酒精性饮料：长期食用，会出现维生素 B_1 缺乏，同时因其含有兴奋大脑成分，不利于胎儿的发育及孕妇的健康，应避免食用。
（3）油条：含有明矾（铅），能透过胎盘，损伤胎儿大脑。孕妇每天吃2根油条等于食入3g铅，应避免食用。

三、妊娠期有益的食物

（一）促进胎儿智能发育的食物

主食：大米、小米、玉米、红小豆、黑豆等。

副食：核桃、黑芝麻、红枣、黑木耳、金针菜、海带、紫菜、花生、牛肉、鹌鹑蛋、兔肉、羊肉、鸡肉、鸽子肉、草莓、苹果、香蕉、猕猴桃、芹菜、菠菜、西红柿、萝卜、胡萝卜等。

（二）促进补钙的食物

乳类及其制品（如奶酪）：羊奶和牛奶都是补钙佳品，1袋250ml牛奶可提供250～300mg的钙，但羊奶与牛奶相比，其Ca、P、Fe、Zn等的含量均高于牛奶。

豆类及其豆制品：Ca的重要来源。豆浆富含Ca、Fe、B族维生素、植物蛋白及多种微量元素。豆腐是被国际公认的对健康最有益的食品之一，每100g豆腐中含Ca量为240～277mg，鱼和豆腐同吃，既可提高豆腐中钙的吸收利用率，又可使蛋白质互补，提高其生理功效。

其他：坚果类（如榛子）、可连骨吃的小鱼、小虾、蛋黄、海带（干）、木耳、虾皮、蚌肉、花生仁、荠菜、苜蓿（炒）、油菜、柠檬、芫荽、红萝卜缨、圆白菜（未卷心）、小白菜。

四、妊娠期辨证施食

张仲景《金匮要略·禽兽鱼虫禁忌并治》中指出"凡饮食滋味以养于生，食之有妨，反能为害，须知切忌者也。所食之味，有与病情相宜，有与身为害，故得其宜则益体，害则成疾，以此致危，例皆难疗"。由此可见，医生应根据孕妇的病情或体质辨证施食。

体热者，宜多食清淡、凉润之品，如青菜、萝卜、黄瓜、苦瓜、丝瓜、芹菜、藕、番茄、银耳、黑木耳、甲鱼、瘦肉、鸭、莲子、西瓜、梨、柚、广柑等。忌食辛辣温燥动火之品，如葱、姜、蒜、芥末、胡椒、大枣、胡桃、荔枝、桂圆。少食肥甘厚腻，以免助热留邪。

体寒者，宜食温性食物，如牛肉、羊肉、葱、姜、蒜、韭黄、韭菜、胡椒、大枣、红橘、胡桃等。忌食生冷瓜果冰冻之品。

气血虚弱者，宜多食健脾生血滋补之品，如鸡、鸭、鱼、瘦肉、蛋类、红枣、花生、龙眼肉、山药、莲子、乳类及新鲜蔬菜水果，可多食当归生姜羊肉汤、三红汤（红枣、红豆、红花生）。忌食生冷。

肝肾亏虚者，宜多食乌鸡、甲鱼、桂圆、黑木耳、银耳、胡桃、蜂蜜、黑芝麻、瘦肉及新鲜蔬菜水果。忌食辛辣煎炒动火之品。

脾胃阳虚者，宜多食健脾利湿之品，如冬瓜、山药、扁豆、莲子、萝卜等，可多食莲米山药粥。忌食生冷瓜果和滋腻伤脾之品。

妊娠水肿者，应控制饮水量和食盐的摄入，每日盐的摄入量不能超过1g。忌食腌腊制品及海产品如紫菜、牡蛎、海藻、带鱼等。

五、不同时期妊娠食疗方

（一）妊娠初期

由于基础代谢旺盛，胎前多热且冲气易于上逆，出现择食、厌食、恶心现象，并喜食酸物，故饮食宜清凉滋润、清淡易消化且富有营养的高蛋白，少食油腻物，并以少食多餐为宜，忌食辛膻异味、辛辣燥热之品，否则助热伤阴，或热毒内炽，致使新生儿胎热、胎毒之症。

1. 妊娠呕吐食疗方

（1）砂仁蒸鲫鱼：鲫鱼1条，砂仁6g，生姜15g，精盐适量，淀粉、花生油各少许。将鲫鱼去鳞、鳃、内脏，洗净后沥干水，待用。将砂仁研末，生姜剁成细末，用花生油和精盐拌匀，放入鱼腹中。用淀粉封鱼腹切口，放置鱼盘内，盖严隔水蒸熟即可。具有健脾开胃，利湿止呕的功效。适用于脾胃虚弱所致的妊娠呕吐。

（2）绿豆粥：绿豆50g，粳米250g，冰糖适量。将绿豆、粳米淘洗干净，砂锅内放入适量清水，放入洗净的绿豆、粳米，用旺火烧沸，转用文火熬成粥，然后加入冰糖，搅拌均匀即可。具有清肝泄热，和胃止呕的功效，可防治呕吐苦水或酸水或肝热犯胃的妊娠呕吐。

（3）姜汁甘蔗露：甘蔗1根，生姜50g。将甘蔗去皮，榨汁约1茶杯；生姜去皮洗净，榨汁。将甘蔗汁、姜汁一同放入盅内，隔水炖热温服。具有健脾开胃，下气止呕功效。适用于胃气上逆的妊娠呕吐。

2. 胎漏、胎动不安食疗方

（1）阿胶陈艾炖鸡汤：阿胶15g，陈艾10g，杜仲15g，仔鸡约500g，生姜6g。仔鸡杀后去毛及内脏，洗净，于砂锅内与陈艾、杜仲同炖，将熟时入生姜再炖煮20分钟入盐，再次用热汤烊化阿胶5g服食。每日3次，鸡肉汤可分数次服完。具有养血止血，固肾安胎的功效。适用于虚寒所致的胎漏、胎动不安。

（2）黑豆粥：黑豆30g，菟丝子30g，糯米100g。将菟丝子用纱布包好，煎汁待用。把糯米、黑豆洗净，加水适量，放入菟丝子汁，文火煮粥，待粥熟即可。具有补肾安胎的功效。适用于脾肾不足所致的胎漏、胎动不安。

（3）安胎鲤鱼粥：鲤鱼1条，苎麻根20~30g，糯米50g。鲤鱼杀后去鳞及内脏，切片，适量煮汤待用。再取苎麻根放另一锅内，加水200ml煎煮至100ml，滤汁与糯米50g，共入鲤鱼汤中煮粥，加少许油、盐、葱、姜调味即可。每日分早、晚食用。具有凉血止血安胎的功效。适用于血热所致的胎漏、胎动不安。

（二）妊娠中期

孕妇食欲倍增，胎儿形体长大，饮食必须多元化，选用含有丰富蛋白质、维生素、果糖、纤维素、钙、铁、磷等的食物，除以蛋、乳、瘦肉为主外，各种谷物（包括粗粮如薯类）、各类蔬菜水果、豆类、鲜鱼等品宜适量配食以刺激肠蠕动，减少便秘，避免孕妇营养不良，防止胎儿营养不良。

1. 妊娠水肿食疗方

（1）猪肝绿豆粳米粥：绿豆50g，粳米100g，猪肝100g。取绿豆、粳米淘净，放入锅内，加水适量煮粥，待粥稠将成时，加入切碎的猪肝，煮至猪肝熟透即可食用，不加盐，每日1次，连食用5次为1个疗程。具有利水消肿的功效。

（2）鲤鱼赤小豆粥：鲤鱼1条，赤小豆500g。鲤鱼除去内脏后洗净，和洗净的赤小豆加水适量炖煮，炖到鱼熟豆烂即可，不加盐。具有消肿利尿的功效。

（3）番茄炒扁豆：番茄150g，扁豆100g，猪瘦肉50g，精盐、花生油、酱油各适量。将番茄洗净，去皮、籽，切成块；猪肉洗净，切成片；扁豆洗净，切小段。放油烧热，放入肉片煸炒，然后下入扁豆，一同快炒，至扁豆断生时放入番茄、精盐、酱油炒匀即可。具有健脾消肿的功效。

2. 妊娠高血压食疗方

（1）芹菜粥：芹菜60g，粳米100g。芹菜洗净连根切碎与粳米一同煮1小时，搅拌为粥。

（2）醋渍花生：花生米250g，米醋500g。将花生米用米醋泡24小时后，每晨起床吃10粒。

3. 补钙食疗方

（1）牛蹄筋烧木耳：黑木耳30g，牛蹄筋300g，玉兰片20g，牛肉汤3000ml，植物油600ml，香油、湿淀粉、白胡椒粉、蒜苗段、精盐、料酒、酱油各适量。将牛蹄筋洗净，按常法煮至八成熟，切成8cm长的条，汤锅内放牛肉汤1000ml，烧开后将牛蹄筋条放入，煨5分钟捞出控去汁。炒锅加植物油，用旺火烧至八成熟，放入牛蹄筋、料酒、酱油、精盐、牛肉汤300ml，改文火煨至汤汁浓稠、牛蹄筋熟烂，改旺火，将发好的玉兰片、黑木耳及蒜苗段用湿淀粉勾芡，淋上香油，装盘后撒上白胡椒粉即成。具有补钙，强健筋骨的功效。

（2）银耳炖杏仁：银耳35g，甜杏仁25g，冰糖适量。银耳水发后去蒂，洗净，放入大汤锅内，加入冰糖、水，甜杏仁放在沸水锅中烫片刻，剥去皮，切碎放入装银耳的大汤锅中，隔水蒸50分钟即成。具有补钙，美容健体的功效。

（三）妊娠后期

胎儿生长发育更快，营养要求全面，宜多吃动物蛋白类富含卵磷脂及Zn的食物以助大脑发育，限制脂肪、糖类、食盐的摄入，防止病理反应及难产的发生。

1. 妊娠贫血食疗方

（1）凉拌五丝：白菜心100g，熟鸡肉25g，白萝卜25g，青柿椒50g，香油3g，精盐6g，红糖2g，醋2g，鸡蛋1个。把白菜心洗净，切成罗圈细丝，熟鸡肉撕成细丝，胡萝卜洗净，青柿椒去蒂籽切成细丝。将胡萝卜、青柿椒用开水烫一下，捞出沥水。鸡蛋打入碗内,加少许盐,用炒锅摊成鸡蛋皮,晒凉切丝。把白菜丝、胡萝卜丝、青椒丝、鸡蛋丝,一起放入盘内,加盐、白糖、醋拌匀,撒上鸡肉丝,淋入香油即可。各种营养素齐全,尤其是蛋白质含量较高。

(2)菠菜烩猪血:菠菜100g,熟猪血200g,花生油、精盐、酱油、白糖、湿淀粉、胡椒面、葱末、生姜末各适量。菠菜用开水焯一下,即刻捞出,捞干水分,切成小段。熟猪血切成厚方块,放入凉水中过水后,再放入开水中焯一下,捞起控水。花生油放入锅内烧热,下菠菜煸炒几下,取出。锅内再放入花生油烧热,放入葱末、姜末,煸炒出香味,倒入猪血块,稍煎,见猪血块稍有变色,即可倒入清水少许,倒入菠菜、酱油、白糖、精盐翻匀,用湿淀粉勾芡,起锅,装盘,撒上胡椒面即成。具有补血生血,滋阴润肠的功效。

(3)红枣黑木耳汤:黑木耳15g,红枣15枚,冰糖适量。将黑木耳、红枣用水泡发放入小碗中,加水和冰糖适量,将碗放置蒸锅中蒸1小时即可连汤带木耳、红枣统统服下。具有生血补血的功效。

2. 妊娠下肢痉挛食疗方

(1)虾皮蛋羹:鸡蛋1个,虾皮10g,香油、精盐适量。将鸡蛋与虾皮搅拌均匀,再放入蒸锅中蒸熟后佐餐,可经常食用。具有补钙,促进胎儿生长发育的功效。

(2)牛骨莲枣汤:牛骨250g,莲藕150g,红枣5枚,精盐适量。将牛骨、莲藕洗净,切块;红枣洗净。锅内放入适量清水,烧开后放红枣、莲藕、牛骨,再沸时撇去浮沫,用文火炖2小时,用精盐调味即可。具有益气健脾,补钙强筋的功效。

(卜德艳 吴雨霏)

参考文献

陈建明.2013.不孕不育诊断与治疗.广州：广东科技出版社：4.

单丽娟，胡浩.2014.临床实用方剂学.北京：人民卫生出版社：3.

丰有吉，沈铿.2010.妇产科学.第2版.北京：人民卫生出版社：7.

华克勤，丰有吉.2013.实用妇产科学.北京：人民卫生出版社：10.

姜丽娟，卜德艳，赵文方.2011.云南名中医张良英学术思想及临证经验荟萃.昆明：云南人民出版社.

坎宁安，赖文诺，布鲁姆，等.2015.威廉姆斯产科学.北京：北京大学医学出版社：1.

乐杰.2008.妇产科学.北京：人民卫生出版社：1.

李灿东，吴承玉.2012.中医诊断学.北京：中国中医药出版社：8.

刘敏如，谭万信.2011.中医妇产科学.第2版.北京：人民卫生出版社.

罗颂平，谈勇.2015.中医妇科学.北京：人民卫生出版社：5.

马宝璋，齐聪.2012.中医妇科学.北京：中国中医药出版社：8.

南京中医学院.2009.诸病源候论校释.北京：人民卫生出版社：1.

彭述宪.2009.新编中医妇科方剂.北京：人民军医出版社：6.

沈铿，马丁.2015.妇产科学.北京：人民卫生出版社：8.

孙秋华.2012.中医护理学.北京：人民卫生出版社：11.

王国辰.2009.夏桂成实用中医妇科学.北京：中国中医药出版社：10.

肖承悰.2015.中医古籍临床名著评注系列——傅青主女科.北京：人民卫生出版社：9.

谢幸，苟文丽.2013.妇产科学.北京：人民卫生出版社：10.

徐桂华，刘虹.2012 中医护理学基础.北京：中国中医药出版社：8.

薛晓鸥.2010.中西医结合妇科肿瘤学.北京：人民军医出版社：1.

闫松.2012.中华食疗大全.北京：线装书局：10.

张国楠，吴克明，熊庆.2014.中西医结合妇科手册.成都：四川科学技术出版社：7.

张玉珍.2002.中医妇科学.北京：中国中医药出版社.

章文华.2012.阴道镜诊断图谱/阴道镜诊断系列.北京：人民卫生出版社：4.

钟赣生.2012.中药学.北京：中国中医药出版社：7.

周蜻，苗晓玲，陈林兴.2006.中医妇科常见病诊疗常规及云南名医诊治特色.昆明：云南科学技术出版社.

Barbara L.Hoffman, John O. Schorge, Josephl. Schaffer, et al. 2015.威廉姆斯妇科学.陈春玲译.北京：北京大学医学出版社：1.